詳説 放射線治療の精度管理と測定技術

―高精度放射線治療に対応した実践Q&A―

岡本裕之 [監修]

黒岡将彦　宮浦和徳　脇田明尚　遠山尚紀　熊崎 祐 [編著]

中外医学社

執筆者一覧 (五十音順)

関谷 結子	東京ベイ先端医療・幕張クリニック医療技術部腫瘍放射線科
岡本 裕之	国立がん研究センター中央病院放射線治療科
角谷 倫之	東北大学大学院医学系研究科放射線治療科
河内　徹	千葉県がんセンター放射線治療部物理室
木藤 哲史	がん・感染症センター都立駒込病院放射線物理室
熊崎　祐	埼玉医科大学国際医療センター放射線腫瘍科
黒岡 将彦	神奈川県立がんセンター医療評価安全部放射線治療品質保証室
黒河 千恵	順天堂大学医学部放射線医学教室放射線治療学講座
小島　徹	埼玉県立がんセンター放射線治療科
佐々木 浩二	磐田市立総合病院医療技術部医学物理室
塩田 泰生	磐田市立総合病院医療技術部医学物理室
橘　英伸	国立がん研究センター東病院臨床開発センター粒子線医学開発分野
辰己 大作	都島放射線科クリニック 大阪大学大学院医学系研究科
遠山 尚紀	東京ベイ先端医療・幕張クリニック医療技術部医学物理室
中村 光宏	京都大学大学院医学研究科放射線腫瘍学・画像応用治療学
橋本 慎平	がん・感染症センター都立駒込病院放射線物理室
畑中 星吾	神奈川県立がんセンター医療評価安全部放射線治療品質保証室
林　直樹	藤田保健衛生大学医療科学部放射線学科
藤田 幸男	東海大学医学部付属病院放射線治療科
古谷 智久	がん・感染症センター都立駒込病院放射線物理室
宮浦 和徳	埼玉医科大学国際医療センター放射線腫瘍科
宮下 久之	聖マリアンナ医科大学病院放射線治療センター
宮部 結城	京都大学大学院医学研究科放射線腫瘍学・画像応用治療学
山田　聖	広島県健康福祉局がん対策課
脇田 明尚	国立がん研究センター中央病院放射線治療科

表紙画像提供

エレクタ株式会社
シーメンス・ジャパン株式会社
株式会社バリアンメディカルシステムズ

推薦のことば

　人口の高齢化に伴い癌患者数の増大は著しいものがある．このような中で，近年，癌治療に占める放射線治療の役割が拡大している．これは，コンピュータなど周辺技術の発達を背景に強度変調放射線治療や画像誘導放射線治療が出現し，放射線治療の適応範囲が拡大したことや身体に優しい放射線治療の特徴が，高齢化社会において改めて注目されていることによる．

　しかしながら，放射線治療の役割の拡大には光の部分だけではなく，誤照射事故という陰の部分も付随している．最近，New York Times に報道されたように放射線治療の際の誤照射事故はひとたび発生すると極めて悲劇的な結末を招きかねない．誤照射事故は使用している放射線治療装置や治療計画装置に対する過信に由来するといってよいが，これらの装置は完全にブラックボックス化しており，装置自体を見ているだけでは，その誤りを検出することは容易ではない．

　ここに安全思想の普及とそれにもとづく治療 QC/QA（品質管理/品質保証）の必要性が存在する．治療 QC/QA は広範な作業を包含し，放射線治療を担当するすべての職種により担われるべきであるが，そのうち物理・技術的なものについては医学物理士という新たな職種により行われる．この物理・技術的な治療 QC/QA には，コミッショニング，日常の機器・システムの精度管理，患者毎 QA があるが，本書はそのうちの日常の機器・システムの精度管理を行う上での必要な知識を網羅し，またコミッショニングの際に必要となるビームデータ測定法についても詳述している．その内容は American Association of Physicists in Medicine（AAPM）の TG-142，TG-106 により出版されたレポートにもとづいていて，具体的な項目に関する Q&A と事例集からなり，きわめて実践的なものとなっている．また，執筆者は第一線で治療 QC/QA に邁進している医学物理士の方たちである．強度変調放射線治療や画像誘導放射線治療など高精度放射線治療はもちろんのこと，放射線治療一般の物理・技術的な QC/QA を担当する方々の日々の業務に大変に役立つものと確信し強く推薦したい．

　ところで，執筆代表者の序にもあるように本書の成立には日本医学物理学会の研究課題援助も一部寄与している．日本医学物理学会では，毎年 2 課題に対して研究課題援助を行っているが，本書は平成 22，23 年度に採択された課題をもとに班研究が形成され，その成果としてまとめられたものである．学会の援助を一つの契機として，このように優れた書が出版されたことは，学会長としてこれに過ぎる喜びはないし，また執筆された方たちの労を多としたい．

　　2012 年 10 月

日本医学物理学会会長
遠 藤 真 広

推薦のことば

　放射線腫瘍学のなかで定位的放射線治療・強度変調放射線治療・画像誘導放射線治療をはじめとする高精度放射線治療の果たす役割は飛躍的に大きくなりつつある．それらの高精度放射線治療は高度に自動化された放射線治療装置により施行されるが，正常組織の被曝線量を可及的に低減し，標的体積の線量を可能な限り増加することが最終的な目標である．したがって，処方された放射線線量が標的体積に確実に照射されない場合は，再発に直結し，また正常組織の大量の被曝はただちに大きな合併症の発生につながる．放射線治療における安全と高精度化は一体のものであり，高精度放射線治療においては，精度の破綻が大きな事故につながることが多い．

　放射線治療の一連の流れにおける高精度化を維持するためには，医学物理士と放射線治療専門診療放射線技師などの専門職による不断の放射線治療品質評価・品質管理が必要とされる．本書においては岡本博士や共著者のご尽力により，これらの高精度放射線治療を支える放射線治療品質評価・品質管理の実践が懇切丁寧に述べられ，これから高精度放射線治療の世界へと踏み出す施設でも容易に，しかし厳密に，高精度放射線治療の品質管理へ取り組めるようになっている．さらにすでに高精度放射線治療を実践している施設においては，他施設での品質管理の方法などを知ることができ，自らのやり方を振り返り，より効率的で正確な放射線治療品質評価・品質管理へとステップアップできるであろう．

　「詳説　高精度放射線治療における精度管理法」が放射線治療に従事するすべてのものに参照され，我が国の放射線治療の品質管理の向上に寄与することを心から望むものである．

　　2012 年 10 月

国立がん研究センター中央病院放射線治療科科長

伊　丹　　純

序
―本書の発刊の経緯と利用法―

　90年代前半からコンピュータの発展とともに技術革新が進み，現在では，強度変調放射線治療，定位放射線治療，画像誘導放射線治療，呼吸同期放射線治療を代表とする高精度放射線治療が可能となった．一方で，放射線治療装置や放射線治療計画装置においてはコンピュータ制御への依存度が強まり，ブラックボックス化が進んでいる．このような状況の中，品質管理担当者に課せられる責務は大きく，治療業務に潜むリスクを把握し，その原因を明らかにする洞察力と論理的な思考に基づく冷静な判断が求められている．

　放射線治療装置における精度管理は，1994年に米国医学物理学会（AAPM, American Association of Physicists in Medicine）から，はじめて包括的な放射線治療装置の精度管理に関するガイドライン，タスクグループ40が刊行された．そのレポートで示された線量的・幾何学的な許容値は，1984年に刊行されたタスクグループ24における，物理学的な考察を基に記述されている．タスクグループ40は，通常照射に求められる照射精度を反映したガイドラインとなっているが，その後，高精度放射線治療の登場により新技術に対応した包括的な精度管理に関するガイドラインの必要性が求められてきた．このような状況の中，2009年にAAPMより高精度放射線治療に対応した精度管理のガイドライン，タスクグループ142が刊行された．このレポートは，精度管理項目および許容値が照射技術別（通常治療，IMRT，SBRT/SRS，IGRT，呼吸同期）に整理され，各施設が自施設の照射目的に応じた精度管理を計画的かつ効率的に実施できるよう配慮されている．さらに，現在タスクグループ100によって，リスクマネジメントという観点から産業界で利用されている故障モード影響解析（FMEA, Failure Mode and Effects Analysis，事象の発生頻度，影響度，検出能を評価する分析方法）の導入が予定されている．これは，放射線治療においても前向きなリスク分析により事故を未然に防止する方向へと動いている．

　また，本邦における問題点として，検出器や測定システムが多様化している状況の中，ビームデータ測定技術を体系的にまとめた実用書が少ないことが挙げられる．ビームデータ測定は，放射線治療計画装置の計算精度を決める重要な作業の1つである．2008年に刊行されたビームデータ測定技術に関するガイドライン，AAPMタスクグループ106によると，ビームデータの精度は，正しい知識，適切な機器を用いれば，測定者間や測定システム間に依存するものではないと述べられている．しかし，検出器の物理特性を十分に把握せず，機器を誤って取り扱えば，正しいビームデータは取得できない．その後，誤ったビームデータを放射線治療計画装置に登録し，放射線治療計画装置を臨床使用すれば，患者に多大な影響を与える．

　このような世界的な動向と国内の問題点に対応すべく，平成22年度に，日本医学物理学会の研究援助を受け，「高精度外部放射線治療の品質保証・品質管理システムの構築」を発足した．本研究は，タスクグループ142, 106を参考にして，放射線治療装置の精度管理とビームデータにおける測定技術の2つをテーマに，班員が実際に取り組んでいる精度管理法，そして班員が培ったビームデータ測定技

術法を収集・整理し，臨床現場で活用される実用書を出版することを目的とした．特に，班員は放射線治療装置の立ち上げ・精度管理・ビームデータ測定の経験を有している医学物理士や放射線治療品質管理士が中心であるため，本書は，"臨床現場で直面する問題に対する対策"，"安全な放射線治療を提供するための方策"を中心にまとめられている．

　本書の利用法については，巻末にAAPMタスクグループ142の精度管理項目の表（訳者　黒岡将彦，熊崎祐，角谷倫之，伊丹班「安全で高精度な放射線治療を実現する放射線治療体制に関する研究」より引用）を示し，各項目の解説をQ＆A方式で記載し，参照しやすいように構成した．また合理的な精度管理用機器の整備のため，それぞれの精度管理項目に対応した精度管理用機器の一覧表も掲載した．したがって，本書を参考にすることで．自施設の治療技術に対応した精度管理プログラムの策定が実現できる．またビームデータについても測定前の準備から実際の測定およびデータ解析までの一連の流れを網羅しており，その中で必要とされる測定技術・医学物理学的な知識が含まれている．第1章では，放射線治療装置（通常照射），強度変調放射線治療，画像誘導放射線治療，呼吸同期放射線治療における精度管理，そしてビームデータ測定技術に関してのQ＆A形式の総論が記述されている．第2章においては，班員が実際に経験した，精度管理の必要性を示した事例（エラー）をまとめている．このような情報を共有することにより，自施設の放射線治療の質の向上，リスクに対しての意識改善，事故の未然防止，治療プロセスの改善が期待できる．第3章は，第1章に引き続きそれぞれの各論が記述されている．

　本書は，技術的・物理的な知識を提供する実用書としての目的以外にも，放射線治療の精度管理において最も重要な"安全最優先"を意識して各班員が執筆し，これを読者へのメッセージとして伝えている．これは，新しい技術や機能が続々と導入されていく中で，我々が安全を第一に考えて物事を冷静にかつ論理的に判断しなければならない状況に至ったためである．その理念に基づき本書が，各施設における安全で高精度な放射線治療を患者へ提供するための一助となることを切に願う．

　　　2012年10月

国立がん研究センター中央病院放射線治療科

岡本裕之

目次

第1章　総論

▶高精度放射線治療の精度管理

Q1	放射線治療において精度管理を行う必要性を教えてください	＜岡本裕之＞	2
Q2	精度管理を実施する体制と運用について教えてください	＜黒岡将彦＞	4
Q3	放射線治療品質管理委員会の必要性について教えください	＜遠山尚紀＞	6
Q4	放射線治療装置の受け入れ試験，コミッショニングについて教えください	＜角谷倫之＞	7
Q5	精度管理プログラムはどのように作成すればよいでしょうか？	＜藤田幸男＞	9
Q6	頻度別精度管理項目の役割について教えください	＜角谷倫之＞	10
Q7	各精度管理項目の基準値や許容値の決定法を教えてください	＜古谷智久＞	11
Q8	データ解析を実施するための統計解析について教えてください	＜黒岡将彦＞	12
Q9	精度管理結果が許容値を超えた場合の対処方法を教えてください	＜遠山尚紀＞	16
Q10	精度管理試験実施後の結果をどのように運用すればよいですか？	＜角谷倫之＞	18
Q11	放射線治療部内の情報共有の向上のための方法を教えてください	＜岡本裕之＞	20
Q12	同じ項目の試験でも，実施頻度によって許容値が異なって設定されているのは何故ですか？	＜黒岡将彦＞	23
Q13	マルチリーフコリメータの構造と特色を教えてください	＜山田　聖＞	25
Q14	通常治療のマルチリーフコリメータの精度管理について教えてください	＜古谷智久＞	29
Q15	強度変調放射線治療のマルチリーフコリメータの精度管理について教えてください	＜山田　聖＞	31
Q16	臨床で用いられている呼吸同期照射について教えてください	＜中村光宏＞	35
Q17	画像誘導放射線治療の精度管理プログラムを策定する際の注意点を教えてください	＜熊崎　祐＞	38

▶放射線治療計画装置のビームデータ測定技術

Q18	X線・電子線ではどのようなビームデータを測定するのですか？	＜脇田明尚＞	40
Q19	測定したビームデータの役割を教えてください	＜宮下久之，脇田明尚＞	41
Q20	放射線治療計画装置の受け入れ試験，コミッショニングについて教えてください	＜河内　徹＞	43
Q21	ビームデータ測定時の人員体制はどのようにすればよいですか？	＜小島　徹＞	45
Q22	3次元水ファントムは購入すべきですか？	＜脇田明尚＞	47

第2章　実経験に基づく，精度管理の必要性を示した事例集

はじめに………………………………………………………………………〈岡本裕之〉　50
Ⅰ．放射線治療装置における事例集…………………………………〈古谷智久，岡本裕之〉　51
Ⅱ．強度変調放射線治療における事例集……………………………〈畑中星吾，黒岡将彦〉　53
Ⅲ．画像誘導放射線治療における事例集……………………………〈林　直樹，宮浦和徳〉　55
Ⅳ．ビームデータ測定における事例集………………………………〈宮下久之，脇田明尚〉　57

第3章　各論

▶精度管理用機器

Q23　温度計，気圧計を取り扱う際に注意すべきことを教えてください…………〈塩田泰生〉　62
Q24　水準器，角度計の取り扱いと精度管理の用途について教えください………〈岡本裕之〉　65

▶日常点検項目

Q25　放射線治療装置の状態を把握するために確認するべき項目を
　　　教えてください……………………………………………………………〈塩田泰生〉　67
Q26　始業前の線量管理の方法を教えてください……………………………〈辰己大作〉　68
Q27　始業前の出力線量測定において，許容値を超える差異が生じた場合の
　　　適切な対処法を教えてください…………………………………………〈黒岡将彦〉　70
Q28　始業前の幾何学的精度管理を効率よく実施する方法を教えてください………〈辰己大作〉　72

▶月毎点検項目

Q29　X線，電子線の出力不変性の試験について教えてください………………〈橘　英伸〉　74
Q30　副モニタ線量計における感度不変性試験について教えてください
　　　……………………………………………〈古谷智久，橘　英伸，木藤哲史〉　76
Q31　AAPM TG-142での月毎点検のビームプロファイルの
　　　平坦度・対称性の評価方法を教えてください……………………………〈橘　英伸〉　79
Q32　2次元検出器を用いたビームプロファイルの平坦度・対称性の評価は
　　　可能ですか？……………………………………………………………〈熊崎　祐〉　82
Q33　電子線のエネルギー不変性の試験について教えてください………………〈畑中星吾〉　83
Q34　光照射野ランプ用ミラーと光源の設置精度の検証法を教えてください
　　　……………………………………………〈脇田明尚，古谷智久，橋本慎平〉　84
Q35　照射野サイズの確認方法を教えてください……………………………〈塩田泰生〉　87
Q36　非対称照射野の精度管理方法を教えてください………〈黒河千恵，橋本慎平，脇田明尚〉　90
Q37　フロントポインタの確認方法・調整方法を教えてください
　　　……………………………………………〈古谷智久，岡本裕之，橋本慎平〉　92
Q38　フロントポインタを用いた幾何学的な精度管理法を教えてください
　　　……………………………………………〈岡本裕之，古谷智久，木藤哲史〉　95
Q39　十字板の精度管理について教えてください……………………………〈熊崎　祐〉　97

Q40　治療寝台座標表示の確認方法を教えてください……………………＜遠山尚紀＞　99
Q41　物理ウェッジや補償体などのアクセサリはどのように精度管理すれば
　　　よいですか……………………………………………＜畑中星吾，木藤哲史＞　101

▶年毎点検項目

Q42　AAPM TG-142 での年毎点検のビームプロファイルの平坦度・対称性の
　　　評価方法を教えてください………………………………………＜橘　英伸＞　104
Q43　SRS 回転モードでの出力変化の確認方法を教えてください………＜藤田幸男＞　106
Q44　AAPM TG-142 では X 線，電子線の出力の校正頻度は年毎ですが，
　　　その頻度を適用してもいいですか？……………………………＜橘　英伸＞　109
Q45　出力係数・ウェッジ係数の精度管理について教えてください………＜塩田泰生＞　111
Q46　X 線エネルギー，電子線エネルギーの不変性試験について教えください
　　　　　　　　　　　　　　　　　　　　　　　　　　　　　　＜藤田幸男＞　113
Q47　線量モニタシステムの精度管理方法を教えてください……………＜遠山尚紀＞　115
Q48　出力・軸外線量比のガントリ角度依存性試験について教えてください……＜藤田幸男＞　118
Q49　PDD や OCR は，どのような照射条件で取得すればよいですか？………＜畑中星吾＞　120
Q50　TBI の出力校正について教えてください………………………………＜林　直樹＞　121
Q51　レーザは何を基準に合わせればよいですか？…………………………＜木藤哲史＞　124
Q52　スポークショットを用いた回転座標系中心の確認方法を教えてください
　　　　　　　　　　　　　　　　　　　　　　　　　　　　　　＜岡本裕之＞　126
Q53　Winston-Lutz 試験を用いた回転座標系中心の確認方法を教えてください
　　　　　　　　　　　　　　　　　　　　　　　　　　　　　　＜遠山尚紀＞　129
Q54　スプリットフィールド法の検証結果に対する評価法を教えてください……＜角谷倫之＞　131
Q55　寝台の精度管理について教えてください………＜角谷倫之，宮部結城，林　直樹＞　133

▶非物理ウェッジの精度管理項目

Q56　非物理ウェッジの特徴と精度管理項目を教えてください
　　　　　　　　　　　　　　　　　　　　　＜大友結子，黒河千恵，木藤哲史＞　136

▶安全管理項目

Q57　頻度別安全管理項目について教えてください……………………＜辰己大作＞　141

▶マルチリーフコリメータ関連の精度管理項目

Q58　スリット試験の実施・評価方法を教えてください……………………＜木藤哲史＞　142
Q59　リーフ駆動速度，駆動安定性の確認のためには，どのような試験を
　　　行えばよいですか？……………………………………………＜山田　聖＞　145
Q60　マルチリーフコリメータの位置精度を定量的に解析する方法を教えて
　　　ください………………………………………………………＜黒岡将彦＞　148
Q61　DMLC 出力比試験について教えてください……………………＜黒岡将彦＞　150
Q62　マルチリーフコリメータ位置精度のガントリ角度依存性の評価法を
　　　教えてください…………………………………………………＜畑中星吾＞　152

Q63	マルチリーフコリメータの透過線量の評価方法を教えてください…………	<木藤哲史>	153
Q64	マルチリーフコリメータのモータ交換やソフトバージョンアップ時に行うべき精度管理項目を教えてください………………………………	<畑中星吾>	158
Q65	外付けタイプのマルチリーフコリメータでは，他のマルチリーフコリメータと違って注意するべきことはありますか？…………	<塩田泰生, 辰己大作>	160

▶VMATの精度管理項目

| Q66 | Varian VMATのコミッショングと精度管理法について教えてください …………………………………………………………… | <山田　聖> | 162 |
| Q67 | Elekta VMATのコミッショングと精度管理法について教えてください …………………………………………………………… | <辰己大作> | 168 |

▶呼吸同期照射システム関連の精度管理項目

Q68	呼吸同期照射システムの精度管理項目を教えてください……………	<中村光宏>	171
Q69	呼吸同期照射時の線量検証法を教えてください…………………………	<宮浦和徳>	172
Q70	呼吸同期照射下での線質の変化の検証法を教えてください…………	<宮浦和徳>	174

▶画像誘導放射線治療機器関連の精度管理項目

Q71	画像取得装置のスケーリングの確認方法を教えてください………	<黒河千恵, 宮浦和徳>	176
Q72	ガントリを回転させた際に生じる画像誘導装置の自重による影響を教えてください………………………………………………	<林　直樹>	178
Q73	照合系座標中心と照射系座標中心のずれを補正するためのキャリブレーションについて教えてください…………………	<黒河千恵, 熊崎　祐, 宮部結城>	181
Q74	金属球を用いた照射系座標中心および照合系座標中心を求める際の注意点を教えてください………………………………………………	<中村光宏>	185
Q75	画像誘導装置におけるEnd to end試験について教えてください…………	<橘　英伸>	187
Q76	画質評価はどのような項目を行えばよいでしょうか？　また画像キャリブレーションについて教えてください…………	<宮部結城, 大友結子, 黒河千恵>	190
Q77	IGRTの被ばく線量の評価方法を教えてください………………………	<宮浦和徳>	194
Q78	放射線治療装置同室CTに特有の精度管理項目を教えてください…………	<大友結子>	196
Q79	超音波位置照合装置の精度管理項目を教えてください……………	<宮浦和徳>	198
Q80	超音波位置照合装置における結果の変動要因について教えてください ………………………………………………………	<畑中省吾, 宮浦和徳>	200
Q81	赤外線カメラの精度管理項目を教えてください……………………	<宮部結城>	202

▶放射線治療計画装置のビームデータ測定技術

Q82	3次元水ファントムの精度管理について教えてください………………	<橋本慎平>	204
Q83	3次元水ファントムの設置で注意すべきことを教えてください…………	<橋本慎平>	205
Q84	ビームデータ測定に必要な検出器とケーブル（コネクタ）の種類を教えてください………………………………………………………	<河内　徹>	209

Q85	ビームデータ測定の際の，電離箱線量計および半導体線量計のそれぞれの利点と欠点を教えてください	<河内　徹，小島　徹>	211
Q86	効率よくビームデータを測定するための事前準備について教えてください	<小島　徹>	215
Q87	スキャンデータの測定において，出力モニタリング用の線量計（リファレンス線量計）を取り扱う際の注意点を教えてください	<橋本慎平>	217
Q88	スキャンデータ取得時の3次元水ファントムの測定パラメータについて教えてください	<脇田明尚>	218
Q89	PDD，TMR/TPRの測定で注意すべきことはなんですか？	<河内　徹>	221
Q90	OAR，OCDの測定で注意すべきことはなんですか？	<河内　徹>	224
Q91	出力係数，コリメータ散乱係数の測定で注意すべきことを教えてください	<河内　徹>	226
Q92	ウェッジ係数の測定の注意点を教えてください	<小島　徹>	229
Q93	小照射野のビームデータ測定における注意点を教えてください	<河内　徹>	231
Q94	電子線のビームデータ取得の注意点を教えてください	<小島　徹>	233
Q95	得られたビームデータの整合性チェックはどのように行いますか？	<宮下久之>	236
Q96	放射線治療計画装置にビームデータを登録する際の事前準備について教えてください	<宮下久之>	238
Q97	取得したビームデータはどのように保存・管理しておけばよいでしょうか？	<脇田明尚>	240

❖ AAPM Task group 142　精度管理項目一覧表 …………………………………… 243

❖ 精度管理用機器一覧表 …………………………………………………………… 253

索　引 ……………………………………………………………………………………… 265

第1章
総論
Q1 → 22

高精度放射線治療の精度管理
放射線治療計画装置のビームデータ測定技術

高精度放射線治療の精度管理 ◆ Q1→Q17

Q1 放射線治療において精度管理を行う必要性を教えてください

A 放射線治療は，多職種間の連携を基にして多くのステージ，複雑なプロセスを経て施行されます．それと同時に，最終的な投与線量の不確かさは，各ステージの不確かさが合成されたものになります．そのため，それぞれのステージで発生する不確かさを最小限になるように管理を徹底しなければなりません．ICRU レポートでは，臨床的に 7〜10% の投与線量の変化が，腫瘍の局所制御率に大きな変化をもたらすことが報告されており，最終的に投与される線量の不確かさを 5%，機械的な空間的不確かさを 5 mm 以内の精度で管理する必要があると勧告しています[1-3]．しかし，IMRT のような高精度放射線治療に対しては，上記以上の精度が求められます．

解説

投与線量の不確かさの要因は，①物理的に推定できる不確かさ，②予期せぬ事象から発生する不確かさに分けられます．ICRP レポートを参考にすると，前者には，4 つのステージが存在します（ⅰ〜ⅳ）[4]．ただし，ここでの不確かさは，物理的な側面から推定できる不確かさのみを示し，臨床的な側面は除外しています．すべてのステージでの不確かさを合成した不確かさが，5% 以内の精度で管理される必要があります．ちなみに，本書で取り扱っている治療装置の精度管理・ビームデータ取得に関する精度管理は項目（ⅰ）〜（ⅲ）に該当します．

(ⅰ) 絶対線量 ………………… 標準測定法に従ったビーム校正時の不確かさ
(ⅱ) 相対線量分布 …………… 治療計画装置に登録するビームデータの取得時の不確かさ
(ⅲ) 線量計算 ………………… 治療計画装置における線量計算精度の不確かさ
(ⅳ) 全治療期間中での治療時 …… 患者セットアップの不確かや治療装置における性能の安定性

②の予期せぬ事象から発生する不確かさについては，放射線治療における医療事故そのものです．医療事故はスタッフのコミュニケーション不足や知識・技術不足など，主に人的要因から発生するものです．本邦では 2000 年ごろから放射線治療における医療事故が多発しました[5,6]．その結果，本邦での品質管理体制が見直され，精度管理を専属とするスタッフの雇用が拡大されました．2010 年には，ニューヨーク・タイム紙で IMRT の医療事故が報道され，社会的な反響を呼びました．このような過去の医療事故から，私たちは将来医療事故が起きる可能性がある"リスク"を学ぶことができます．そのため，常に医療事故に対して関心をもつ必要があります．世界的には軽微なニアミス・インシデントも含めて医療事故が共有できるシステムとして ROSIS（Radiation Oncology Safety Information System）があげられます[7]．ROSIS は他施設で起きたインシデントを Web 上にて検索できるシステムで[8]，2009 年時点で約 100 施設からのインシデントが登録されています．

放射線治療の品質・安全性を維持するためには，病院全体，あるいは放射線治療部内で「安全文化」を根づかせることが重要です．「安全文化」とは，安全をとことん優先して考える気風を指し[9,10]，元々は原子力産業において支えられてきた考え方です．図 1-1 に示すように，放射線治療で「安全文化」を実現するためには，内部・外部での取り組みが必要です．内部での取り組みとしては，組織的管理

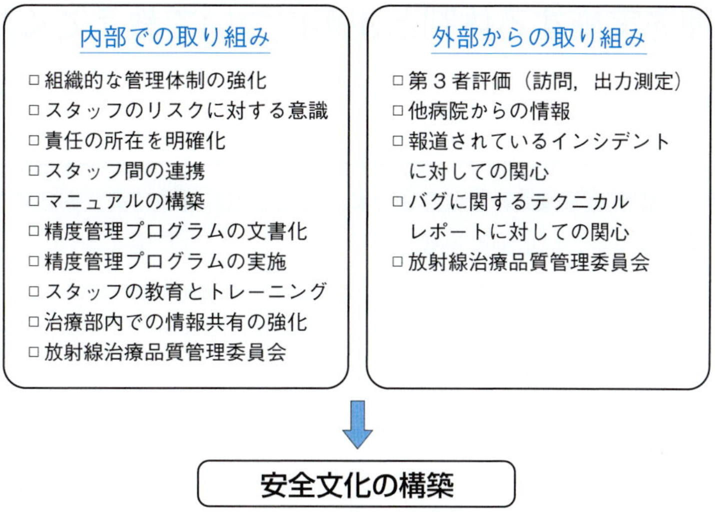

内部での取り組み	外部からの取り組み
□ 組織的な管理体制の強化 □ スタッフのリスクに対する意識 □ 責任の所在を明確化 □ スタッフ間の連携 □ マニュアルの構築 □ 精度管理プログラムの文書化 □ 精度管理プログラムの実施 □ スタッフの教育とトレーニング □ 治療部内での情報共有の強化 □ 放射線治療品質管理委員会	□ 第3者評価（訪問，出力測定） □ 他病院からの情報 □ 報道されているインシデントに対しての関心 □ バグに関するテクニカルレポートに対しての関心 □ 放射線治療品質管理委員会

↓

安全文化の構築

図 1-1 安全文化[9,10]を目指した品質管理体制

体制の強化とスタッフ個々の意識改革，そして定期的な精度管理の実施があげられます．精度管理を継続的に実施することにより，正常に機能している状態を掌握でき，予期せぬエラーが起きた場合にいち早く発見することができます．すなわち，スタッフ個々が感覚的に"何かがおかしい"と思えるようになることです[11]．これは，複雑化する放射線治療をより安全な治療に移行するためには重要なことで，それにはスタッフ個々の意識改革が必要になります．外部からの取り組みとしては，第3者評価の導入，他施設でのインシデント情報への関心などがあげられます．「安全文化」の構築を目指すことにより，スタッフ個々のリスクに対する意識が芽生え，精度管理プログラム，治療プロセスの改善，ひいては医療事故防止にもつながります．

■ 参考文献

1) ICRU Report 24. Determination of absorbed dose in a patient irradiated by beams of X or gamma rays in radiotherapy procedures. Maryland, U. S. A., 1976.
2) Herring DF, Compton DHJ. The degree of precision in the radiation dose delivered in cancer radiotherapy. Computers in Radiotherapy. Br J Radiol Special Report No. 5. 1971; 51-8.
3) AAPM Task Group No. 24. Physical Aspects of Quality Assurance in Radiation Therapy. 1984; 18: 73-109.
4) ICRP Report 86. Appendix A: Uncertainty in Radiotherapy. Annual Report. 2000; 30: 57-61.
5) Ikeada H, Hayabuchi N, Endo M, et al. How do we overcome recent radiotherapy accidents? — a report of the symposium held at the 17th JASTRO Annual Scientific Meeting, Chiba, 2004. Journal of JASTRO. 2005; 17 (3): 133-9.
6) World Health Organization. Radiotherapy Risk Profile: technical manual. Geneva: WHO; 2009.
7) Cunningham J, Coffey M, Knöös T, et al. Radiation Oncology Safety Information System (ROSIS) — Profiles of participants and the first 1074 incident reports. Radiother Oncol. 2010; 97: 601-7.
8) ROSIS, Radiation Oncology Safety Information System, http://www.rosis.info/ (accessed 2012-5-1)
9) International Nuclear Safety Advisory Group. Safety culture. Safety series no. 75-INSAG-4. Vienna: IAEA; 1991.
10) International Commission on Radiological Protection. ICRP Publication 112. Preventing accidental exposures from new external beam radiation therapy technologies. Ann ICRP. 2009; 39: 1-86.
11) 飯田修平，柳川達生，金内幸子，FMEA の基礎知識と活用事例．東京; 日本規格協会; 2010.

〈岡本裕之〉

Q2 精度管理を実施する体制と運用について教えてください

A 医学物理士などの放射線治療品質管理責任者と，他の放射線治療技師が協力体制をとることが必要不可欠です．精度管理は放射線治療品質管理責任者だけが実施するものではなく，実際の治療に携わるスタッフも積極的に精度管理に介入しなければいけません[1]．また精度管理試験結果の実施者間の変動を最小限に抑えるため，精度管理に関するマニュアルを作成し，実施方法，記録方法，解析方法や結果の解釈などについて記載することを推奨します．

解説

放射線治療装置の精度管理は，チームとしての取り組みによるところが大きく，医学物理士などの放射線治療品質管理責任者と他の放射線治療技師の協力体制の下で実施されますが，それぞれの役割は異なります．

放射線治療品質管理責任者が果たすべき役割には以下のようなものがあります[1]．

① 精度管理プログラムの策定．
② 適切な許容値の設定．
③ 許容値を超えた場合の対処法の策定．
④ 問題が解決しない場合の対応．
⑤ 他のスタッフによって実施された精度管理試験の実施記録の確認と最終承認．
⑥ 他のスタッフに対する，適切な教育訓練の実施．

IGRTを実施する施設の放射線治療品質管理責任者は，上記の項目だけでなく，以下の役割もはたさなければなりません[2]．

① 位置照合による被ばく線量の評価．
② 患者位置照合結果をもとにしたPTVマージンの算出．
③ 位置照合装置と放射線治療管理システムとの通信の動作確認．

一方で現場の放射線治療技師など，放射線治療品質管理責任者以外のスタッフは，以下の役割をはたします[1,2]．

① 放射線治療品質管理責任者から必要な教育訓練を受けた上で，定期的な精度管理試験の実施と記録．
② 試験結果に問題が生じた場合の初動対策の実施．
③ 初動対策で問題が解決しない場合は，放射線治療品質管理責任者と協同して問題解決に当たる．

放射線治療品質管理責任者が策定する精度管理プログラムには，以下の内容が含まれる必要があります[1]．

① 精度管理試験の実施方法（作業手順）．
② 許容値の明記．
③ 測定データの解析および解釈の方法．
④ 許容値を超えた場合の対処方法．

⑤ 精度管理試験の結果の記録方法．

放射線治療品質管理責任者が他のスタッフに対して実施する教育訓練には以下の内容が含まれる必要があります．

① 測定機器の適切な使用方法．
② 測定データの解釈の方法．
③ 許容値を超えた場合の対処方法（初動対策）．

以上のように，放射線治療における精度管理は，放射線治療品質管理責任者だけの業務ではなく，他の治療スタッフとチーム体制を整えて実施する必要があります．ただし，精度管理プログラムに対する最終的な責任は，放射線治療品質管理責任者にのみ課されます[1]．

精度管理には多くのスタッフが関わるため，チーム内の情報共有が非常に重要になります．この点についてはQ10およびQ11に詳説されています．

■参考文献

1) Klein EE, Hanley J, Bayouth J, et al. Task Group 142 report: Quality assurance of medical accelerators. Med Phys. 2009; 36: 4197-212.
2) 日本医学物理学会，日本放射線技術学会，日本放射線腫瘍学会．画像誘導放射線治療導入のためのガイドライン．2010．

〈黒岡将彦〉

Q3 放射線治療品質管理委員会の必要性について教えてください

A 国内の放射線治療実施施設で働くスタッフの多くは，毎日の業務に追われています．今後，放射線治療適応患者数の増加や，放射線治療技術の高度化・複雑化に伴い業務量のさらなる増加が懸念されます．多くの患者に安全な放射線治療を提供するために，放射線治療に携わるスタッフにより業務改善を継続的に実施することが必要です．多忙な業務の中では，業務の問題点に気がついても改善する機会を逸する場合があります．そこで，放射線治療品質管理委員会（またはそれに準じる会議など）を定期的に開催し，臨床業務，装置などの品質管理における問題点について検討・改善することで，放射線治療を継続的に安全な方向へ進めることができます．

解説

放射線治療品質管理委員会は，専門的な知識を基に，品質管理・放射線治療の安全性の向上に関する各種の重要事項を審議し，決定する機関です[1]．委員会は，品質管理のための具体的措置や作業マニュアル，職員研修その他一切のことを検討し決定します．また，施設ごとに，放射線治療における診療体制，品質管理体制が大きく異なるため，委員会に院外の放射線治療，品質管理に関する専門的な知識を有する委員を含むことで，第三者の視点からの意見を取り入れることで，放射線治療の品質管理の向上を促進することが可能です．

放射線治療に関わらず，業務改善を実施するためには，「見える化」が必要です[2]．業務改善の見える化とは，「改善対象となる業務の実態を定量化，ビジュアル化することで，誰もが同じ認識をもてるようにすること」です．たとえば，業務量に関しては，日報を記載することで，患者数，照射終了時刻，使用時間（MU値）などを定量化し，これらのデータを誰でも一目でわかるようにグラフ・表・図などを利用し，ビジュアル化します．また，定量化が困難なものとして業務手順がありますが，業務手順をフローチャートでビジュアル化し，スタッフ間の業務手順の違いを視覚的に把握しやすくすることで，効率的な手順に改善していくことが可能になります．

ある一定の業務品質，業務効率，つまり安定した放射線治療の質を患者に提供するためには，業務の標準化が求められます．放射線治療では，職種，経験年数，経歴が異なる多くのスタッフが協同して業務に従事するため，標準化が重要となります．特に，患者本人と直接接しない治療計画立案作業やデータ登録・確認作業等で，業務の標準化が可能です．

■参考文献
1) 放射線治療の品質管理に関する委員会．放射線治療における医療事故防止のための安全管理体制の確立に向けて（提言）最終報告．平成17年．
2) 株式会社日本能率協会コンサルティング．業務改善の知恵ぶくろ．http://www.jmac.co.jp/wisdom/bpr/（参照 2012-4-23）

（遠山尚紀）

Q4 放射線治療装置の受け入れ試験，コミッショニングについて教えてください

A 受け入れ試験は，ベンダーがユーザとともに，装置の性能・動作が仕様書を満たすことを確認する試験であり，コミッショニングは，ユーザが装置を臨床で使用できる精度を保証できるように調整することです[1]．

解説 図4-1に放射線治療装置導入までの手順を示します．治療装置の搬入を含め受け入れ試験は1カ月程度，コミッショニングは2カ月から3カ月程度の日数が必要となります[2]．

装置の受け入れ試験では，契約の一部として，施設側の仕様における要求に対して，装置納入業者は装置の性能・動作を実証しなければなりません．またその中で線量および幾何学的な測定結果は仕様書の値を満足していなければなりません．受け入れ試験とは，ベンダーが主体となりそれらの仕様を確認する試験です．

装置の受け入れ試験を行った上で，臨床使用に必要な治療ビームの特性はコミッショニングによって確立されます．このコミッショニングの段階で臨床使用できる精度を保証できるように調整する必要があります．放射線治療におけるコミッショニングの実施を怠った状態で治療を開始することは，医療過誤発生につながります．コミッショニングの人員として，診療放射線技師（品質管理業務経験者が望ましい）1名＋放射線治療品質管理士・医学物理士・放射線治療専門技師1名が必要となります[2]．装置の立ち上げ，コミッショニング業務における確認不足，間違いなどは，その後に臨床業務に重大な影響を与える危険性が高いため，これらの業務は，照射業務などと兼ねながら担当することは，避けなければなりません．コミッショニングの具体的な項目について図4-2に示します．その項目は，治療計画装置用ビームデータ測定（2週間），ビームモデリング・ビームデータインストール・精度管理用基本データ取得（3週間），入力値確認・データ転送試験（2日），治療計画装置の動作確認・臨床開始のための検証試験（3週間〜2カ月）などがあります[2]．装置を導入したばかりで操作方法や

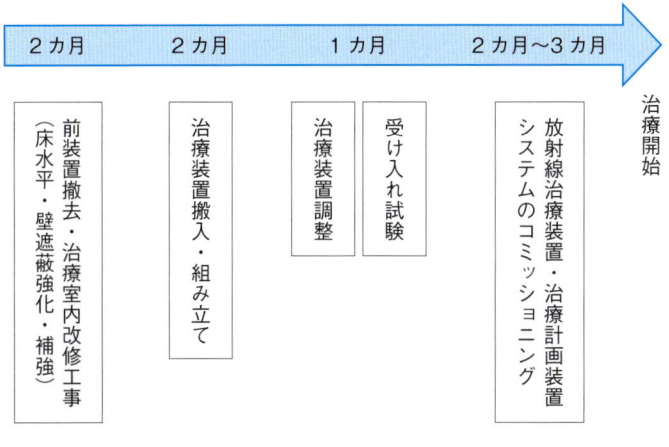

図4-1 放射線治療装置導入手順[2]

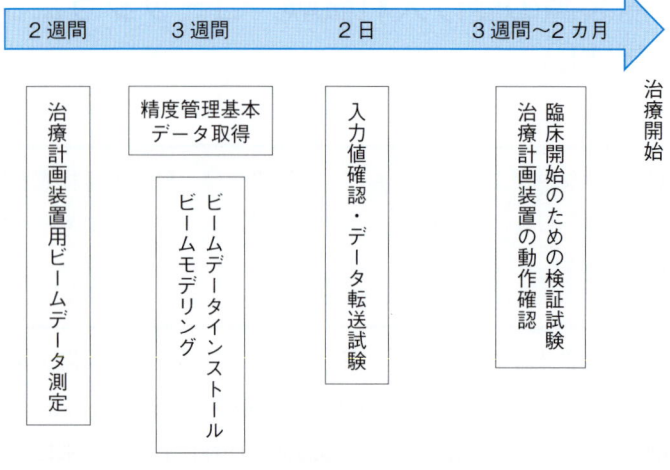

図 4-2　コミッショニングの内容と期間[2]

装置の特性も十分理解できていない状況での測定となるので，慎重にデータを測定する必要があります．さらに，この受け入れ試験とコミッショニング期間中に放射線治療装置および周辺機器の操作や特性を十分理解しておくことも重要です．また受け入れ試験とコミッショニングでは，将来行う品質管理時に必要となる基準データを取得する必要があります．受け入れ試験で，メーカ独自の測定器を使用して測定する場合などには，施設で使用している精度管理用機器でも測定しておく必要があります（Q7参照）．

■参考文献
1) AAPM Report of Task Group 142. Quality assurance of medical accelerators. American Association of Physicists in Medicine by Medical Physics Publishing. 2009.
2) 放射線治療品質管理機構．放射線治療導入に関するコミッショニング必要期間について．2008. http://www.qcrt.org/comisshoning_proposal.pdf（参照 2012-04-01）

〈角谷倫之〉

Q5 精度管理プログラムはどのように作成すればよいでしょうか？

A 精度管理および保守管理プログラムの試験項目，試験頻度および許容値は，IEC976[1]およびIEC977[2]に準じて作成された外部放射線治療装置の保守管理プログラム[3]やAAPM TG-142[4]の報告などのガイドラインを参考にして決定することが望ましいです．試験項目は，自施設で実施する照射方法に合わせて項目を選択するべきです．各試験項目に対する試験方法は，本書や関連学会から発行されている参考文献，他施設からの情報が参考になります．

解説 従来，外部放射線治療装置の保守管理プログラムは，IEC976およびIEC977に準じて作成された外部放射線治療装置の精度管理プログラムを参考として作成されてきました．しかし，IMRTをはじめとする特殊照射法やIGRT，呼吸同期システムなどが多くの臨床施設で使用され始めており，これらの新技術に対応した精度管理プログラムが必要となっています．このようなニーズに伴い米国では，これらの技術を網羅した管理項目，試験頻度および許容値を報告したTG-142が刊行されました．また，TG-142には含まれていない特殊な装置の精度管理に関しては，TomoTherapyはTG-148[5]，Robotic RadiosurgeryシステムはTG-135[6]で報告されており，これらのレポートを参考にして精度管理プログラムを作成することが可能です．精度管理業務の時間は限られており，ガイドラインに示されているすべての項目を満たすことは困難です．したがって，試験項目は自施設で実施する照射方法に合わせて項目を選択するべきです．各試験項目に対する試験方法は，関連学会から参考文献が多数発行されており，これらを参考にすることで最適な方法を効率良く決定することが可能です．また，自施設の所有する計測機器に合わせて試験方法を修正することも必要となります．特殊な照射方法など報告が少ない場合は，他施設からの情報を収集することも必要となります．定期的に実施した精度管理プログラムの試験結果を経時的に観察・解析し，試験方法や頻度などを定期的に見直すことで，治療装置の特性に合わせたプログラムの効率化を検討します．

■参考文献

1) International Electrotechnical Commission: Medical electron accelerators-functional performance characteristics. Geneva: IEC Publication; 1983.
2) International Electrotechnical Commission: Medical electron accelerators in the range 1 MeV-50 MeV—guidelines for functional performance characteristics. Geneva: IEC Publication; 1983.
3) 日本放射線腫瘍学会研究調査委員会，編．外部放射線治療装置の保守管理プログラム．東京：通商産業研究社；1992.
4) Klein EE, Joseph H, Bayouth J, et al. Task Group 142 report: Quality assurance of medical accelerators. Med Phys. 2009; 36: 4197-212.
5) Langen KM, Papanikolaou N, Balog J, et al. QA for helical tomotherapy: Report of the AAPM Task Group 148. Med Phys. 2010; 37: 4817-53.
6) Dieterich S, Cavedon C, Chuang CF, et al. Report of AAPM TG 135: Quality assurance for robotic radiosurgery. Med Phys. 2011; 38: 2914-36.

〈藤田幸男〉

Q6 頻度別精度管理項目の役割について教えてください

A 照射精度への影響度，業務の効率を考慮し，適切に頻度別精度管理項目を設定する必要があります．

解説　放射線治療装置の品質を担保するためには，多くの精度管理項目を実施する必要があります．精度管理項目は日常（daily），月毎（monthly），年毎（annual）の頻度に分けられます．試験頻度は，精度を保ったうえでコストと労力のバランスをはかっています．そのすべての項目を日常点検で行うことは現実的に困難であり，照射精度への影響度，業務効率を考慮して，適切な頻度で適切な精度管理項目を設定する必要があります．基本的には，日常点検は，患者の位置決めおよび患者への投与線量に重大な影響を及ぼす可能性のあるパラメータを含んでおり，月毎の点検では，患者に及ぼす影響が小さいか，1カ月間の変化率の少ない精密な点検を要するパラメータを含んでいます．日常点検には，幾何学的調整（レーザ，光学距離計），患者線量（出力の不変性），および安全性（ドアインターロック，視聴覚モニタ）などがあげられます．月毎の点検には，治療寝台の位置精度や光照射野と放射線照射野の一致，ビームプロファイル不変性などがあげられます[1]．ビームプロファイルの不変性試験が月毎の点検として設定される根拠としては，仮にビームの対称性が許容誤差から外れていた場合，典型的な6週間の治療コースのうち，標的体積内の非対称性が平均2週間は持続することになります．しかし，全治療期間の非対称性は，多くの標的の線量平坦度の臨床的な許容誤差内に収まると考えられます[2]．さらに，年毎の精度管理項目は受け入れ試験やコミッショニングで実施された項目の一部であり，短期間での変化が小さく，長期にわたり変化する項目を行います．

　特別な変更利用がない場合には，TG-142の頻度別管理項目を遵守することを推奨します．しかし，例えば，基準値から著しい変位を示すパラメータには特別な注意を払い，点検を高頻度で行うべきです．そのかわり，慎重かつ広範囲な点検によって，そのパラメータがほとんど変化しないことが示された場合には，点検頻度を減少させることも可能です．パラメータ点検頻度を減少させるまでの点検期間の勧告は難しいですが，装置性能は長期間にわたる評価が賢明で，試験頻度を変更する意味も評価すべきです．精度管理プログラムの作成にも関係しますが，これらの項目は，質，経費，機器の状態および施設での必要性を考慮して，十分な柔軟性をもたせるべきです．

■参考文献
1) Klein EE, Hanley J, Bayouth J, et al. Task Group 142 report: Quality assurance of medical accelerators. Med Phys. 2009; 30: 4197-212.
2) Kutcher GJ, Coia L, Gillin M, et al. Comprehensive QA for radiation oncology: Report of AAPM Radiation Therapy Committee Task Group 40. Med Phys. 1994; 21: 581-618.

（角谷倫之）

Q7 各精度管理項目の基準値や許容値の決定法を教えてください

A 一般に，精度管理項目の基準値は放射線治療システムを立ち上げた際に得られる受け入れ試験データやコミッショニングデータを用います．

各精度管理項目の許容値については AAPM TG-142 のように推奨値があげられていますが，用いる測定器や測定方法によっては測定器の分解能，あるいは測定データの再現性が異なるため，施設独自の許容値を設定する必要があります．採用した測定方法を繰り返すことで集積したデータからそれらの不確かさを考慮した精度管理手法の検出力を判断し，許容値を決定することが重要となります．例えば，TG-142 では，測定機器と測定方法の再現性について 3 回以上の繰り返し測定における 2SD（標準偏差）が，許容値よりも小さいことを確認すべきと記載されています．

解説 各精度管理項目の基準値や許容値を決定する際に注意すべきことは，それらの値がどのような測定機器，あるいは測定方法を用いて得られたデータに対して決定した値なのかを考慮することです．

例えば，基準値に関しては，放射線治療システムの導入時以降に当時の受け入れ試験やコミッショニングとは異なる測定手法を採用した場合，その手法で得られたデータを以て新しい基準値を設定する必要があります．その際には導入時に実施した試験により得られたデータとの関係性，整合性を明らかにすることが重要となります．

許容値の決定に際しては，採用した測定方法を繰り返すことで得られたデータから再現性を考慮して決定する必要があります．不確かさについては Bell 氏の "A beginner's guide to uncertainty of measurement"[1] をはじめ，その日本語訳版[2]の文献などが参考になります．たとえば，固体ファントムと測定器（電離箱，1 次元検出器，2 次元検出器など）を用いた毎日の簡易的な出力確認と，水ファントムと電離箱線量計を用いた毎月のモニタ線量計校正条件における出力確認とでは測定器自体の精度の他に，セットアップエラー，実施者間のばらつきも考慮に入れた許容値設定が必要になります．

■参考文献
1) Bell S. A beginner's guide to uncertainty of measurement—Good measurement practice guide No. 11. 1999. ISSN1368-6550.
2) 独立行政法人製品評価技術基盤機構認定センター（訳）．不確かさの入門ガイド．http://ww.nite.go.jp（参照 2012-5-1）

（古谷智久）

データ解析を実施するための統計解析について教えてください

A 測定値（計量値，計数値）は使用する機器の測定不確かさや作業実施者による作業精度のばらつきを含んでいるため，精度管理試験の結果は統計的に解析する必要があります．その際，平均値や標準偏差などの数値データのみに頼るのではなく，ヒストグラムやシューハート管理図などでデータをグラフ化して，系統的な偏位の有無，経時的な変動を視覚的に把握することが重要です．

解説 リニアックの出力線量といった測定器が示す値は絶えず変動します．また複数の作業実施者間には測定器の設置精度や計量値の読み取りにばらつきが生じます．このため精度管理試験の結果を経時的に観察すると，装置に異常が発生していなくても，ある程度のばらつきをもったものとなります．このため精度管理試験の結果を解析する上で，結果のばらつきが偶然原因によるものなのか，もしくは異常があることを示唆するものであるのかを判断することが必要となります．そのためには精度管理試験の結果個々の値だけを見るのではなく，それらを統計的に解析した上で装置の状態を判断しなければいけません．精度管理試験の結果が許容値の範囲内に含まれているかを判断する場合には，測定値の平均値，中央値や標準偏差，またはそれらから求められる95％信頼区間などによって評価することも可能です．しかし，本来の放射線治療における精度管理試験の目的は，試験実施時の装置の状態の是非だけを判断するのではなく，装置の不具合により日常の治療を停止するなどのリスクを回避するために，装置の故障を予測し，部品交換やキャリブレーションなどの事前対策を講じることにあります．そのためには精度管理試験の結果を経時データとして解析しなければいけません．つまり放射線治療における精度管理試験の結果の解析では，以下の3点について特に注意する必要があります．

① 得られた結果は許容値範囲に含まれているか？
② 得られた結果は正常値なのか異常値（外れ値）なのか？
③ 過去の測定データからの変動に異常は見られないか？

以上の②と③について判断するには，平均値や標準偏差などの統計値だけでは不十分で，ヒストグラムやシューハート管理図などでデータをグラフ化することで判断が容易になります．

1. ヒストグラム

得られた結果が正常値であるのか，異常値であるのかを判定するのに有用です．図8-1に線量測定結果のヒストグラムの一例を示します．一般的に繰り返し実験で得られる結果は正規分布に従ったばらつきを示します．そのため正規分布から外れる値は異常値として判断することが可能となります．一般的にはヒストグラムの中心から2SDもしくは3SD以上外れた値を異常値であると判定します（SD: 標準偏差）．図8-1ではヒストグラムの形状は正規分布に従っているとみなせますが，○で囲まれたデータは主分布から大きく離れた位置にあることから，異常値と判断され，測定ミスや機器に異常が生じていることが疑われます．またヒストグラムのピーク位置がゼロからシフトしている場合に

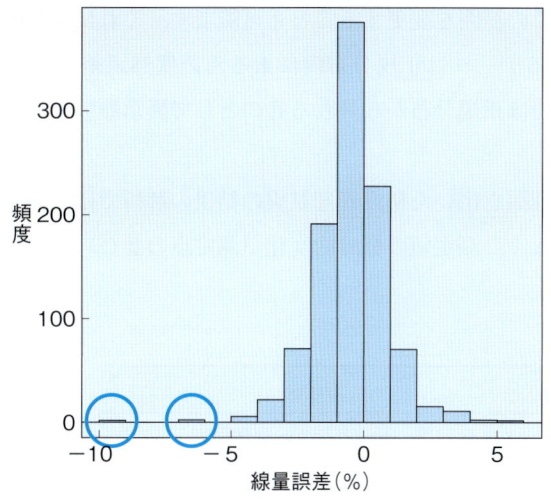

図 8-1 精度管理結果のヒストグラムの例
図中の○は異常値（外れ値）を示す．

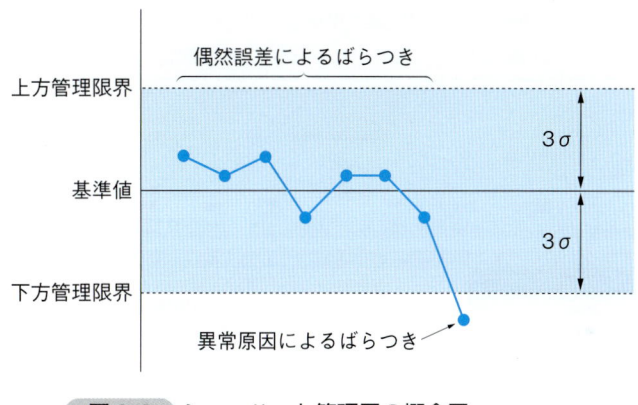

図 8-2 シューハート管理図の概念図

は，精度管理試験を実施したシステムに系統的な誤差が含まれていることが考えられます．このように，ヒストグラムを用いてデータをグラフ化することで，得られたデータに異常がないかを即座に判断することが可能となります．またヒストグラムの形状から，測定プロトコルの不備や装置の状態を判断することも可能です[1]．

2．シューハート管理図

　ヒストグラムを用いることで視覚的に異常値を検出できることがわかりましたが，経時的なデータの変化を読み取ることができません．ここで有用なのがシューハート管理図です．シューハート管理図の概念図を**図 8-2**に示します．

　シューハート管理図では，日々の測定値を折れ線グラフで表記することで，測定値の変動傾向を確認します．また，これらの測定値から管理限界（上方管理限界，下方管理限界）を統計学的な公式[2]を用いて算出し，この管理限界を超える測定値を異常値として判定します．管理限界は測定値の平均値もしくは基準値から±3 SD の範囲に設定することが一般的ですが，施設の判断もしくはガイドライ

ンの評価基準によってはこの範囲を変更することも可能です．これにより図8-2にも示したように，管理限界内に含まれているデータは正規分布内にあるため偶然誤差によって変動しているものであり，管理限界を超えるものは正規分布から外れるものとして異常原因によって変動していると判断することができます．

　また，シューハート管理図を用いた精度管理試験の結果の解析では，測定値が管理限界内にあるかどうかだけを見るのではなく，測定値の経時的変化（測定点の並び）に特別な傾向がないかどうかに

表 8-1 管理図の種類[3]

データの種類		管理図
計量値	$\bar{X}$-R 管理図	平均と範囲の管理図
正規分布に従うもの	$\bar{X}$-s 管理図	平均と標準偏差の管理図
	Me 管理図	メディアン管理図（R を併用）
	X 管理図	個々の値の管理図（R を併用）
計数値	np 管理図	不適合品数の管理図
二項分布およびポアソン分布	p 管理図	不適合品率の管理図
に従うもの	c 管理図	不適合数の管理図
	u 管理図	単位あたりの不適合数の管理図

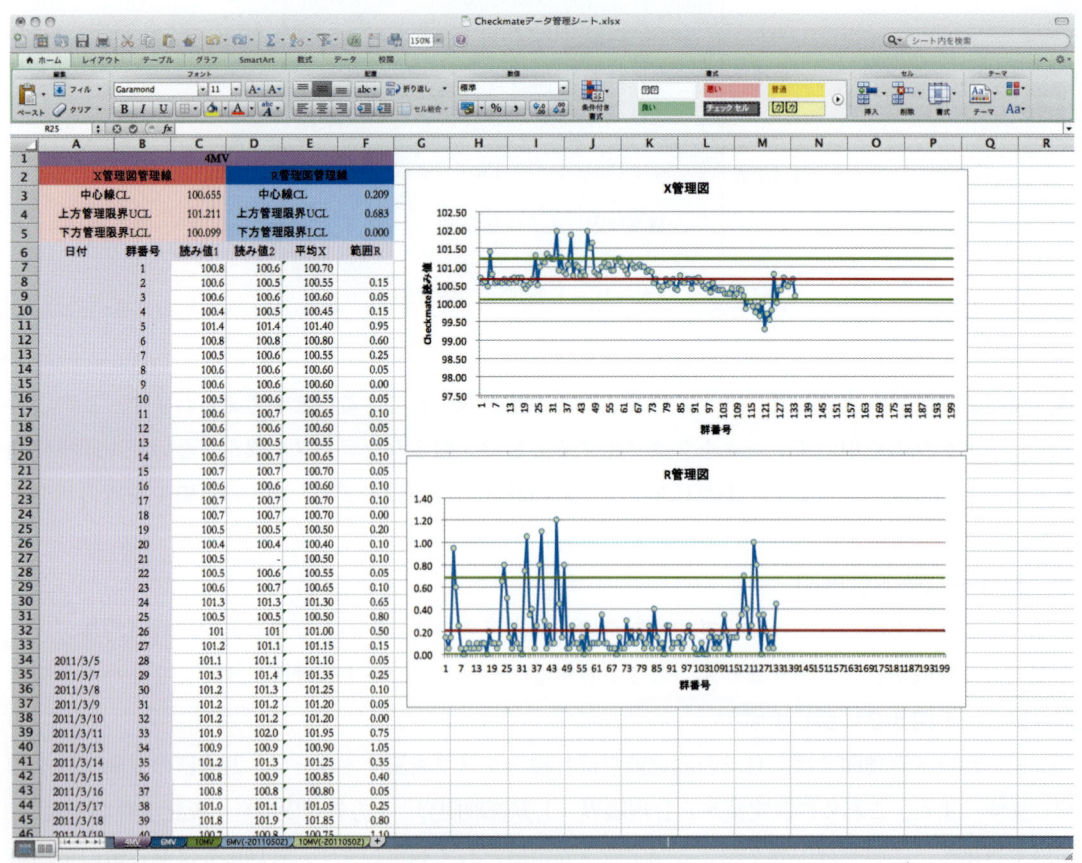

図 8-3 エクセルによるシューハート管理図の運用例

も注意を払う必要があります[2,3].

　シューハート管理図には取り扱うデータ形式によって，いくつかの種類があり，それぞれ公式も異なります．管理図の種類を**表 8-1** に示しますが，詳細については品質管理学の成書を参考にしてください[1-3].

3．エクセルを用いた管理図の運用

　ヒストグラムやシューハート管理図は，特別なソフトウェアがなくても，エクセルを用いて作成することができます．実際に毎朝の出力試験のシューハート管理図をエクセルで運用している例を**図 8-3** に示します．統計解析専用のソフトウェアには，品質管理用のプログラムが予め搭載されているものもあり，テンプレートの作成などの手間が省ける利点がありますが，**図 8-3** の例のようにエクセルを用いた運用では，馴染みの深いソフトウェアである上，多くの端末で使用することが可能なため，スタッフ全員が扱いやすいという利点があり，情報共有という点でも非常に良い方法であると考えられます．

■参考文献
1) 石原勝吉，細谷克也，他．やさしい QC 七つ道具．東京: 財団法人日本規格協会; 1980.
2) 奥村士郎．改訂版　品質管理入門テキスト．東京: 財団法人日本規格協会; 1996.
3) 鐵　健司．新版　品質管理のための統計的方法入門．東京: 日科技連; 2000.

　　　　　　　　　　　　　　　　　　　　　　　　　　　　　　　　（黒岡将彦）

精度管理結果が許容値を超えた場合の対処方法を教えてください

A 正しい測定法による定期的な精度管理の結果が許容値を超えた場合，なんらかの是正行動が必要です．つまり，許容値以内に改善されるよう装置の調整が必要となります．また，許容値を辛うじて満たす状態が続く場合も，装置を改善するための適切な行動が必要です．これらの行動は，行動の優先度によって3つの介入レベルに分類され，それぞれのレベルが許容値をどの程度超えた場合に行動するかを基準値や許容値からの偏差を明確に規定することが必要です[1]．

解説

精度管理の結果が許容値を超えた場合，はじめに，測定方法，解析方法において単純なミスがなかったか確認します．温度計，気圧計，測定値の読み取り間違いなどによって許容値を超える場合があります．複数名による確認を実施しても結果が許容値を超えている場合，是正行動が必要となります．

精度管理の基本は，装置導入時のコミッショニングによって基準を設定することから始まります．AAPM TG-142[1]に記載されている許容値は，受け入れ試験時に測定した基準の数値が表中の値を超えた場合や，基準の数値の変化が表中の値を超えた場合に，是正行動が必要となります．精度管理において許容値（許容される偏差）を超えた場合，精度管理の測定値が許容値を満たすように装置を調整する必要があります．つまり許容値は介入レベルです．しかし，基準が許容値を辛うじて満足する状態が繰り返された場合，装置を是正する適切な行動を実施しなければなりません．これらの行動は，とるべき行動のレベル（点検，定期試験，即時中止）や状況に合わせて，医学物理士などの品質管理担当者によって設定されるべきです．また，この行動については，精度管理に関わる全てのスタッフに周知する必要があります．許容値の変化に伴う行動の優先度に従って以下の3つの行動タイプに分類されています．

レベル1: 点検

繰り返し実施される精度管理から，正常動作している場合に期待される測定値が得られ，許容値から逸脱していない場合でも，測定値が期待値から突然大きく変化した場合，医学物理士などの品質管理担当者に注意喚起をするべきです．測定値の中には，適切なリニアック操作や測定以外の介入の影響を受ける場合があります．例えば実施者やセットアップの違い，また，メンテナンス作業で調整を行った場合には測定値の変化の原因となり得ます．この測定値の変化は，変化が生じているものの精度管理の許容値を超えていない治療装置の問題を表していると考えられます．治療は継続するべきですが，ルーチンで実施される精度管理を通して原因を追及するべきです．

レベル2: 定期点検

定期点検が必要な2つの例を示します．1つ目として精度管理の結果が許容値と一致もしくはその

近くにある状態が続いた場合，1・2就業日以内に調査もしくは定期的メンテナンスを実施しなければなりません．2つ目に，過剰ではないものの，1つの結果が許容値を超えた場合，調査もしくは定期的メンテナンスを実施しなければなりません．これらの条件下では，許容値をわずかに超えてはいるものの，数日間（1週間未満）の治療では臨床的な影響は重大ではないだろうと考えられます．治療は継続されますが，原因の軽減は1・2就業日以内に計画されるべきです．

レベル3: 即時の行動・治療中止・是正行動

線量測定の結果，測定された線量に関連する治療行為を即時中止することもあり得ます．放射線治療装置使用の完全中止の例は，安全インターロックの不良や線量の過剰誤差が生じた場合に起こり得ます．問題が解決されるまで，治療を実施してはいけません．

これら3つの介入レベルは，レベル2と3について，基準や許容値からの偏差を明確に規定する必要があります．許容値の設定は，TG-142など参考資料から引用する方法と，Q7で詳細に述べられている実施設の測定データを解析して許容値を決定する方法の2つがあります．許容値は，使用する測定器と実施するスタッフごとに決めるべき値です．測定機器と測定方法の再現性は，3回以上の繰り返し測定における測定値の標準偏差の2倍が，許容値よりも小さいことが推奨されています．精度管理の結果を統計的に管理する場合，Q8に詳細に述べられているシューハート管理図を用いる方法があります．

このように定期的な精度管理を実施している場合，測定結果を解析することで，測定によって生じた結果が統計的に有意な誤差であるか判断することが可能となります．しかし，定期的な測定を実施していない場合や，精度管理を開始して間もない場合，TG-142などの許容値を参考に精度管理を実施し，許容値を超えた場合，より測定精度の高い測定方法を用いて評価することで，正確な判断が可能となります．たとえば，毎日の出力線量の確認は，簡易測定器を用いて実施されますが，許容値を超えた場合，線量校正で用いる水とファーマ形電離箱線量計を用いた測定によって判断することが必要になります．

■参考文献

1) Klein EE, Hanley J, Bayouth J, et al. Task Group 142 report: Quality assurance of medical accelerators. Med Phys. 2009; 36: 4197-212.

〈遠山尚紀〉

Q10 精度管理試験実施後の結果をどのように運用すればよいですか？

A 精度管理試験の結果はワークシートを用いて継時的な変化を把握できるように管理する必要があります．また，その結果を，担当者のみではなく，すべての放射線治療スタッフで共有できるようにすることが重要です．

解説 測定結果については定期的に評価する必要があり，長期的な変動を示している場合などには，シューハート管理図が役に立つこともあります[1]．シューハート管理図は，製造業における品質管理によく利用されており，製造工程が統計的管理状態にあるかどうかを上限管理限界および下限管理限界を用いて判断する手法です．この管理図を放射線治療の品質管理においても利用することができ，その管理図の一例を図10-1に示します．このように上限，下限管理限界を設定することで異常な測定値を容易に検出することが可能となります[2]．

精度管理試験の実施手順および精度管理の結果は，全装置について十分に文書化されていることが重要です．測定結果を記録する際は，結果のみを記載せず，その測定中に生じたトラブル（既知，未解決にかかわらず）や問題点を記載しておくことが重要です．その記載が今後装置のトラブルが発生した際に問題解決の糸口となる可能性があります．

測定した精度管理の結果はレポートの形で記録しておくことが重要です．レポートには推奨される許容値に基づいて測定結果を記載すべきです．レポートは（1）線量，（2）幾何学的，（3）安全，（4）画像，（5）方法のように分類することによりわかりやすいレポートとなります[2,3]．そのレポートは施設の放射線腫瘍医を含めた全スタッフが容易にハードコピーやオンラインで情報が共有できることが望ましいです（Q11参照）．最終的な品質管理結果のとりまとめは，専任の品質管理担当者（医学物理士など）が行います．

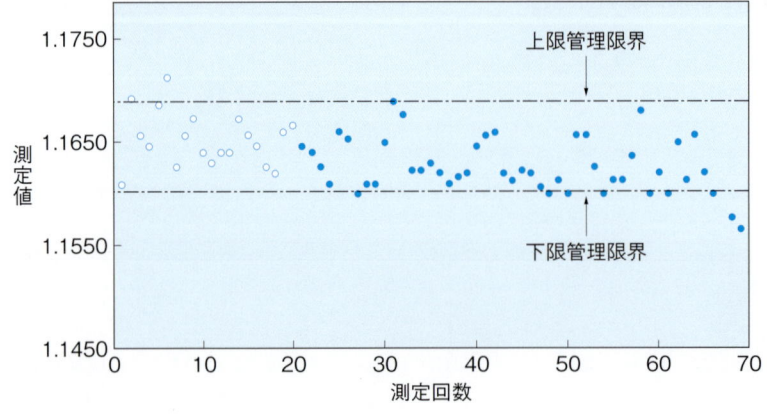

図10-1 シューハート管理図の例

■ 参考文献

1) Pawlicki T, Whitaler M, Boyer AL, et al. Statistical process control for radiotherapy quality assurance. Med Phys. 2005; 32: 2777-86.
2) Kutcher GJ, Coia L, Gillin M, et al. Comprehensive QA for radiation oncology: Report of AAPM Radiation Therapy Committee Task Group 40. Med Phys. 1994; 21: 581-618.
3) Klein EE, Hanley J, Bayouth J, et al. Task Group 142 report: Quality assurance of medical accelerators. Med Phys. 2009; 30: 4197-212.

〈角谷倫之〉

Q11 放射線治療部内の情報共有の向上のための方法を教えてください

A 精度管理の記録および解析結果は，多職種間での情報共有をはかるため，臨床現場にフィードバックをかける必要があります．そのためには，精度管理実施後は，診療放射線技師，医学物理士，放射線治療品質管理士のみならず，放射線腫瘍医に対しても十分に情報を提供し，精度管理が放射線治療部全体での取り組みとして認識される必要があります．その手段として，メーリングリストの活用，全体会議での定期的な報告があげられますが，近年では，これらの精度管理の解析結果を一元化できる運用ソフトが市販されており，より効率的な情報共有をはかることができます．また HTML 言語を用いて，全てのファイルや報告書などをリンクさせ，解析結果などを一元化できる精度管理運用サイトの利用についても報告されています[3]．また FileMaker.Pro（FileMaker.Inc.）を用いた，データベースの機能を利用した試みも行われています[4]．

解説 放射線治療の安全性・信頼性・高精度化に繋がる放射線治療関連機器の精度管理は，多職種間での連携を軸にして，組織的な体制の基での取り組みで施行されます．情報共有強化の手段として，メーリングリストの活用，全体会議での定期的な進捗報告があげられます．また，規模が大きい病院や放射線治療装置を複数所有している施設，あるいはスタッフの人数や人事異動が多い施設においては，品質管理担当者以外でも精度管理を実施できる体制が必要です．

　市販されている精度管理運用ソフトとしては，図 11-1 に示すように，ATLAS-QA（SUN NUCLEAR 社）や Radia（RIT 社）があげられ，日常の出力チェックから画質の精度管理，MLC の精度管理まで多岐にわたる精度管理が，この1つのソフトで管理・運用できます．

　HTML 形式を用いた精度管理に関しては[3]，安全性の問題上，Web 上にファイルは管理せず，放射線治療科内で共有しているネットワークドライブなど，ローカルネットワーク上で全てのファイルを管理することをお勧めします．この場合，放射線治療科内のネットワークに繋がっているパソコンであれば，いつでもこれまでの精度管理の結果を閲覧できます．

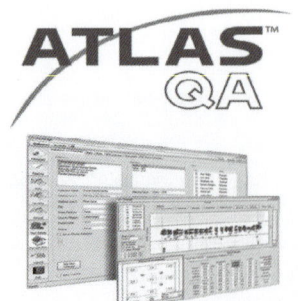 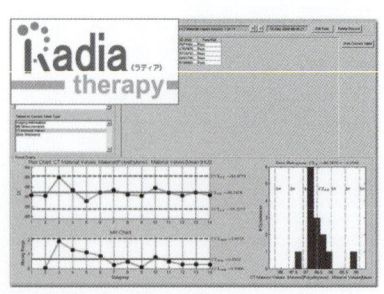

図 11-1　左 ATLAS-QA（SUN NUCLEAR 社）[1]，Radia Therapy（RIT 社）[2]

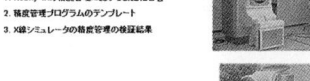

図 11-2 HTML 言語を用いた精度管理運用ソフト，放射線治療関連機器の精度管理を一元化（上）．下は，精度管理実施の有無[3]．

　精度管理運用ソフトに期待できることは，精度管理の具体的な解説を設けることにより，装置間・スタッフ間での精度管理手技を統一できること，また若手の医学物理士や診療放射線技師，他施設からの研修生・実習生への教育ツールとして活用できることです．さらに，精度管理の結果を一元化することにより，放射線治療装置の精度管理実施の透明性が確保でき，放射線治療部内での情報共有の強化とスタッフへのスキルアップも期待できます（図 11-2, 11-3 参照）．以下に精度管理運用ソフトが有する機能を示します．

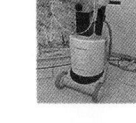

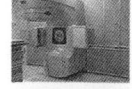

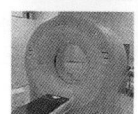

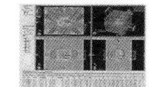

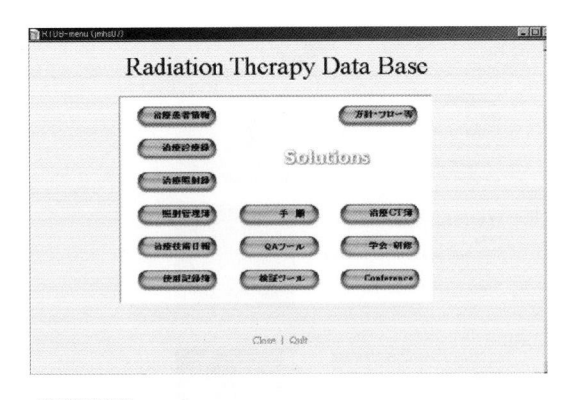

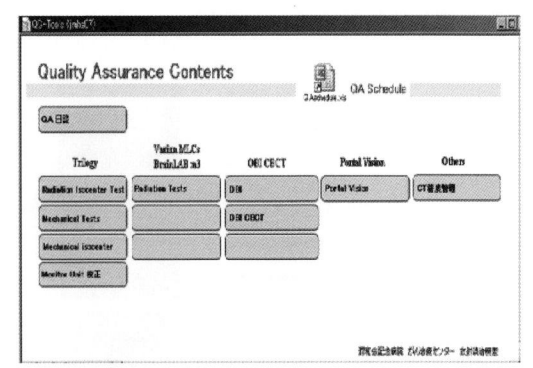

図 11-3 FileMaker. pro（FileMaker. Inc.）を用いた精度管理運用ソフト[4]

（ⅰ）自施設の精度管理プログラム（プロトコル）の明記
（ⅱ）部内で報告した報告書，解説結果の閲覧機能
（ⅲ）図・写真や動画を用いた精度管理の具体的な手順書
（ⅳ）精度管理実施の有無や解析結果などの閲覧機能
（ⅴ）データ解析のサポート（トレンドの表示や統計的解析機能など）
（ⅵ）若手のスタッフへの教育ツール

■参考文献
1) ATLAS QA from SUN NUCLEAR, http://www.sunnuclear.com/medphys/routineqa/atlas/atlas.asp.（accessed 2012-1-21）.
2) RADIA therapy from RIT（Radiological Imaging Technology），http://www.radimage.com/radia-automated-qc-phantom-analysis/（accessed 2012-1-21）
3) 岡本裕之．放射線治療における精度管理運用 web システムの開発．日放技学誌．2013; 69（12）: 1405-11.
4) 上園勝弘．各施設における品質管理の状況と問題点，第 16 回宮崎放射線治療技術・管理研究会 2011 年 10 月．

〔岡本裕之〕

Q12 同じ項目の試験でも，実施頻度によって許容値が異なって設定されているのは何故ですか？

A 同じ項目の試験でも，実施頻度が異なると，試験の手技，使用する線量計や精度管理機器が異なります．そのため各試験で得られる結果の測定精度が異なるので，試験ごとに許容値を設定する必要があります．始業前点検のように頻繁に実施する試験は，簡便なセットアップで実施できる簡易的な測定器を使用して実施するのに対して，年間試験のように実施間隔の長い試験ではより精密な測定を実施するため，実施間隔が長い試験ほど許容値は厳しく設定されます．

解説

AAPM TG-142[1]で示される精度管理試験において，同じ項目でも実施頻度によって許容値が異なるものとして，X線，電子線の出力不変性試験とレーザ位置精度試験があります（表 12-1）．

X線および電子線の出力不変性試験では，毎日，月毎，年毎と実施間隔が長くなるに従って，設定される許容誤差が厳しくなっています．測定の不確かさには，測定手技，測定器，測定の実施者などに起因するため，それぞれの試験で使用する測定器の測定精度や使用するファントムの設置位置精度などの違いによって異なる許容値が設定されます．

米国では水を用いた出力線量の確認（モニタ線量計の校正）は年毎に実施されます．月毎の出力線量確認は固体ファントムを用いて実施します．このため月毎の試験で得られる測定結果には，固体ファントムの不確かさが含まれることになり，月毎の試験は年毎の試験よりも測定精度が劣ると考えられます．そのため月毎の試験に対する許容値は，年毎のそれよりも緩く設定されています．毎日の出力線量確認では，より簡便に測定が可能な精度管理用機器を使用するため，月毎の試験よりも更に精密度は劣ります．そのため月毎の許容値よりも更に緩い許容値が設定されています（米国での出力線量測定については，Q29 および Q44 で詳述されています）．

表 12-1 を含め，TG-142 に示されている許容値は，あくまで一般的な参考数値であって，すべての施設に対して普遍的に使用できるというものではありません．許容値は測定の不確かさによって変化することを先に述べましたが，各施設は装置の基準データを取得する前に，精度管理試験に利用しようとしている測定機材の不確かさを求める必要があります．特に器材の設置精度，繰り返し測定の再現性や測定値表示における数え落としや桁落ちなどの影響についての検討が必要です．測定器材を購

表 12-1 TG-142 における出力不変性とレーザ位置精度試験の実施頻度と許容値[1]

試験項目	実施頻度	治療技術別の許容値		
		non-IMRT	IMRT	SRS/SBRT
X線出力不変性 電子線出力不変性	毎日		3%	
	月毎		2%	
	年毎		±1%	
レーザ位置精度	毎日	2 mm	1.5 mm	1 mm
	月毎	±2 mm	±1 mm	<±1mm

入した際に添付される製品規格書には，これらの精度，不確かさについて記載されていますので，必ず確認して許容値の設定のために活用してください．

　また精度管理試験に使用する測定機器と測定方法の再現性は，測定されるパラメータの許容値より小さい必要があります．測定機器と測定方法の再現性は，3回以上の繰り返し測定における2 SD（標準偏差）が，許容値よりも小さいことが推奨されます[1]．まずはTG-142で示されている許容値を参考値として，各施設で使用している精度管理機器がこの基準を満たしているか確認することを強く推奨します．

■参考文献
1) Klein EE, Hanley J, Bayouth J, et al. Task Group 142 report: Quality assurance of medical accelerators. Med Phys. 2009; 36: 4197-212.

〈黒岡将彦〉

Q13 マルチリーフコリメータの構造と特色を教えてください

A マルチリーフコリメータ（MLC）にはファンラインを描く円弧軌道（double focused type）と直線軌道（single focused type）の2つの駆動に分けられます（図13-1）．前者のMLCは下段のジョウ（JAW）をMLCに置き換えるタイプで，そのリーフ先端および側面が線錐に対して常に平行に接するような構造をしており，2面でフォーカシングすることからダブルフォーカスタイプとよばれています．ダブルフォーカスではリーフ位置による半影の変化やリーフ透過率が少なく，光照射野と放射線照射野が原則一致するのが特徴です．後者のMLCは上段のJAWの上流側あるいは下段のJAWの下流側に設置されており，リーフ側面は線錐に対し平行配置であり，その先端はラウンド形状の構造を成し，1面でのフォーカシングのためシングルフォーカスタイプとよばれています．リーフエンドがラウンド形状のため光照射野と放射線照射野の間に差異が生じます（図13-2）．構造上，リーフ透過率やリーフ間の漏洩が高くリーフエンドの透過などはダブルフォーカスタイプと比較すると劣っていますが，その反面幾何学的なリーフ位置精度や駆動精度に優れています．

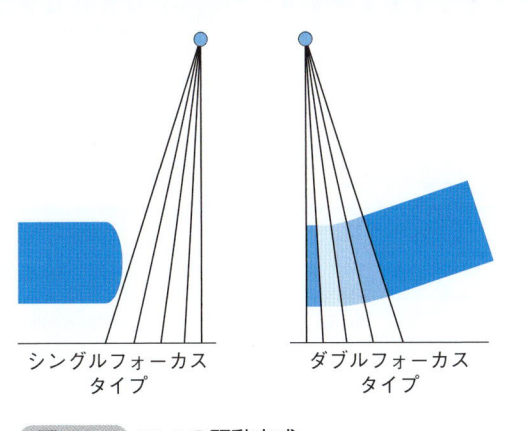

図13-1 MLCの駆動方式
シングルフォーカスタイプ　ダブルフォーカスタイプ

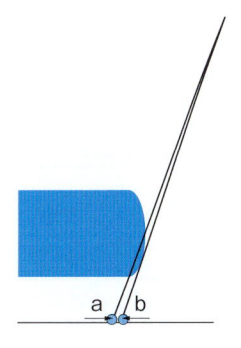

図13-2 ラウンドリーフ形状
a. 放射線照射野，b. 光照射野

解説　MLCの構造と物理特性はメーカにより異なります（図13-3a〜c）[1]．現在，日本で販売されている3つのメーカについて表13-1に示します．

　Elekta社製のリニアックは3段式コリメータの最上段にMLCが搭載されています．1cmリーフ幅40対で構成され，リーフエンド形状はラウンドリーフ構造です．MLCの種類は厚みの異なるMLCi（75 mm）とMLCi2（82 mm）からなります．MLCの制御はリーフの先端に取り付けられたリフレクタとCID（Charge injection device）カメラにより光で制御するシステムです．また，エレクタには2012年7月に医薬品医療機器総合機構（PMDA）で承認されたリニアック制御システムとして，近紫外発光ダイオードの光を，リーフ先端に取り付けられた人工ルビーチップに照射し，蛍光として得ら

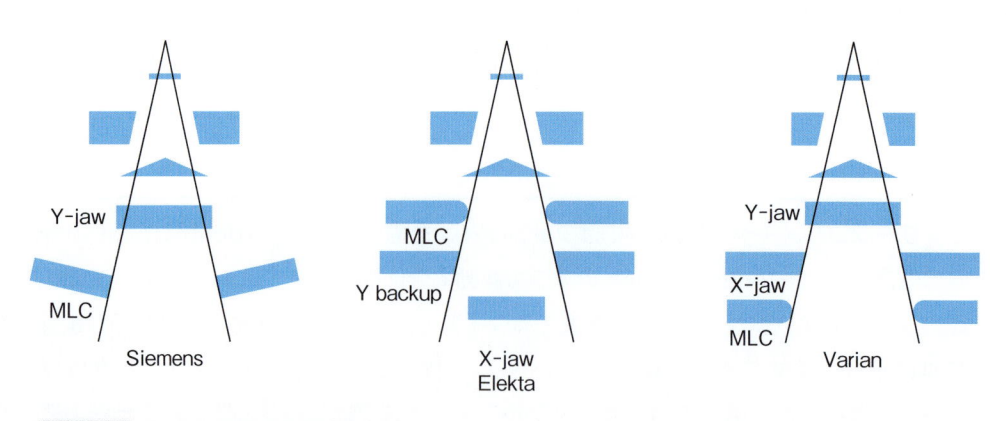

図13-3a メーカによるMLCの構造

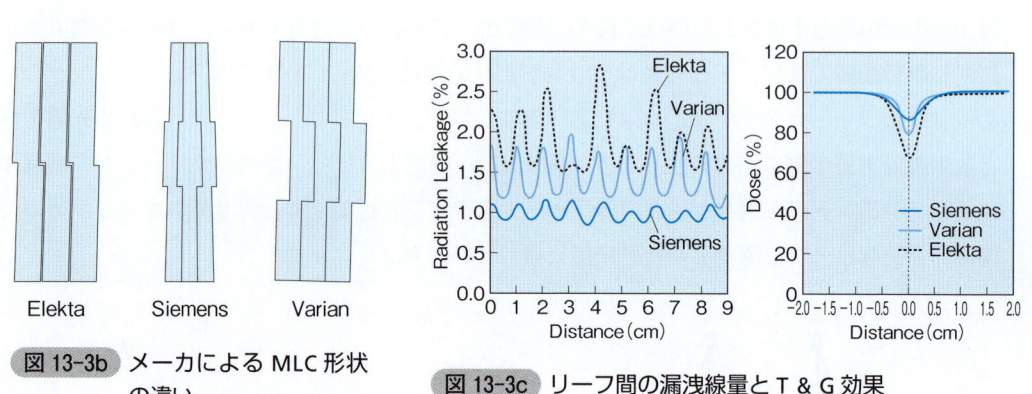

図13-3b メーカによるMLC形状の違い

図13-3c リーフ間の漏洩線量とT&G効果

表13-1 各メーカのMLCの構造と物理特性

MLCタイプ	Elekta MLCi	Elekta MLCi2	Elekta Agility	Siemens OPTIFOCUS	Siemens 160MLC	Varian 120Millenium	Varian HD120MLC
リーフ枚数	40対	40対	80対	41対	80対	60対	60対
リーフ幅	10 mm	10 mm	5 mm	10 mm（40対）5 mm（1対）	5 mm	5 mm（40対），10 mm（20対）	2.5 mm（32対）5 mm（28対）
リーフエンド形状	ラウンド	ラウンド	ラウンド	ストレート	ラウンド	ラウンド	ラウンド
駆動方法	直線駆動	直線駆動	直線駆動	円弧駆動	直線駆動	直線駆動	直線駆動
制御方法	光学式	光学式	光学式	エンコーダ	エンコーダ	エンコーダ	エンコーダ
リーフ位置精度	0.5 mm	0.5 mm	0.5 mm	1.0 mm	0.5 mm	1.0 mm	1.0 mm
リーフ位置再現性	0.2 mm	0.2 mm	<0.5 mm	1.0 mm	0.3 mm	0.5 mm	0.6 mm
最大リーフ速度	20 mm/sec	20 mm/sec	30 mm/sec	20 mm/sec	40 mm/sec	25 mm/sec	25 mm/sec
平均リーフ透過率	1.5%	0.5%	<0.375%	<1%	<0.75%	<2.5%	<2.0%

れる赤色光をCIDカメラで検出するRubicon optical leaf position system[4]であるAgilityを搭載したリニアックSynergyがあります．

　Siemens社製のリニアックにはMLC[2]の遮蔽能力が高く0.75％未満[3]のMLC透過率となり，1 cmリーフ幅40対と5 mmリーフ幅1対の計41対で構成されるOPTIFOCUS MLC（以下，OPTIFOCUS

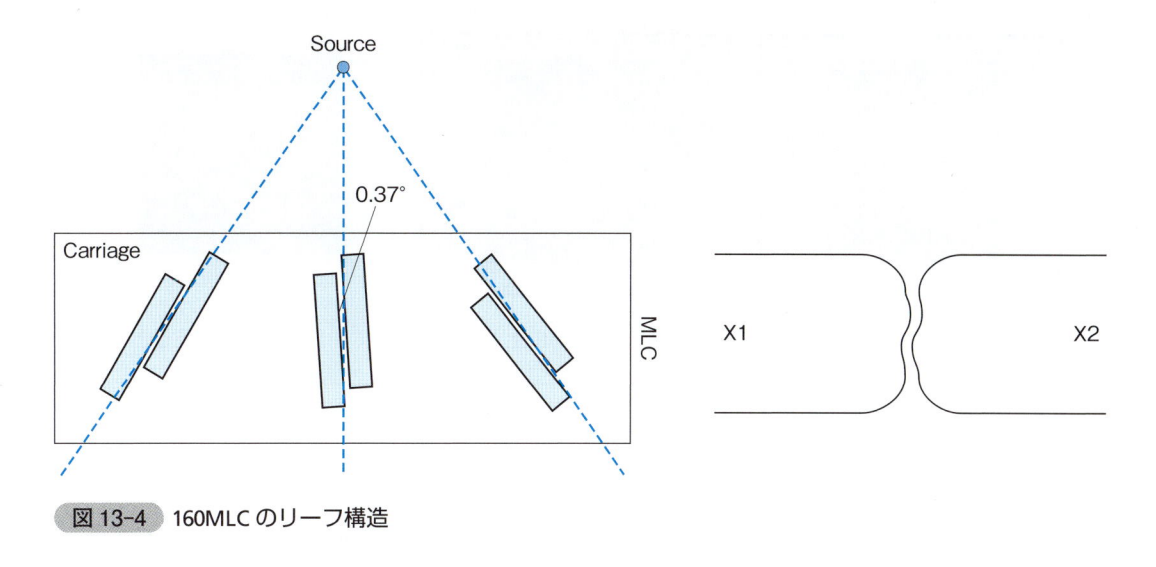

図13-4 160MLCのリーフ構造

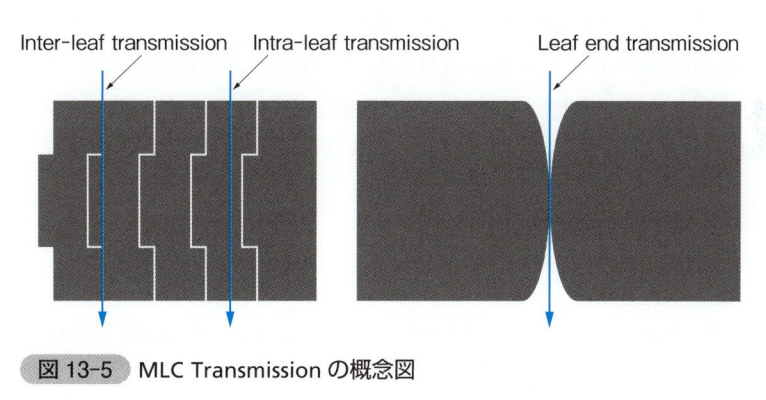

図13-5 MLC Transmissionの概念図

とよばれるものと5mm，リーフ幅80対で構成される160 MLCがあります．OPTIFOCUSではストレートカット，160 MLCはラウンドカットと各MLCでリーフエンド形状が異なるため，駆動の種類もOPTIFOCUSでは円弧軌道，160 MLCでは直線軌道となっています．160 MLCではリーフにTongue部とgroove部がなく，線源からの直接線を遮蔽するためにリーフ本体を0.37°傾けてMLC間の漏れ線量を低減する構造となっています（図13-4）．MLCの制御はOPTIFOCUSではポテンショメータと相対エンコーダ，160 MLCでは2つのポテンショメータで行われています．

Varian社製のリニアックは3段式コリメータの最下段にMLCが搭載されています．現在，臨床稼働しているMLCはMARKシリーズとMilleniumシリーズでは1cmリーフ幅26対の52 MLC，1cmリーフ幅40対の80 MLC，1cmリーフ幅20対と5mmリーフ幅40対の計60対の120 MLCおよび2.5mm幅32対と5mmリーフ幅28対の計60対HD120 MLCがあります．駆動は直線軌道であり，リーフエンド形状はラウンドリーフ構造で，リーフ間はTongue and groove構造です．MLCの制御はパルスエンコーダ内蔵モータとポテンションメータで行われています．

MLC透過率に求められる要件は，JAWを兼ねているタイプではJAWと同等の透過線量に抑えることです．AAPM TG-50で規定されるMLC透過率が5％未満[5]の遮蔽能力が求められ，リーフ形状によって漏洩線量が異なります．MLC透過線量はMLC直下の透過線量（Intra-leaf transmission），MLC

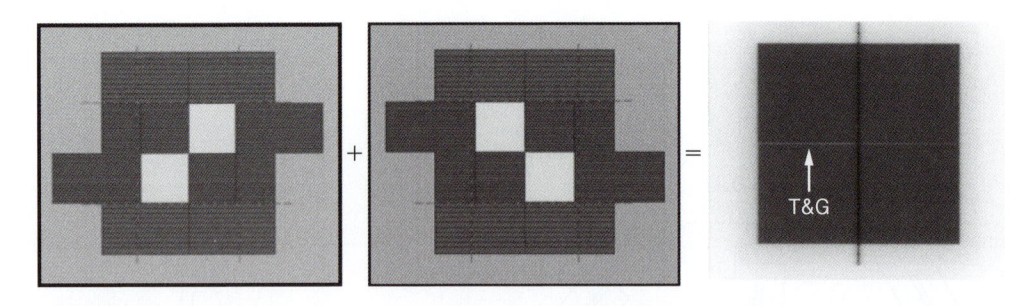

図 13-6 Static MLC フィールドの組合せで時間的に上下の照射部分にずれを生じさせることで，T & G 効果を確認できる

の各リーフ間から漏洩する透過線量（Inter-leaf transmission），リーフ先端部に入射する透過線量（Leaf end transmission）の3つに分けられます（**図 13-5**）．測定方法などの詳細に関しては Q63 を参照してください．MLC の形状において Elekta（MLCi），Varian マシンではリーフ間からの漏洩が最小となるように Tongue and groove デザインが取り入れられています．この構造により MLC のサイド部あるいは間隙部に低線量域がライン上にあらわれる線量減少がみられます（**図 13-6**）．このような MLC の形状による線量低減効果を Tongue and groove 効果（T & G 効果）とよびます．

■参考文献
1) Huq MS, Das IJ, Steinberg T, et al. A dosimetric comparison of various multileaf collimators. Phys Med Biol. 2002; 47: N159-70.
2) Bayouth JE. Siemens multileaf collimator characterization and quality assuarance approaches for intensity-modulated radiotherapy. Int J Radiat Oncol Biol Phys. 2008; 71: S93-S97.
3) Tacke MB, Nill S, Häring P, et al. 6 MV dosimetric characterization of the 160 MLC^{TM}, the new Siemens multileaf collimator. Med Phys. 2008; 35: 1634-42.
4) http://www.elekta.com/dms/elekta/elekta-assets/proof/Oncology/Physics/Other/WP-Agility—Intelligent-Design/WP％20 Agility％20-％20 Intelligent％20 Design.pdf（accessed 2012-5-1）
5) Boyer A, Biggs P, Galvin J, et al. Basic Applications of Multileaf Collimators: AAPM TG-50. Medical Physics Publishing; 2001.

〈山田　聖〉

Q14 通常治療のマルチリーフコリメータの精度管理について教えてください

A MLCの精度管理は，MLCの機械的設置精度管理，静的位置精度管理，動的位置精度管理，およびRecord and verify（R&V）システム，インターロック機能を含めたシステム動作管理などがあげられます．このうち，通常治療においては重要となるものは，機械的設置精度管理，静的位置精度管理，およびシステム動作管理です．

解説 AAPM TG-142[1]に紹介されているように，MLCの使用が始まると各社リニアックのMLC特性に関する論文が発表されました[2-6]．後に，MLCの精度管理項目に関する論文[7,8]も報告され，1998年にはMLCの基礎特性に関するTG-50[9]が刊行され，通常治療として用いるMLCに対する精度管理（当時，IMRTについては運用開始後間もなかったため，IMRTに関する精度管理は含まれていない）についても述べられています．また，TG-142でもMLCに関して推奨される精度管理項目がまとめられています．これら過去の報告を参考に，通常治療におけるMLC精度管理項目を表14-1にまとめます．通常治療においては，従来の鉛ブロックの代用として計画標的体積にあわせたオープン照射野をつくりだすことがMLCの主たる目的であることから，IMRTのような照射技術で要求される精度を必ずしも保証する必要はありません．そのため，精度管理方法やその許容値についても高精度照射技術とは分けて決定してもよいでしょう．また，リニアック立ち上げ時の受け入れ試験項目を精度管理にとり入れることは有効です．精度管理プログラム作成の際に，各ベンダーの受け入れ試験手順書を参考にしてください．

表14-1 通常治療におけるMLC精度管理項目と推奨される許容値

機械的設置精度	MLCのアライメント確認[9]	±2.0 mm
	MLCスポークショットを用いた機械的アイソセンタの確認[1]	≤半径1.0 mm
	MLC透過線量（リーフおよびリーフ間透過線量の平均）[1]	±0.5%（基準値からの変化）
静的位置精度	設定照射野と光照射野の一致[1]	±2.0 mm
	設定照射野と放射線照射野の一致[1]	2.0 mm
システム動作	MLC駆動モータ動作の確認	動作する
	インターロックの確認[2]	動作する
	ネットワークシステムテスト[2]	動作する

■参考文献

1) Klein EE, Hanley J, Bayouth J, et al. Task Group 142 report: quality assurance of medical accelerators. Med Phys. 2009; 36: 4197-212.
2) Klein EE, Harms WB, Low DA, et al. Clinical implementation of a commercial multileaf collimator: dosimetry, networking, simulation, and quality assurance. Int J Radiat Oncol Biol Phys. 1995; 33: 1195-208.
3) Galvin JM, Smith AR, Moeller RD, et al. Evaluation of multileaf collimator design for a photon beam. Int J Radiat Oncol Biol Phys. 1992; 23: 789-801.
4) Galvin JM, Smith AR, Lally B. Characterization of a multi-leaf collimator system. Int J Radiat Oncol Biol Phys. 1993; 25: 181-92.
5) Jordan TJ, Williams PC. The design and performance characteristics of a multileaf collimator. Phys Med Biol. 1994; 39: 231-51.
6) Das IJ, Desobry GE, McNeeley SW, et al. Beam characteristics of a retrofitted double-focused multileaf collimator. Med Phys. 1998; 25: 1676-84.
7) Mubata CD, Childs P, Bidmead AM. A quality assurance procedure for the Varian multi-leaf collimator. Phys Med Biol. 1997; 42: 423-31.
8) Klein EE, Low DA, Maag D, et al. A quality assurance program for ancillary high technology devices on a dual-energy accelerator. Radiother Oncol. 1996; 38: 51-60.
9) Boyer A, Biggs P, Glavin J, et al. Basic applications of multileaf collimators. AAPM Radiation Therapy Committee Task Group No. 50 2001; Report No. 72.

〈古谷智久〉

Q15 強度変調放射線治療のマルチリーフコリメータの精度管理について教えてください

A MLC の精度管理は，リーフ位置の幾何学的精度と継続的な安定性を確保することが重要です．MLC に関する試験方法は各メーカの MLC の構造や物理特性が異なるため，各メーカの受け入れ試験手順に従い行うことを推奨します．一般的な確認項目として，SMLC（Segmental multileaf collimator）では MLC の位置精度および再現性とリーフギャップ幅の再現性について実施する必要があります．DMLC（Dynamic multileaf collimator）の場合は，さらにリーフ速度の安定性についても実施する必要があります．

解説 MLC を用いた 3DCRT では，リーフは PTV 端でフィッティングし，照射中の動作は静止しているため MLC の位置精度は照射野辺縁のみに影響します．そのため 1 mm 程度の精度が要求されます．一方，IMRT では極小で複雑な形状のセグメントを多用し，これらを合算して線量分布を得るため，MLC 停止位置のわずかなズレが線量分布と照射線量の双方に大きな影響を与えるので，より高い精度が必要です．しかし，要求される位置精度も SMLC と DMLC では異なります．SMLC では各セグメントの辺縁線量に影響を及ぼすのに対して DMLC ではリーフ位置精度の不良によって対向するリーフ間隔（リーフギャップ幅）が変化した場合，照射野内の投与線量に大きく影響するため，SMLC 以上に MLC の調整は厳密に行われる必要があります．図 15-1 にリーフギャップ幅（0.5, 1.0, 2.0, 3.0, 4.0 cm）一定で X＝−5〜5 cm までダイナミックに移動させた時のリーフギャップ幅誤差が及ぼす線量誤差の関係を示します．リーフギャップ幅が狭いほど，リーフ位置誤差が投与線量に与える影響が大きくなります．線量誤差を 2％以下とするためにはリーフギャップ幅が 1 cm ならば 0.2 mm 以下にリーフギャップ幅誤差を抑える必要があります[1]．このことから，ダイナミック照射の際に 1 cm 以下のリーフギャップ幅を用いた試験を実施し，2％の線量誤差の変動を評価することで MLC 位置再現性および MLC 開度再現性に関して±0.2 mm 以下で管理することができます．

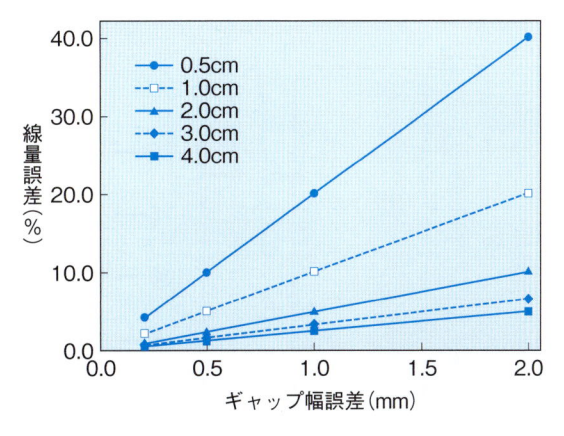

図 15-1 リーフギャップ幅誤差が及ぼす線量誤差の関係

MLCの位置精度は，アイソセンタを基準としたMLCの位置を示す絶対位置と，向かい合うMLCの間隔を示す相対位置とに分類されます．絶対位置はガントリヘッドへのMLCキャリッジの取り付け精度不良や，ガントリの自重などにより変位が生じます．一方，相対位置は個々のMLC駆動モータの劣化により変位が生じるため，双方による位置精度の確認が必要です．各メーカのMLCの構造や物理特性が異なるため，すべての放射線治療装置で統一したMLC位置精度の許容値を設定するのは困難です．自施設でMLCの動作特性を十分に把握しIMRTの絶対線量や線量分布の精度が担保できるように許容レベルや介入レベルを設定することを推奨します．参考としてPaltaらのMLC位置精度の許容値を**表15-1**に示します[2]．絶対位置精度測定の方法には方眼紙を用いた光照射野による位置精度管理とフィルムやEPIDを用いた放射線照射野による位置精度管理方法があります．前者はMLCによって作成された光照射野を方眼紙上でリーフの先端位置を目視で確認し十字線からの距離および実際の静止位置を計測することで確認する方法であり，一般にこの試験により0.25 mm以下の精度で判定が可能です．後者の場合，Varianの装置であればリーフの移動範囲内に1 mmのリーフギャップ幅を2 cm間隔で設定し照射を繰り返すフェンス試験が一般的です（Q58参照）．MLCの調整が正常であれば1 mmのリーフギャップが等間隔に並び，異常であればコールドスポット・ホットスポットが生じます（**図15-2**）．この試験では0.2 mm以上のエラー検出が可能です[3]．円弧駆動方式の場合は5 mmもしくは1 cmのリーフギャップ幅を2 cm間隔で設定し照射を繰り返すフェンス試験とMLCで作成した2 cm×20 cmのスリット状照射野を隙間なく横方向に移動させて10回照射し，均

表15-1 Paltaらが提唱するIMRTを実施するために必要なMLC精度[2]

	SMLC 許容レベル	SMLC 介入レベル	DMLC 許容レベル	DMLC 介入レベル
リーフ位置精度	1.0 mm	2.0 mm	0.5 mm	1.0 mm
位置再現性	0.2 mm	0.5 mm	0.2 mm	0.2 mm
開度再現性	0.2 mm	0.5 mm	0.2 mm	0.2 mm
リーフ速度	N/A	N/A	±0.2 mm/s	±0.2 mm/s

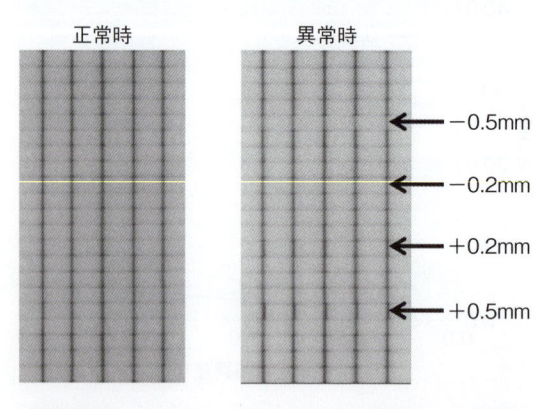

図15-2 1 mmのリーフギャップ幅を2 cm間隔で設定し照射を繰り返すフェンス試験

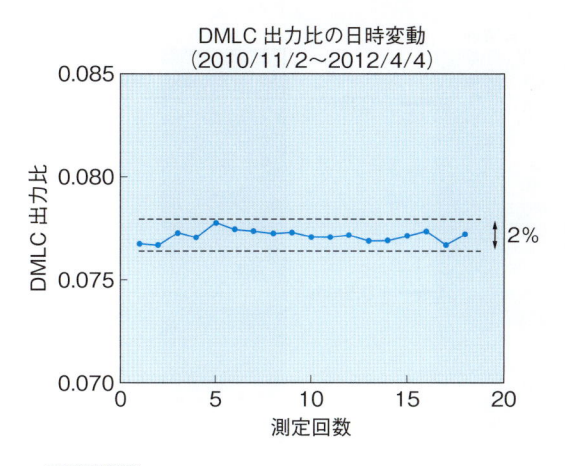

図 15-3 ガントリ角度 0°での DMLC 出力比の日時変動

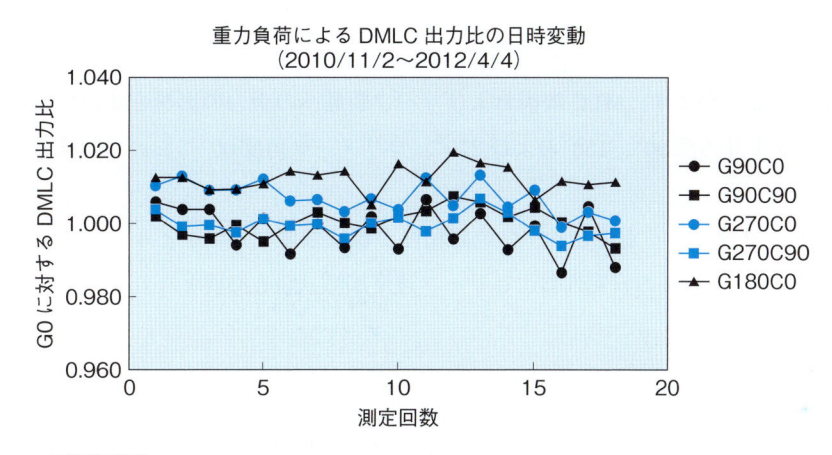

図 15-4 ガントリ角度 0°で正規化した重力負荷試験での DMLC 出力比の日時変動

一な照射領域を確認する Nongap 試験を行います．Nongap 試験では MLC の調整が正常であれば 20 cm×20 cm の均一な照射領域が得られ，異常であればスリット状に線量過小部，線量過大部がみられます．ここでは Varian の装置を用いて 2 cm×40 cm のスリット状照射野を隙間なく 6 回実施して，MLC が正常に調整されている場合と故意にリーフギャップ幅誤差を±0.5 mm 発生させた場合の EIPD 画像を図 15-5 に示します．

　リーフ位置設定の安定性は照射野 $10×10\,cm^2$ でリーフギャップ幅 5 mm に設定しリーフを一定速度でダイナミックに移動させながら照射した場合の出力と $10×10\,cm^2$ オープン照射野の出力を測定し，その出力比の変動をモニタリングすることによってリーフギャップ幅の変位を鋭敏に検知することが可能となります．図 15-3 にリーフギャップ幅 5 mm でガントリ角度 0°時の DMLC 出力比の日時変動を示しています．DMLC 出力比が 2% 以内で変動しており，図 15-1 からリーフ位置精度は 0.2 mm 以内で管理されていることがわかります．図 15-4 にガントリ角度 0°で正規化した時の DMLC 出力

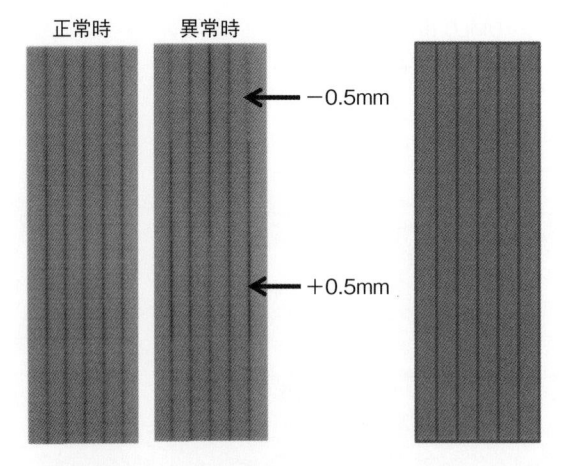

図15-5 Nongap 試験方法：2 cm×20 cm の
スリット状
照射野を 2 cm 間隔で隙間なく照射

比の日時変動を示しています．MLC 機構およびリーフ駆動への重力の影響を確認するための重力負荷試験としてガントリ角度90°，180°および270°，コリメータ角度90°において同様の測定を行う必要もあります．

　DMLC ではリーフ速度の安定性とリーフ位置精度が線量強度プロファイルに大きく影響を及ぼします．そのため，リーフ速度の安定性およびリーフ速度加減試験も必要となります．詳細は Q59 を参照してください．

■参考文献
1) Sykes JR, Williams PC. An experimental investigation of tongue and groove effect for the Philips multileaf collimator. Phys Med Biol. 1998; 43: 3157-65.
2) Palta JR, Kim S, Li JG, et al. Tolerance limits and action levels for planning and delivery of IMRT. Medical Physics Monograph. 2003; No. 29: 593-612.
3) Chui CS, Spirou S, LoSasso T. Testing of dynamic multileaf collimation. Med Phys. 1996; 23: 635-41.
4) LoSasso T, Chui CS, Ling CC. Comprehensive quality assurance for the delivery of intensity modulated radiotherapy with multileaf collimator used in the dynamic mode. Med Phys. 2001; 28: 2209-19.

〈山田　聖〉

Q16 臨床で用いられている呼吸同期照射について教えてください

A 呼吸同期照射法には，X線不透過マーカに基づく手法と外部呼吸信号〔腹壁（胸壁）移動量，腹圧，換気量〕に基づく手法があります．

解説 呼吸同期照射法を導入することにより，呼吸性移動によるIM（Internal Margin）を縮小することが可能となるため，有害事象発生率の低下が期待されています．呼吸同期照射法には，X線不透過マーカに基づく手法と外部呼吸信号〔腹壁（胸壁）移動量，腹圧，換気量〕に基づく手法があります．各呼吸同期照射手法の長所と短所を**表16-1**に示します．

X線不透過マーカに基づく手法とは，腫瘍近傍に留置されたX線不透過マーカを腫瘍運動の代替とみなし，kV-X線にてX線不透過マーカを監視しながら照射する手法です．この手法では，X線不透過マーカの代表位置と腫瘍位置との関係が重要です．**図16-1**に示すように，X線不透過マーカの幾何学的配置が変化すると，X線不透過マーカの代表位置も変化するため，腫瘍に対する照準誤差をマー

表16-1 各呼吸同期照射手法の長所および短所

	X線不透過マーカ	外部呼吸信号
侵襲性	有	無
kV-X線による被ばく線量	高	低〜無
特記事項	X線不透過マーカの脱落/位置変化 体厚・骨構造によるX線不透過マーカの検出能低下	外部呼吸信号と腫瘍との相関性

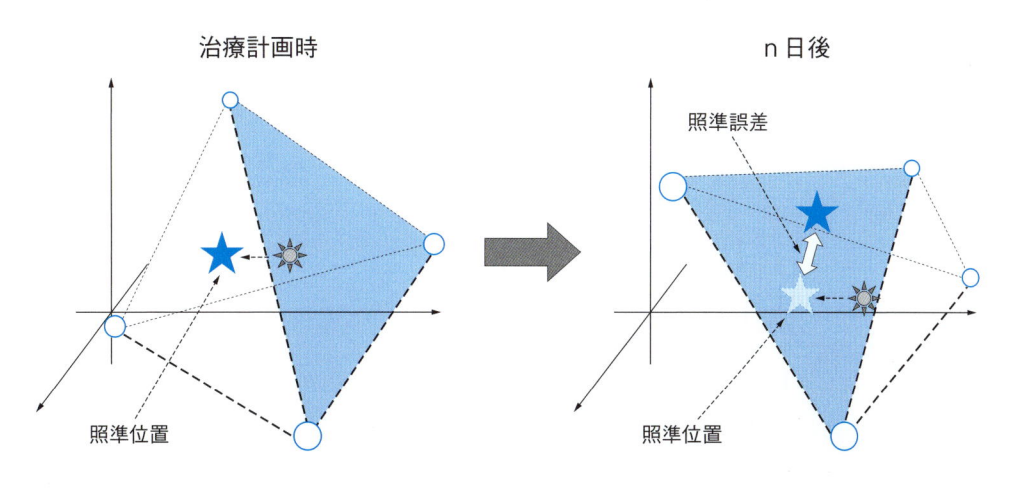

図16-1 X線不透過マーカと腫瘍との相対位置誤差

ジンとして治療計画に考慮する必要があります．なお，X線不透過マーカの幾何学的配置が大きく変化した場合は治療計画の修正もしくは通常照射法への切り替えを推奨します．

一方，外部呼吸信号に基づく手法とは，腹壁（胸壁）移動量，腹圧，もしくは換気量を腫瘍運動の代替とみなし，それらを監視しながら照射する手法です．現在，臨床で用いられている外部呼吸信号に基づく呼吸同期照射システムの一部を表16-2にまとめます．

この手法における注意点は外部呼吸信号と腫瘍との相関性です．例えば，胸式呼吸の患者の場合，腹壁信号では実際の腫瘍位置を正しく推定できず[1]，結果的にIMの縮小が見込めません．図16-2は腫瘍位置と腹壁運動から予測された腫瘍位置の一例です．この図から，10秒付近まで腫瘍は動いているものの，腹壁運動から予測された腫瘍は動いていないことがわかります．これは腹壁が動いていないことが原因です．このような呼吸波を有する患者に対して外部呼吸信号と腫瘍との相関性を確認せずに呼吸同期照射を適用した場合，正常組織に不要な線量が照射されるだけでなく，腫瘍にも十分な線量が投与されません．外部呼吸信号に基づく呼吸同期照射法を適用する前に外部呼吸信号と腫瘍との相関性を十分検証し[2,3]，それを治療計画に反映させる必要があります[4]．

表16-2 外部呼吸信号による呼吸同期システムとその特徴

外部呼吸信号呼吸位相取得機器	社名	外部呼吸信号取得方法
AZ-733V	安西メディカル（株）	ロードセルもしくはレーザセンサーにて体表の動きを取得し，呼吸波が付属パソコンに表示される．
Real-time Position Management（RPM）	バリアンメディカルシステムズ	腹壁に設置された赤外線反射マーカを赤外線カメラにて監視し，呼吸波が付属パソコンに表示される．
Abches	エイペックスメディカル（株）	胸部および腹部に接触させたアームの体表面上下移動量がスタンド上のメータに表示される．
ブレス・トラック	エンジニアリングシステム（株）	腹壁に設置されたマーカをCCDカメラにて監視し，呼吸波が付属パソコンに表示される．

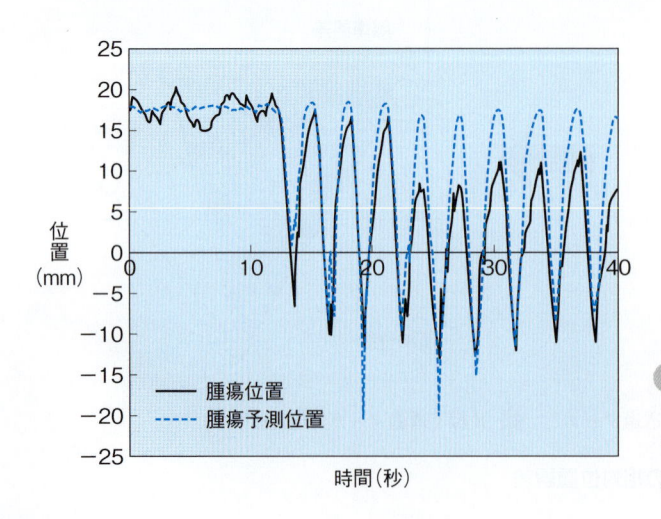

図16-2 腫瘍位置と外部呼吸信号から予測された腫瘍位置
10秒付近まで腹壁は動いておらず，腫瘍との相関がないことがわかります．

呼吸同期照射法では，腫瘍位置の推定誤差を小さくすることが重要ですが，呼吸同期システムの精度管理も同じく重要です．AAPM TG-142 によると，呼吸同期システム特有の精度管理項目として「位相/振幅同期時間正確性（許容値: 100 ミリ秒）」が含まれています（Q68 参照）．この項目は呼吸同期システムの信号処理に伴う時間遅延を検証することを目的としています．この許容値の根拠は ICRU レポート 42[5]に記載されている「高線量域における DTA（Distance to agreement；測定値と等しい計算値である点と測定点の距離）の許容値が 2 mm」にあります．一般的に，自由呼吸下における腫瘍の呼吸速度はせいぜい 20 mm/s であり[6]，呼吸同期下において DTA を 2 mm 以内とするためには，100 ミリ秒までの遅延時間は許容できる，という論法で位相/振幅同期時間正確性の許容値が設定されています．

■参考文献

1) Hoisak JD, Sixel KE, Tirona R, et al. Correlation of lung tumor motion with external surrogate indicators of respiration. Int J Radiat Oncol Biol Phys. 2004; 60: 1298-306.
2) Nakamura M, Narita Y, Matsuo Y, et al. Correlative analysis of abdominal motion with lung tumor motion for non-invasive respiratory gated radiotherapy. J Jpn Soc Ther Radiol Oncol. 2008; 20: 119-25.
3) Nakamura M, Narita Y, Matsuo Y, et al. Effect of audio coaching on the correlation of abdominal displacement with lung tumor motion. Int J Radiat Oncol Biol Phys. 2009; 75: 558-63.
4) Keall PJ, Mageras GS, Balter JM, et al. The management of respiratory motion in radiation oncology report of AAPM Task Group 76. Med Phys. 2006; 33: 3874-900.
5) International Commission on Radiation Units and Measurements（ICRU）. Use of computers in external beam radiotherapy procedures with high-energy photons and electrons. ICRU Report 42; 1987.
6) Shirato H, Suzuki K, Sharp GC, et al. Speed and amplitude of lung tumor motion precisely detected in four-dimensional setup and in real-time tumor-tracking radiotherapy. Int J Radiat Oncol Biol Phys. 2006; 64: 1229-36.

〈中村光宏〉

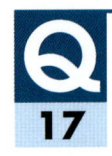

Q17 画像誘導放射線治療の精度管理プログラムを策定する際の注意点を教えてください

A IGRT導入時には，IGRTガイドライン[1]に記載されている推奨項目を参考に精度管理プログラムを策定して，各項目が独立した方法で実施することが重要です．また，物理・技術的な精度管理プログラムだけでなく，IGRTの適応症例，IGRTプロセスなどを含む臨床的な精度管理プログラムも策定することが重要です．

解説 2010年4月に画像誘導放射線治療（Image-guided radiotherapy: IGRT）が保険収載され，各施設でIGRTを安全に臨床導入するために，関連する3学術学会（日本医学物理学会，日本放射線技術学会，日本放射線腫瘍学会）の協議により画像誘導放射線治療臨床導入のためのガイドライン（略称: IGRTガイドライン）が2010年9月に策定されました[1]．

　IGRTガイドラインではIGRT施行における物理・技術的 品質保証/品質管理の項目として，診療報酬の要件としても規定されている機器の精度管理に関する指針や精度管理プログラムに含むことが望まれる内容が記述されていますので，参考にして自施設のIGRTの精度管理項目を策定することが望ましいです．また，ASTROとACRからもIGRTに関するガイドライン[2]やTG-142[3]が発刊されていますので参考にして下さい．IGRTでは照合系座標中心と照射系座標中心が一致していることが最も重要で，強度変調放射線治療や定位放射線治療を行う上で，各座標中心間の一致度の精度は1 mm以内とするべきと記されています[1]．日々行う両座標系の一致を確認する包括的精度管理（IGRTでのEnd to end 試験，Q75参照）は効率的である反面，誤差の原因を特定することが困難ですので，IGRT導入時や定期的な精度管理を行う場合は，各項目を独立した方法で行うことが重要です．また，画質に関する項目に関しては，放射線治療領域では診断領域ほど画質の精度が必要でなく幾何学精度が重要視されますが，IGRT装置導入時に基準値を記録しておき，その基準値からの変化を確認していくことが重要です．IGRTの精度管理項目はメーカ依存が大きいため，使用するIGRT装置毎にIGRTガイドラインに対応させた具体的な精度管理プログラムを策定することが望ましいです．Siemens社製の放射線治療装置であるONCOR™に対応した精度管理プログラム[4]は，メーカ内のサブグループですでに策定されておりメーカから入手することができます．

　また，IGRT施行における物理・技術的な精度管理プログラムだけでなく，臨床的な精度管理プログラム（指針）も策定しておく必要があります．この項目では，IGRTによって被ばく線量が増加することが懸念されるため，患者位置照合による位置精度向上の有効性と，被ばく線量の増加によるリスクを考慮して，IGRT使用症例，使用頻度，IGRTプロセスを決定しておくことが望ましいです（Q77参照）．IGRTプロセスでは使用するIGRT装置，患者のセットアップ方法，患者位置誤差の許容範囲などを決定し，施設内で統一したルールを決めておく必要があります．また，金マーカを利用したIGRTを行うには，金マーカの視認性がよいこと，金マーカでの位置決めを行うマーカマッチングの画像照合精度が保障されていること，標的と金マーカの位置関係が計画CT時と照射時で変化していないことが重要です．さらに，金マーカを基に呼吸同期照射や動体追尾照射を行う場合には，標的と

金マーカの呼吸性移動が相関していることを確認するべきです．よって，上記のことを保障するための金マーカのための精度管理プログラムも作成しておく必要があります．

物理・技術的な精度管理プログラムに含まれることが望まれる項目[1]
・レーザー照準器の位置精度に関する項目
・位置照合装置の位置精度に関する項目
・位置照合装置と放射線照射装置の両座標系の整合性に関する項目
・位置照合装置の機械的接触防止インターロックに関する項目
・位置照合装置の画質に関する項目
・位置照合装置の被ばく線量に関する項目
・位置照合解析ソフトウェアに関する項目
・治療寝台移動の位置精度に関する項目
・位置照合装置と放射線治療管理システムとの通信の信頼性に関する項目

■参考文献
1) 日本医学物理学会，日本放射線技術学会，日本放射線腫瘍学会．画像誘導放射線治療導入のためのガイドライン．2010.
2) Potters L, Gaspar LE, Kavanagh B, et al. American Society for Therapeutic Radiology and Oncology (ASTRO) and American College of Radiology (ACR) Practice Guidelines for Image-Guided Radiation Therapy (IGRT). Int J Radiat Oncol Biol Phys. 2010; 76: 319-25.
3) Klein EE, Hanley J, Bayouth J, et al. Task Group 142 report: Quality assurance of medical accelerators. Med Phys. 2009; 36: 4197-212.
4) 画像誘導放射線治療（IGRT）QA/QC プログラムワーキンググループ．画像誘導放射線治療（IGRT）を実施するための品質管理プログラム SIEMENS 社製 ONCOR 編，2011.

〈熊崎　祐〉

放射線治療計画装置のビームデータ測定技術◆Q18→Q22

Q18 X線・電子線ではどのようなビームデータを測定するのですか？

A X線では深部量百分率（PDD），軸外線量比（OAR）などのスキャンデータおよび出力係数，ウェッジ係数などのノンスキャンデータを測定します．電子線ではX線と同様，PDD, OARなどのスキャンデータおよびコーン係数などのノンスキャンデータを測定します．これらの測定項目はビームデータを登録する治療計画装置によって若干の相違があります．

解説

放射線治療装置導入時におけるX線および電子線のビームデータ測定には，①治療計画装置にデータを登録する，②施設側で独立した線量計算確認のために使用する，③放射線治療装置の長期的な変動を確認するための精度管理用の基準データを取得する，などの目的があります．

ビームデータには大きく分けて，スキャンデータとノンスキャンデータの2種類が存在します．スキャンデータの取得は3次元水ファントム，ノンスキャンデータの取得は水ファントムや固体ファントムを用いて行うことができます[1]（Q82～Q97参照）．表18-1に代表的な測定項目を示します．

X線に関するスキャンデータには深部量百分率（PDD）やX方向，Y方向における軸外線量比（OAR），斜め方向の軸外線量比（OCD）などが存在し，ノンスキャンデータにはコリメータ散乱係数，出力係数，ウェッジ係数，トレイ係数，MLC透過係数などがあります．スキャンデータの多くは，オープン照射野に加え，ウェッジ照射野に対しても取得する必要があります．

電子線に関するスキャンデータはPDD, X方向, Y方向におけるOARなど，ノンスキャンデータは電子線用コーンごとのコーン係数，カスタムブロックに対するカットアウト係数などがあります．電離箱を用いて電子線のPDDを測定する際には，深部電離量百分率（PDI）から変換する必要があることに注意してください．また，必要に応じて仮想線源位置の測定も行います（Q94参照）．

それぞれの取得条件は，施設が使用する治療計画装置によって若干異なり，メーカ側から得られるデータ取得に関するマニュアルに照射野サイズ，測定深などに関する詳細な条件が記載されています．また，IMRTや定位放射線治療を行う場合には特別に追加データが必要となる場合もあるため，各施設で実施する治療と測定マニュアルを照らし合わせ，測定項目を事前にまとめておくことがスムーズなビームデータ取得を行う上で重要になります．詳細はQ86に記載されています．

表18-1 代表的なビームデータの測定項目

	スキャンデータ	ノンスキャンデータ	その他
X線	PDD, OAR, OCD	コリメータ散乱係数，出力係数，トレイ係数，ウェッジ係数，MLC透過係数など	MLC関連データ（MLC半影部，Tongue & Groove効果など）
電子線	PDD, OAR	コーン係数，カットアウト係数など	仮想線源位置など

■参考文献
1) Das IJ, Cheng CW, Watts RJ, et al. Accelerator beam data commissioning equipment and procedures: Report of the TG-106 of the Therapy Physics Committee of the AAPM. Med Phys. 2008; 35: 4186-213.

〈脇田明尚〉

Q19 測定したビームデータの役割を教えてください

A 測定されたビームデータは放射線治療計画装置のモデリングのためのデータや，放射線治療装置の精度管理のための基準データとして利用されます．放射線治療計画装置でも実測ベースの線量計算アルゴリズムであるか，モデルベースのアルゴリズムであるかでビームデータの役割は異なります．

解説 測定されたビームデータは主として（1）放射線治療計画装置のモデリング，（2）治療装置の精度管理のための基準データに利用されます．同一の放射線治療計画装置においても，線量計算を行うアルゴリズムの種類によってビームデータの役割は異なってきます．

線量計算アルゴリズムは，（1）測定したビームデータを基に線量計算を行う実測ベースのアルゴリズム，（2）モンテカルロ法などで得られたシミュレーションデータを基に線量計算を行うモデルベースのアルゴリズムの2つに大きく分けられます．

例えば実測ベースのアルゴリズムであるClarkson法による線量計算では全体の線量を1次線による線量と水中の散乱線による線量の2つの成分に分け，不整形照射野を多数の領域に分割して散乱線量を求めます[1,2]．線量計算時は，PDD，OAR，出力係数などの測定データは補間してそのまま使用されます（ただし，PDDは線質に応じたファントム散乱係数を使用してTPRへと変換して使用されます）．また，後述するモデルベースアルゴリズムに近い実測ベースのアルゴリズムにPencil beam法があります．このアルゴリズムでは，散乱カーネルを実測のPDDから近似的に導出し，大照射野のOARから光子強度分布を決定します[3]．

一方，モデルベースのアルゴリズム（Convolution法など）では，1次線を表すTERMAと散乱線を表すカーネルを用いて線量計算を行いますので，実測したビームデータは直接は使われません[4-6]．モデルベースのアルゴリズムを用いるには，線源の光子エネルギースペクトル，横方向の光子強度分布とエネルギースペクトルの変化，混入電子の割合，MUと絶対線量の関係などを決める必要があります．放射線治療計画装置は内部にモンテカルロ法などで計算した各光子エネルギーに対するカーネルを保有しており，決定した線源情報に基づいてTERMAとカーネルをエネルギーごとに計算することで線量分布が得られます．図19-1に，放射線治療計画装置Eclipse（Varian社）の計算アルゴリズムAAAで使用されている光子エネルギースペクトルと横方向の光子強度分布を示します．治療装置はClinac iX（Varian社）で，X線エネルギーは6 MVです．一般にビームモデリングとは，これらを用いて線量計算を行ったときに，測定したビームデータと計算結果が一致するようにエネルギースペクトル，強度分布などを調整する作業を指します．表19-1に測定したビームデータがモデルベースの計算アルゴリズムにおいて，主にどのような用途に使用されているかを示します．ただし，これらは相補的な関係にあり，それぞれのデータが独立した役割をもっているわけではないことに注意してください．

また，測定したビームデータのもう一つの役割は放射線治療装置の精度管理のための基準データで

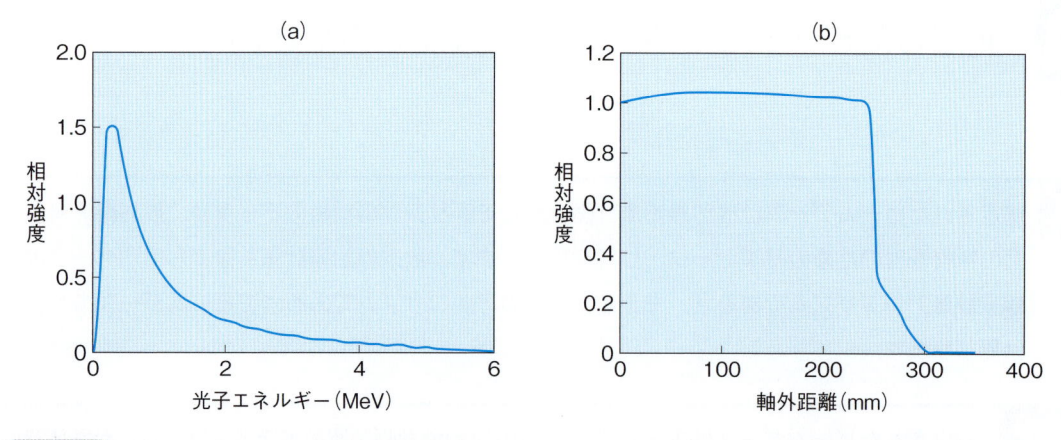

図 19-1 Eclipse AAA における中心軸の光子エネルギースペクトル（a）と横方向の光子強度分布（b）
放射線治療装置は Clinac iX，X 線エネルギー 6 MV

表 19-1 測定データのビームモデリングにおける主な用途

測定データの種類	ビームモデリングにおける主な用途
PDD	光子エネルギースペクトルの決定
OAR	横方向の光子エネルギー変化の決定
OCD	横方向の光子強度分布の決定
OPF	MU 値の決定

す．TG-142 ではビームデータの変化に対して，基準データとの比較による相対評価が導入されています[7]．さらに，治療装置の部品交換などの際にも，変化する可能性のあるビームデータを測定し，基準データと比較する必要があります．

最後に，様々な条件で測定されたビームデータは後に測定したデータにエラーが発生した場合に速やかに参照できるようパソコンの中へ整理しておき，また紙媒体でも保存しておくことをお勧めします．

■参考文献
1) Clarkson JR. A note on depth dose in fields of irregular shape. Brit J Radiol. 1941; 14: 265-8.
2) Cunningham JR. Scatter-air ratios. Phys Med Biol. 1972; 17: 42-51.
3) Storchi PRM, Battum LJ, Woudstra E. Calculation of a pencil beam kernel from measured photon beam data. Phys Med Biol. 1999; 44: 2917-28.
4) Mackie TR, Scrimger JW, Battista JJ. A convolution method of calculating dose for 15-MV X rays. Med Phys. 1986; 12: 188-96.
5) Boyer A, Mok E. Photon dose distribution model employing convolution calculations. Med Phys. 1985; 12: 169-77.
6) Miften M, Wiesmeyer M, Monthofer S, et al. Implementation of FFT convolution and multigrid superposition models in the FOCUS RTP system. Phys Med Biol. 2000; 45: 817-33.
7) Klein EE, Hanley J, Bayouth J, et al. Task Group 142 report: Quality assurance of medical accelerators. Med Phys. 2009; 36: 4197-212.

〈宮下久之，脇田明尚〉

Q20 放射線治療計画装置の受け入れ試験，コミッショニングについて教えてください．

A 受け入れ試験とは，業者によってユーザの立ち会いの下に行われ，納品する機器が仕様書に合致した性能，精度，安全性を有することを確認するための試験です．一方で，コミッショニング試験とはユーザが，臨床でその機器を使用する上で十分な性能，精度，安全性を有することを確認する試験です．

解説 放射線治療計画装置（RTPS）の導入は，(1) ビームデータの測定，(2) モデリング，(3) 受け入れ試験，(4) コミッショニングの順に行われます．

RTPS の受け入れ試験の項目は予め納入業者によって準備されており，業者によってユーザの立会いの下に行われます．また，仕様書にある項目であれば追加試験を設定することも可能です．内容は最初に周辺機器を含むハードウェアとソフトウェアの納入を確認し，続いて動作確認（CT など画像取得，輪郭情報の入力，ビーム作成，3D や Beam's eye view などの表示，線量計算，線量分布や DVH など計算結果の表示，照射情報の出力や印刷，転送など）が行われます．これらに加えて納入業者が準備したベンチマーク試験を行い，線量計算精度や計算時間を確認する場合があります．

新規 RTPS へのビームデータ登録やモデリングはユーザの責任でユーザ自身が行う項目であるため，基本的に受け入れ試験から除外されています．しかし，多くのユーザがこれらの作業に不慣れであるため，実際には RTPS に精通した技術員と協議しながら進めていきます．過去の RTPS に関わる放射線事故を鑑みて，一部の業者ではビームデータの登録やモデリングを代行することがあります．ただし，この場合においても登録ミスやモデリング不良に起因した事故の責任はユーザにあるため，後述するコミッショニングは重要となります．

RTPS のコミッショニングを始める前に，自施設で臨床使用する照射法を明確にしておく必要があります．これは，従来の照射法と IMRT ではコミッショニング試験の項目や必要な検出器，許容値などが異なるためです．さらに，最終的にコミッショニング試験の結果から，使用する線量計算アルゴリズムや計算点間隔，最小照射野など施設の使用時の運用を決定します．放射線治療品質管理機構の提言[1]では，RTPS のコミッショニングは 2 名以上で行い，2 種の X 線エネルギーを想定した場合の動作確認と臨床開始のための検証試験の期間として 3 週以上を推奨しています．

RTPS のコミッショニングは登録値の読み上げ確認から始めます．実は後述するどの項目よりもこの読み上げ確認が重要であり，放射線事故を未然に防ぐための必須項目です．続いて，「線量に関与しない項目」と「線量に関与する項目」の順に試験を行います[2]．前者には，CT 画像，RTPS，放射線治療装置の"座標系の整合性試験"があります．これは CT 画像の空間座標に加え，放射線治療装置の治療寝台の移動方向，ガントリ，コリメータおよびカウチの回転方向，ウェッジの挿入方向，DRR の縮尺など，一連の過程で位置と方向の整合性が保たれることを確認する試験です．後者では，RTPS の計算値と測定値を比較するなど"線量の確認試験"が主となります．基本的に，点線量（電離箱，半導体など）と線量分布（スキャン測定，フィルム，2 次元検出器など）について試験を行います．は

じめに，様々なテスト照射野（正方形，矩形，非対称，ブロック，MLC，ウェッジなど）で行い，続いて特殊な条件（体表面の変化や凹凸，SSDの変化，ボーラス，不均質領域を含む場合など）で行います．さらに，実際の治療を模擬した試験（頸部の左右対向照射，食道のLong-T字照射，骨盤の4方向照射，RALS併用時のセンターブロック照射，つなぎ照射など）も行う必要があります．

許容値について，AAPM TG-53の報告[2]とその和訳[3]（池田らにより2004年に配布）およびESTRO booklet 7[4]にはそれぞれ推奨値が提案されていますが，最終的な許容値は各施設の判断で設定します．ただし，これらの文献はRTPSの受け入れ試験やコミッショニング試験を行う際のマニュアルになるため是非参考にしてみて下さい．

■参考文献
1) 遠山尚紀，熊崎　祐，岡本裕之，他．放射線治療装置導入に関するコミッショニング必要期間について．放射線治療品質管理機構; 2008.
2) Fraass B, Doppke K, Hunt M, et al. Quality assurance for clinical radiotherapy treatment planning, AAPM Radiation Therapy Committee Task Group 53. Med Phys. 1998; 25: 1773-829.
3) 池田　恢，鬼塚昌彦，河野良介，他．放射線治療計画のための品質保証，米国医学物理学会タスクグループ53報告，日本語訳，第2版，2004．（日本放射線腫瘍学会員および日本医学物理学会員に配布）
4) Mijnheer B, Olszewska A, Fiorino C, et al. Quality assurance pf treatment planning systems practical examples for non-IMRT photon beam, ESTRO booklet No. 7, 2004.

（河内　徹）

Q21 ビームデータ測定時の人員体制はどのようにすればよいですか？

A ビームデータ測定の担当者を決定して，責任を明確にすることが必要です．測定作業は，患者治療時と同様に最低でも2人が従事し，少なくとも1人は，専任で測定作業に従事することが必要です．担当者は，ビームデータ測定の経験や知識を有する者でなければなりません．放射線治療品質管理士や医学物理士などの資格を有することが望ましいと考えられます．測定結果の是非を客観的に判断することも重要です．こちらも十分な経験を有する放射線治療品質管理士や医学物理士などの資格を有する者が望ましいでしょう．

解説 まずはビームデータ測定の担当者を決定して，責任の所在を明確にすることが必要です．その後，ビームデータ測定に必要な作業を列挙して，個人の得意な分野を基に，それぞれの測定項目で担当者を変えてもよいでしょう．

　ビームデータ測定の誤りは，その装置を使用する全患者のすべての照射回数の投与線量に誤差を含んでしまいます．患者への照射では，ツーパーソンルール（経験のある2人以上で業務を遂行すること）が広まってきています．ビームデータの測定作業は，その重要性を考えると，患者照射と同等もしくはそれ以上の人員を割り当てる必要があります．誤りを発見するために，測定結果の是非を判断することも重要です．十分な経験をもつ者に客観的に判断してもらうとよいでしょう．

　測定作業を行う者のうち少なくとも1人は，放射線治療装置や測定機器などビームデータ測定に関して十分な経験と知識を有するものでなければなりません．ICRP Pub. 86 では，ビームデータの測定は医学物理士が行うことと記されています[1]．本邦では，放射線治療品質管理士も設立の趣旨を考えると適任かもしれません．また，平成20年3月1日付の厚生労働省健康局長通知「がん診療連携拠点病院の整備に関する指針」で診療従事者として，「専任の放射線治療における機器の精度管理，照射計画の検証，照射計画補助作業等に携わる常勤の技術者等を1人以上配置すること」が，がん診療連携拠点病院の指定要件として定められています[2]．本通知内で，専任とはその就業時間の少なくとも5割以上当該業務に従事することと明記されています．患者照射業務など，他の業務とビームデータ測定を平行すると，事故につながる可能性が高くなるので，避けなくてはなりません．前記のような有資格者であり，かつ十分な経験をもつ者が，常時ビームデータ測定に従事することが適当と考えられます．

　上記に該当しないような施設や，放射線治療を新たに導入する施設で，人材の確保が困難な場合は，他施設で十分に研修を行うとよいでしょう[3]．また，他施設に勤務する十分な経験を有する医学物理士や測定機器や放射線治療計画装置のベンダーに測定業務のサポートや測定結果の評価を依頼することも有効な手段です．ただしこの場合も，測定結果に関する責任は，測定を行った施設にあることは言うまでもありません．

■参考文献
1) ICRP. Prevention of accidental exposures to patients undergoing radiation therapy. ICRP publication 86. Ann. ICRP. 2000; 30(3).
2) 厚生労働省健康局長. がん診療連携拠点病院の整備について.
http://www.mhlw.go.jp/bunya/kenkou/dl/gan_byoin02.pdf（参照 2011-12-12）.
3) ICRP. Prevention of High-dose-rate Brachytherapy Accidents. ICRP publication 97. Ann. ICRP. 2006; 35 (2).

〈小島　徹〉

Q22 3次元水ファントムは購入すべきですか？

A 3次元水ファントムは放射線治療装置導入時のみならず，放射線治療装置の精度管理や主要部品の交換時におけるビームデータ確認にも必要となるため，購入すべきと考えます．

解説 3次元水ファントムは高価であるため，放射線治療装置導入に伴うビームデータ測定時のみベンダーより借り受け，購入しないというケースもあるようです．しかしながら，3次元水ファントムは放射線治療装置導入時のみならず，JASTROガイドラインやAAPM TG-142にもあるように，放射線治療装置の定期的な精度管理においても必要です[1,2]．さらに電子銃，加速管，モニタ線量計などの故障による交換の際にはビームデータ確認が必須となります．表22-1に，3次元水ファントムを用いる精度管理項目と頻度を示します．

また，IAEAによるレベル分類では，CT画像を用いた3DCRTを行う場合は，3次元水ファントムを所有することが推奨されており[3,4]，国内でもこれに準ずる報告があります[5]．

ベンダーによっては3次元水ファントムをレンタルすることも可能ですが，レンタル費用も発生し，一般的に5〜6回のレンタルで購入費用を賄うことができます．1台のリニアックを10〜15年程度使用し，その間の3次元水ファントムの使用頻度を年に1回と考えても，放射線治療装置の新規導入時に3次元水ファントムを同時に購入することは安全な放射線治療を実施するうえで十分理にかなっていると考えることができます．

また，本書のビームデータ測定技術に関するQ82〜Q97を見てもわかるように，3次元水ファントムの使用にはある程度の習熟が必要となります．技術的な面からみても，期間限定でレンタルするよりも，購入していつでも使える状態としたうえで各施設のスタッフが使用法の習熟を行うべきといえるでしょう．

表22-1 3次元水ファントムを用いる精度管理項目

項目	頻度	関連するQ番号
基準値からのX線平坦度の変化	年毎	Q42
基準値からのX線対称性の変化	年毎	
基準値からの電子線平坦度の変化	年毎	
基準値からの電子線対称性の変化	年毎	
X線線質（PDD_{10}もしくは$TMR_{20,10}$）	年毎	Q46
電子線線質（R_{50}）	年毎	

■参考文献

1) 日本放射線腫瘍学会研究調査委員会, 編. 外部放射線治療装置の保守管理プログラム. 東京: 通商産業研究社; 1992.
2) Klein EE, Hanley J, Bayouth J, et al. Task Group 142 report: Quality assurance of medical accelerators. Med Phys. 2009; 36: 4197-212.
3) IAEA TECDOC-1588. Transition from 2-D Radiotherapy to 3-D Conformal and Intensity Modulated Radiotherapy. 2008.
4) IAEA TRS-430. Commissioning and quality assurance of computerized planning systems for radiation treatment of cancer. 2004.
5) Sumida I, Koizumi M, Okamoto H, et al. Correlation between required quality assurance equipment and radiation therapy institutional level. Jpn J Med Phys 2012; 31: 84-9.

〈脇田明尚〉

第2章

実経験に基づく，精度管理の必要性を示した事例集

◆はじめに

　WHO（World Health Organization），IAEA（International Atomic Energy Agency），ICRP（International Commission on Radiological Protection）では，世界中で実際に起きた放射線治療事故がまとめられており，放射線治療における品質管理体制の目指すべき方向性が示されています[1-4]．これらの報告書によると，放射線治療における医療事故の主な原因は，不十分なコミッショニング，設備不足，スタッフ間のコミュニケーション不足，スタッフの教育・訓練不足，そして装置・機器の欠陥であると報告されています．本邦においても2000年頃から不十分なコミッショニングなどが原因として放射線治療事故が多発し，放射線治療の品質管理体制が見直され品質管理担当者の雇用拡大が求められました[5]．将来にわたり放射線治療事故を繰り返さないためにも，品質管理を担当するものは過去の放射線治療事故を教訓として各種プロセスに潜むリスクを学び，自施設の事故防止策に努める必要があります．

　近年，放射線治療は目覚しい発展を遂げ，強度変調放射線治療や画像誘導放射線治療を代表とする，高精度な放射線治療が実現しています．実際，臨床現場で起きているエラーの特性も放射線治療の技術革新に応じて変化しつつあります[4,6]．今日では，放射線治療の多くのプロセスでコンピュータによる自動化が行われています．これは各種照射パラメータをマニュアルで設定していた時代に比べれば，圧倒的に人的ミスによるエラーを防ぐことができます．しかし一方で，コンピュータを過信しがちになり，一度ミスが起きれば従来よりもエラーが発見されにくい状況下になりつつあります．これにより同時にエラーの発見が従来よりも遅れ，その影響は深刻化する傾向にあります．本章では，今日の臨床現場において起きているエラーを明らかにするために，日本医学物理学会課題別研究班，25施設，18人の班員から実際に体験したエラーを，放射線治療装置（表1），強度変調放射線治療（表2），画像誘導放射線治療（表3），ビームデータ測定別（表4）に収集し，精度管理の必要性と数々の治療プロセスで生じるリスクに関してまとめています．本書を参考に，読者が放射線治療のプロセスの改善，リスクに対する意識が向上できれば幸いです．なお本章でとりあげている事例は限られた期間，施設から収集されたものであるため，起こり得るエラーのごく一部にすぎません．またここでのエラーの多くは，患者への実害が生じていない軽微な事例です．

■参考文献

1) World Health Organization. Radiotherapy Risk Profile: technical manual. Geneva: WHO; 2009.
2) International Atomic Energy Agency. Safety Reports Series No. 17-lessons learned from accidental exposure in radiotherapy-. Vienna: IAEA; 2000.
3) International Commission on Radiological Protection. ICRP Publication 86. Prevention of accidental exposures to patients undergoing radiation therapy. Ann ICRP. 2000; 30: 1-86.
4) International Commission on Radiological Protection. ICRP Publication 112. Preventing accidental exposures from new external beam radiation therapy technologies. Ann ICRP. 2009; 39: 1-86.
5) Ikeda H, Hayabuchi N, Endo M, et al. How do we overcome recent radiotherapy accidents?- a report of the symposium held at the 17th JASTRO Annual Scientific Meeting, Chiba, 2004. Journal of JASTRO (Japanese Society for Therapeutic Radiology and Oncology). 2005; 17(3): 133-9. (in Japanese)
6) Yeung TK, Bortolotto K, Cosby S, et al. Quality assurance in radiotherapy: evaluation of errors and incidents recorded over a 10 year period. Int J Radiat Oncol Biol Phys. 2005; 74: 283-91.

〈岡本裕之〉

I 放射線治療装置における事例集

解説 ここでは通常治療における放射線治療装置に関する事例をまとめています．しかし，ここであげられたエラーはSRS/SBRTやIMRTのような高精度治療にも直接影響を与えます．表1からわかるように，幾何学的位置精度や線量出力変動など定期的精度管理を通して検出できる放射線治療装

表1 放射線治療装置における実経験に基づくエラー

項目	発見時	精度管理法（検出法）	Q番号
幾何学的精度に関連する事例			
寝台位置の指示値と実際の位置とのズレ	寝台のポテンショメータの誤作動が生じた．定期メンテナンス時に誤った寝台調整を実施した．	定規を使った移動量の計測　〃	40
Jaw位置の表示値と実際の位置とのズレ	一部のリニアックではJawの位置を光照射野を用いて校正している．その結果，同じ種類のライナックでも，装置間によりJawの位置にバラツキが見られた．	フィルムやイメージングプレートを用いた実照射野の確認	34, 35, 36
アイソセンタの確認時，位置決めレーザの調整時の判断誤り	判断時の基準として使用しているフロントポインタ自体が調整されていなかった．	使用前のフロントポインタの確認　フロントポインタ以外の機器（レーザ墨出し器など）を用いたアイソセンタのダブルチェック．	37, 38
位置決めレーザの変位	位置決めレーザ投光器と物・人とが接触し変位した．	精密機器であることを周知徹底	—
線量精度に関連する事例			
出力の変動	開放型のモニタ線量計で，温度気圧を自動補正する回路が故障して出力の変動が生じた．	毎日の出力変動確認	26, 30
	モニタ線量校正時に用いた気圧計，温度計の指示値にズレが生じていた．	気圧計，温度計の定期校正の実施	23
	リニアックではX線モニタ線量計に2種（High, Low）の感度が存在するが，一方の感度校正を実施していなかった．	毎日の出力変動確認　適切なモニタ線量計校正のプロトコル作成	26, 30, 47
線量率を変えた際の出力の変動	モニタ線量計を制御する基盤が故障した．	特殊治療（TBI, SRS, V-MATなど）にて用いている線量率による出力確認	47
ビームプロファイルの変化	モニタ線量計の不具合のため平坦度，対称性に変化が生じた．	2次元検出器を用いた定期的なビームプロファイルの確認	30, 31, 32, 42
ビームのインターロック	モニタ線量計が開放型のリニアックであった．除湿機が停止してしまい，室内の湿度が高すぎモニタ線量計が誤動作をした．	毎日の出力変動確認	26, 27, 30
ウェッジ装着の不具合	ウェッジを固定するフレームが変形していたため，ガントリに装着できなかった．	定期的なウェッジ装着の確認	41, 45

置のエラーは多岐にわたります．さらに，1つのシステム不具合から複数のエラーが生じる可能性があります．例えばモニタ線量計の不具合により，出力変動だけではなくビームプロファイルの変動も生じます．そのため，電離箱によるアイソセンタでの出力測定のみでは，モニタ線量計の精度を保証していることにはなりません．また，定期的精度管理の他に定期メンテナンス後に生じるエラーのように，特定のタイミングで行う精度管理が必要になります．

事例の中には，測定器そのもの（例：フロントポインタ，位置決めレーザ，温度計など）の不具合により生じるエラーが得られています．これらのエラーを防止するためには，1つの手法により導いた精度管理結果を異なる手法で評価するシステムの構築が重要となります．例えば，フロントポインタのアイソセンタ指示位置をレーザ墨出し器で確認することや，ダイオード2次元検出器で測定したビームプロファイルを3次元水ファントムによるスキャンで保証することがあげられます．

表1にあげられた事例以外に，測定プロトコルの不備や測定者のヒューマンエラーなどの人的要因が考えられます．これらに対しては，測定プロトコルの作成と管理，そして精度管理実施者に対するトレーニングを行うことが防止策となります．すなわち，精度管理方法や結果に対するスタッフ間の理解を統一させることが重要となります．

今回収集された通常治療における事例は放射線治療において起こり得るエラーのほんの一部にすぎません．各施設でもこのような事例を収集することが施設独自の精度管理を見直す手段に繋がります．今後は，これらのエラーが生じる頻度，およびそれらが臨床に与える影響を考慮することでより効率的な精度管理プログラムの構築が期待されます．

〈古谷智久，岡本裕之〉

II 強度変調放射線治療における事例集

解説 IMRT には様々な種類の照射法が存在しますが，本項では本邦で最も多く実施されていると考えられる MLC を用いた IMRT に関する事例について解説します．MLC を用いた IMRT では通常の治療では用いられない極小で複雑な形状の MLC 照射野が多用されるため，MLC には高い位置精度が要求されます．したがって，使用者は通常治療の精度管理に加えて，IMRT に特化した MLC 位置精度に関する精度管理を別途実施する必要があります．また，放射線治療エラーによるリスクへの対策として，MLC 位置精度の低下が生じうる状況についても把握しておく必要があります．そこで，日本医学物理学会課題別研究班の班員が経験した MLC に関するエラーとその対処法を調査し，リスク対策の視点から見た精度管理プログラムについて検討しました．調査の結果，メンテナンス，バージョンアップや部品の修理交換後に，リーフギャップの変化など，MLC 位置精度に関わるエラーが発生したという事例が最も多くあげられました．このことから，メンテナンスなどの MLC 関連機器に対する介入が行われた場合には通常のスケジュールとは別途精度管理を実施する必要があることが示唆されます．次に多くあげられたのは MLC モータなどの MLC 関連機器の経時劣化によって MLC 位置精度が低下したという事例でした．これらは定期的な精度管理を実施していくことで発見が可能と考えられます．また，MLC の精度管理というカテゴリーとは異なりますが，外付け MLC の使用時に固定具と接触して治療が不可能だったという事例もあげられました．MLC 位置精度管理や線量検証による物理線量の確認だけでなく，外付け MLC のような特殊な照射法を実施する場合にはその治療が現実的に実施可能かどうかもリハーサルなどによって確認する必要があります．その他，治療計画装置におけるエラー事例として，MLC パラメータのコミッショニングの不備による計算線量と測定線量との間の系統的な偏差の発生があげられました．コミッショニングが適切に行われなかった場合には誤った線量投与が継続的に行われてしまう可能性があります．パラメータ登録後には複数人でモデリング精度の確認を十分に行うことが推奨されます．さらに，第三者機関*の介入によって物理線量精度を担保することで使用者のミスを低減させることができ，かつ各施設の放射線治療の品質が保証されると考えられます．

　MLC を用いた IMRT を実施する環境下でのエラー発生事例についてまとめました．どのような状況下でどのような現象が生じやすいかを把握し，それらを見落とさない精度管理プログラムを構築することが重要です．

---

*本邦では，医用原子力研究振興財団や国立がん研究センターがん対策情報センターにより，治療用出力線量の第三者評価を実施しています．

表2 強度変調放射線治療における実経験に基づくエラー

項目	発見時	精度管理（検出）方法	Q番号
IMRT 導入時 治療計画装置のコミッショニング・知識・技術不足	IMRT のコミッショニング時に，測定値と治療計画の線量分布が合わなかった．治療計画装置に MLC 透過率を登録していなかったことが原因であった．	マニュアルの作成と登録後のユーザにより確認	13, 14, 15, 63
	リーフオフセットの測定ミスにより，治療計画装置の登録値が適切でなかった．		13, 15
	リーフの駆動と垂直な方向の光照射野は Tongue & Groove 構造タイプの MLC ではその影響によって対称に投影されないことがある．QA 実施時には認識しておく必要がある．		13, 15, 63
	Dosimetric leaf gap がデフォルト値のまま登録されていた．線量測定の結果は偶然一致していたが，コミッショニング時に測定すべき項目であることを事後に知った．		13, 15
日常臨床 外付け MLC とガントリヘッドとの干渉	外付け MLC を用いた IMRT においてガントリを回転させたら頭頸部用固定具に接触した．	治療前のリハーサルの実施	65
Jaw・MLC の位置精度	MLC を全閉して光照射野を確認したところ歪みが確認された．メーカに調整してもらった．	光照射野・実照射野の照射野サイズの確認	15, 34, 35, 58, 60
モータの交換の誤り	MLC のモータ交換後，イニシャライズはパスし，MLC 使用可能となり，IMRT を実施したが再度同じエラーが発生した．タッチセンサー試験で警告が出て，最大で 0.9 mm 狭い結果となった．モータ交換時にモータの固定が甘かった．	フェンス試験・DMLC 出力比試験の実施	13, 15, 58, 60, 61, 64
リーフモーションのガントリ角度依存性	ガントリ角度 330°でリーフモーションエラーが生じた．MLC 動作位置精度はガントリ角度 0°，90°，270°，180°のみでしか行っていないため検出できなかった．	実際に治療で用いるフィールドでの検証	15, 62
メンテナンス・修理交換・バージョンアップ後 リーフ位置の偶発的な変化	キャリブレーションに使用する赤外線光源の強度を変更した．レーザの太さが変わり，タッチセンサー試験においてリーフ位置が変化した．	フェンス試験・DMLC 出力比試験の実施	13, 15, 58, 60, 61, 64
経時的変化 リーフ調整の誤り	MLC で経時的にリーフ幅が狭くなってしまうことから，メーカ調整を実施して広めに調整してもらった．IMRT 線量検証を実施したら，高線量の結果となった．	リーフ幅を許容できる範囲を把握した上，リーフ幅の調整を実施 フェンス試験・DMLC 出力比試験の実施	15, 58, 60, 64
リーフモータの劣化	治療中に MLC のエラーでモータを交換し，イニシャライズを実施し，その後フィルムでフェンステストを実施した．それでも MLC がずれており，モータの交換を必要とした．	モータ交換後，MLC 位置精度の確認	15, 58, 60, 64
	IMRT を実施中，ビームオフが頻発した．原因を調べたところ，MLC モータの劣化により駆動速度が著しく低下しており，リーフが計画の位置に到達していなかった．	MLC 駆動系の正常動作の確認	15, 59

（畑中星吾，黒岡将彦）

Ⅲ 画像誘導放射線治療における事例集

解説 本稿では画像誘導放射線治療にかかわる品質管理とリスクの関係について解説します．画像誘導放射線治療（IGRT）には2方向以上のX線画像，kVとMVのCBCT，CT on railシステム，および超音波位置照合装置など様々なモダリティが存在します．そのいずれもが特徴的な機能や照合法を有していますが，すべてにおいて共通して言えることは画像誘導系に存在する照合系座標をもっていることです．我々がすべきことは照射系座標と照合系座標およびその関連の座標系を一致させることです．そして画像誘導装置を安全かつ確実に活用するための環境作りが重要になります．

今回の調査では，所定の放射線治療手順に則って実施したにもかかわらず，その結果に意図せぬ乖離がある場合や所定の放射線治療手順・品質管理の手順に則らなかった場合を放射線治療エラーとし，画像誘導放射線治療に関する事例を収集しました．調査の結果，IGRTにおける放射線治療エラーは44例得られ，そのうち，CBCT装置に関連するものが12例（27.2％）と最も多く，超音波装置関連が11例（25.0％），X線画像装置関連が6例（13.6％）でありました．放射線治療エラーのほとんどはニアミスやリスクが低いものですが，2例でリスクの大きい事例が確認されました．この2例とは，超音波装置利用時の操作者の手技が原因で位置がずれていたものと，CBCT装置の操作ミスによって誤った位置に移動させたものであり，治療計画時に設定したセットアップマージンを超えるセットアップエラーを招いた事例でした．これらは品質管理従事者が早い段階で発見できたために，治療完了時の線量に比してごくわずかな線量誤差であると判断されるものでありましたが，我々が認識をせずに長期的にそのエラーを繰り返した場合，修正できない重篤な放射線治療エラーを招く可能性がありました．また，全44例の発生原因を解析したところ，品質管理体制の欠如によるものが19例（43.2％）と最も多く，次いで操作者の知識の欠如やミスなどによる人為的なものが17例（38.6％）でありました．この結果から，日ごろの精度管理の実施や品質管理会議などによる情報の共有が，手技のミスなどを防ぎ放射線治療エラーを未然に防ぐ可能性があると示唆されます．我々は，放射線治療エラーに対して適切にリスクマネージメントを行って安全かつ確実なIGRTの実施に努めなければなりません．

表3 画像誘導放射線治療における実経験に基づくエラー

項目	発見時	精度管理（検出）方法	Q番号
kV-Image	タッチパネルの動作不良によりディテクタが寝台に衝突した．	始業点検時の動作確認の実施	75
	画像中心が1週間で1mm程度変位した．	始業点検時に座標系が一致しているかを確認	72, 73, 75
EPID	画像照合装置を併用したWinston-Lutz試験を実施し，解析をする際に検証ソフトの設定を誤り，間違った評価していた．	解析ソフトの設定値の確認	74
CBCT	X線管やディテクタのダレや動作不良により照射系座標中心と照合系画像中心にズレが生じた．	ディテクタの位置キャリブレーションの実施	72, 73, 75
	精度管理用ファントムがアーチファクトにより中心を同定しにくく，観察者間で差が生じる．	解析時のプロトコル作成	74
	CBCT撮像時に寝台位置が撮影領域外のとき，センタリングが行われ撮影後に寝台が治療位置まで戻る機構が，アプリケーションのバグにより正常に動作せずセンタリング後治療位置に戻らなかった．	寝台のセンタリング機構が確認できるように撮影範囲外にファントムを設置し，End to End試験の実施	75
	金マーカを用いた位置照合で，シフト量にカウチ回転角度が含まれると，アイソセンタと金マーカ位置が大きく異なる場合にシフト量における回転の影響が大きいことがある．	金マーカ使用時のプロトコル作成	17, 75
	6軸カウチで重力負荷によるカウチのたわみが原因のキャリブレーション時と臨床使用時では合わせ込む位置が異なっていた．	End to End試験の実施	55, 75
On rail CT	照合系座標中心と照射系座標中心がズレていた．	CT撮像時の座標系と治療位置の座標系の確認	78
超音波位置照合装置	赤外線カメラを固定しているねじが徐々に緩み，日毎に座標系の誤差が大きくなった．	始業点検時に座標系が一致しているか確認	81
	経年劣化により基準アレイの緩みと赤外線マーカの不認識が発生した．	定期的な精度管理を実施	81
	プローブの当て方が観察者間で異なったため，精度管理結果にばらつきが生じた．	精度管理プロトコルの作成	80
その他	画質の劣化により正確な位置照合が実施できなかった．	各モダリティに適した画質の精度管理を実施	76, 79
	撮像条件を誤り，被ばく量が増加した．	被ばく線量の把握と撮影条件プロトコル作成	77
	画像転送時に治療計画装置と位置照合装置間で座標系の不一致が生じた．	End to End試験の実施	75

（林　直樹，宮浦和徳）

Ⅳ ビームデータ測定における事例集

解説 AAPMより刊行されたTG-106レポートでは，ビームデータ測定の技術的側面および体制に関して記述されており，装置導入の際に参考にすることができます．また，TG-142レポートでは，放射線治療装置の経時的変化に対して精度管理を行うことを推奨しており，装置の管理を行う上でもビームデータ測定は重要な意味をもっています．測定には，①対象放射線と検出器の物理特性の理解，②測定技術の習得，③機器の操作方法の習熟，④効率的な測定計画の立案追加，⑤データ解析・報告書の作成が重要になってきますが，マンパワーや時間の制限の多い臨床現場で上記にあげた項目を実行することは容易ではないのが現状です．

このような中で我々は研究班活動の一環として班員に対してビームデータ測定時のエラーと対策に関する調査を行い，**表4**に示すように実際に測定を行う際のエラー発生源の特定とその対策を明らかにしました．初めに，測定前の確認で発見されたエラーとして線量計の破損や固体ファントムの形状異常などがあげられ，使用機器の事前チェックが重要であることが示されました．検出器の選択ミスによるエラーでは測定結果，特に小照射野の出力係数の測定時に多くの事例がみられ，極性効果の確認やファントムの選択に注意が必要です．3次元水ファントムの操作方法などによって生じたエラーが調査結果の中で最も多く，OARスキャン測定時の3次元水ファントムの走査方向を交互に行ったため中心位置のずれたプロファイルが得られた事例や，ある駆動領域でケーブル全体が直接照射されたため非対称な結果が出たという事例が得られました．測定時の3次元水ファントムの操作は測定結果に直結する重要な部分なので特に注意が必要です．その他にも生じやすいエラーを場面ごとにまとめ，測定の流れに沿って注意点が明瞭にわかるように配慮した内容になっています．全体としては48件の事例が得られましたが，これは他のカテゴリに比べると非常に多いことがわかります．ビームデータ測定は，専門的な測定技術が必要であり，ビームデータ測定経験者が中心となって1つのチームを編成し，それぞれのスタッフが役割を明確に実行しなければなりません．各エラーと関連するQ番号を記載しているので，対策の詳細な内容に関しては対応するQ＆Aを参照してください．本章に加え第3章以降のQ＆Aによる技術的内容から得られる注意点を踏まえることで，貴施設の測定法がより効率的で精度の高いものになると幸いです．

表4　ビームデータ測定における実経験に基づくエラー

項目	発見時	精度管理（検出）方法	関連するQ番号
ビームデータ測定前の確認により発見されたエラー			
線量計の破損	ファーマ電離箱をミニファントムに閉じ込んだ際、電離箱先端が破損した．電離箱の長さがカタログ値より数mm長かったことが原因であった．	電離箱の幾何学的条件に関しても確認	84, 86
非防水型電離箱の浸水	非防水型の電離箱に防水キャップをかぶせ忘れて測定しようとし，浸水して測定不可能になってしまった．3日間ほど乾燥させることで再度測定可能になった．	複数人によるダブルチェック	84
固体ファントムの穿孔加工	固体ファントムを用いてビームデータを測定する際，CBCTを撮影すると電離箱形状と固体ファントムの穿孔加工形状が一致していなかった．	受け入れ時にCTを撮影し，加工形状を確認	86
固体ファントムへの検出器挿入ミス	固体ファントムに検出器を挿入する際，ケーブルに強い曲がり癖があったため，最奥まで入れたつもりが引き戻される方向に検出器が動いていた．	曲がり癖をつけないように検出器を保管	86
ケーブル接合部の漏電	電位計と電離箱のケーブル接合部に漏電があったため，正しい測定値を得られなかった．	ビームデータ測定前に照射なしの状態で測定し，ノイズ，安定性を確認	84
検出器の選択ミスなどによって生じたエラー			
検出器の個体差・安定性	小照射野の出力係数を測定している際，照射するたびに測定値が低くなってしまった．測定値の安定性に個体差がある検出器が存在する．	測定前に基準照射野などで安定性，直線性などの特性を把握	84, 91, 93
検出器の極性効果	ピンポイント型電離箱にてScの測定をする際，曲線形状がなめらかにならなかった．特に体積の小さな電離箱では極性効果が大きく表れる場合がある．	極性効果の確認	85, 91, 93
出力係数の規格化	複数の検出器を用いて小照射野の出力係数を測定する際，規格化する照射野サイズが$5×5 cm^2$か$10×10 cm^2$によって値が異なる．		91, 93
コリメータ散乱係数の測定	ミニファントムを用いてコリメータ散乱係数を測定する際，照射野が小さくなるにつれ測定値のばらつきが大きくなった．ミニファントムすべてを照射野内に含んでいなかったことが原因．	小照射野のコリメータ散乱係数を測定する際は，真鍮ミニファントムかLong SSD法を採用	91, 93

表4 つづき

項目	発見時	精度管理（検出）方法	関連するQ番号
3次元水ファントムの操作方法などによって生じたエラー			
OAR測定時	深さごとにスキャン方向を交互に変えながらデータを取得していた際，深さごとに中心位置がずれたOARとなった．	3次元水ファントムの駆動精度を事前に確認 スキャン方向により位置ずれが生じる場合は一定の走査方向でデータを取得	82，83，90
	検出器の駆動時に，ある一定位置のときのみケーブルが直接照射され，OARが非対称になった．	測定範囲を空スキャンし，検出器を駆動させケーブル配置を確認	82，83，90
	ガントリ角度を治療装置のデジタル表示に合わせてビームデータを測定したところ，非対称なOARが得られた．高精度な水準器にて確認したところ，デジタル表示との乖離が見られた．	ガントリ0°は水準器にて確認	24，83
	駆動軸（スキャンアームごと動かすかどうか）方向によって水面の波立ちが大きく異なり，アームごと動かす方向では浅い領域でデータが波打った．	駆動軸の違いが水面の波立ちに与える影響を事前に確認	82，83
PDD，TMR/TPR測定時	小照射野のPDDを測定時，リファレンス線量計を用いずに測定を行ったところ，なめらかな曲線が得られなかった．	複数回の測定結果を平均するなどの対応	87，89，93，95
	複数回の小照射野PDD測定結果を比較したところ，一致しなかった．アライメントが正確でなく，軸ずれが起きていた．	各深さでOARを取得し，中心軸を確認	83，89，93，95
	小照射野のPDDからTMRに変換する際，直接測定したTMRと最大で7%の乖離が見られた．	小照射野では基本的にTMRを直接測定する．	89，93
	TMRを直接測定している際，水位が上がるにつれファントム自体が自重で1mmほど床側へ移動した．	最小/最大水位の状態で，レーザ位置と水槽の位置関係を確かめる．	83，89
測定の設定など	定期的QAにてOARを測定したところ，基準値と乖離が見られた．基準値を測定した条件とQA時のSSDが異なっていたことが原因であった．	基準値の取得の際は，今後の精度管理に用いることを考慮し，記録を残す	97
	照射野サイズを変更した際，リファレンス線量計が照射野から外れ，なめらかな測定値が得られなかった．	ダブルチェック	83，87
	ゼロ位置の設定の際，適切に設定されず，前回の値が採用されていた．	検出器のゼロ位置は目視でも確認	83
	スキャン範囲のリミットの設定が不適切であったため，検出器が水槽壁に衝突した．	3次元水ファントムでスキャンデータを取得する場合は，事前に最大駆動範囲を設定	83

表4 つづき

項目	発見時	精度管理（検出）方法	関連する Q 番号
測定データの確認・管理の際に生じたエラー			
OAR 測定深の設定ミス	軸外線量比（OAR）を測定する際，誤って目的と異なる深さで測定していた．各深さの中心軸上の OAR の値と PDD の対応する値を比較することで誤りを発見できた．	OAR の高さを確認するため，規格化せずデータを保存	90
出力係数の測定深の設定ミス	出力係数を取得する際は，目的によって SSD，測定深が異なる場合がある．使用用途を確認し，適切な SSD および測定深を選択する．		91, 92
測定データの入力ミス	出力係数を測定している際，エクセルファイルに入力する測定値を打ち間違えた．	マニュアルで計画装置に入力するデータはグラフ化して視覚的に確認	95
測定データの提出ミス	小照射野の出力係数を，比較のためファーマ型電離箱でも測定していたが，メーカへの提出時に誤ってファーマ型で測定した値を提出してしまった．	提出データは必ず複数人でダブルチェックを実施	96
データの保管	測定したビームデータを保存していた PC がクラッシュし，10 年分の測定データが取り出せなくなった．	測定 PC 以外の電子媒体にバックアップ，および紙媒体にて保管する．	97

〈宮下久之，脇田明尚〉

第3章

各 論

Q23 → 97

精度管理用機器
日常点検項目
月毎点検項目
年毎点検項目
非物理ウェッジの精度管理項目
安全管理項目
マルチリーフコリメータ関連の精度管理項目
VMATの精度管理項目
呼吸同期照射システム関連の精度管理項目
画像誘導放射線治療機器関連の精度管理項目
放射線治療計画装置のビームデータ測定技術

精度管理用機器◆Q23→Q24

Q23 温度計，気圧計を取り扱う際に注意すべきことを教えてください

A 温度計，気圧計は，いくつかの種類があります．校正の有無，精度も種類によって異なってくるため，それぞれの特性を理解しておく必要があります．

解説 一般に使用されているガラス製の温度計は，感温液が異なる2種類のものがあります．それぞれ，水銀を使用しているもの，有機液体を使用しているものがあり，一般に水銀温度計のほうが高精度であるといわれています．有機液体温度計は，色素により着色されているため，読み取りやすさの点では優れています．

読み取り時の注意としては，視差による読み違い，水温計測時の浸没などがあげられます．読み取る目盛りと，目線とが異なると，視差により誤差が生じるため，目盛りに目線をあわせて読み取るようにする必要があります（図23-1）．また，使用する温度計に検査表などが付属している場合，精度と器差について記載されていることがあります．器差とは，手元にある温度計と標準温度計との差を表しています．温度計の読み取り示度から器差を引くことで，より精度が担保された温度を得ることができます（真値＝示度－器差）．

気圧計は，アネロイド型，フォルタン型などが一般に使用されています．フォルタン型は，水銀槽に水銀で満たしたガラス管の開口部を差し込み倒立させた構造で，原理はトリチェリの真空を利用し，水銀槽面にかかる大気圧とガラス管内の水銀柱の重さとの釣り合いから気圧を計測します（図23-2）．取扱い上いくつかの補正が存在し，器差補正，温度補正，重力補正などがあります．器差補正は，温度計と同様に標準気圧計との比較校正により得られた補正値です．その他，温度補正は水銀，管の温度膨張に対する補正であり，重力補正は測定地点の重力に対する補正で，計算式や常用表を利用する

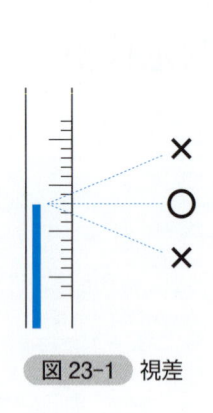

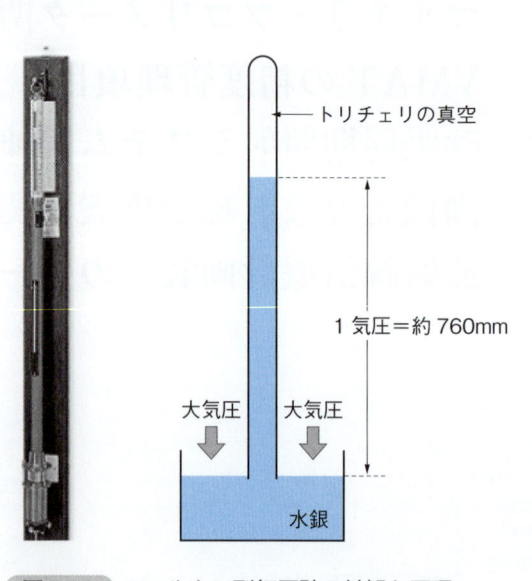

図23-1 視差

図23-2 フォルタン型気圧計の外観と原理

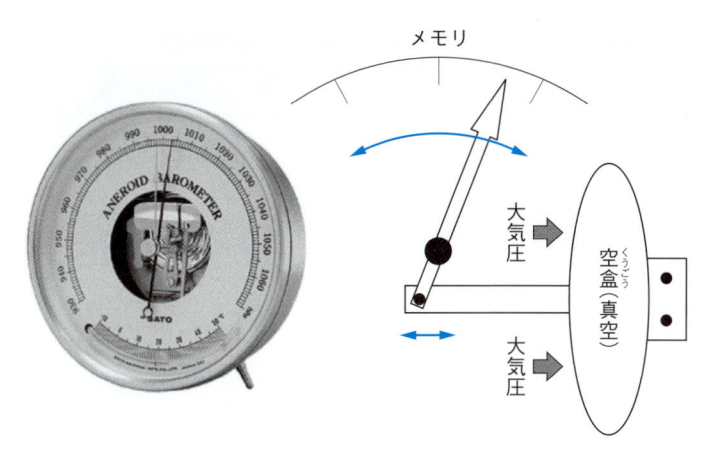

図23-3 アネロイド型気圧計の外観と原理

ことで求められます．これらを，器差補正，温度補正，重力補正の順に行うことで，より精度の高い指示値を得ることができます．アネロイド型は，ほぼ真空にした円盤型の金属容器（空盒）と大気圧との釣り合いから計測します（図23-3）．取り扱いは，空盒に対する重力の影響を避けるために立てて使用し，針にかかる抵抗を解放するために軽く窓を叩いてから読み取りを行います．

計測精度は，水銀を使用するフォルタン型のほうが高いといわれています．一方で，取り扱い面，携帯性においてはアネロイド型のほうが優れており，広く利用されています．アネロイド型については，経年劣化により異常値を示す場合があるため，定期的に指示値の精度確認を行うことをお勧めします．気圧計の針は大きく振れることは少ないため，衝撃などによる計器異常がわかりにくいことがあります．簡易的な確認としては，気象庁のサイトから得られる該当地点の海面気圧[2]と国土地理院のサイト，ウォッちずなどから得られる測定地点の標高[3]から測定地点の気圧を計算することができます[4]．

$$測定地点の気圧 = 海面気圧 \times \left(1 - \frac{0.0065 \times 測定地点の標高}{0.0065 \times 測定地点の標高 + 気温 + 273.15}\right)^{5.257} \cdots ①$$

最近では，温度計・気圧計ともに半導体を用いたデジタル表記で高精度なものもあり，取り扱い，読み違いなどの回避の観点からも有用です．

電離箱線量計における，気温，気圧の変化による電荷量の変化は，大気補正係数[1]によって補正されます．

$$k_{TP} = \frac{273.2 + T}{295.2} \cdot \frac{1013.3}{P} \cdots ②$$

このとき，温度，気圧による大気補正係数の変化は，1℃あたり0.3％，1 hPaあたり0.1％（式②）です．これらを計器の精度に還元して考えてみると，精度が±1℃の温度計では，±0.3％，±2 hPaの精度の気圧計では，±0.2％とそれぞれの不確定さをもち，それらを合わせると±0.5％となります（表23-1）．計器の選択によって，測定線量に直接影響が及ぶため注意が必要です．計器指示値に許容される誤差は，それぞれ温度計±0.5℃，気圧計±1 hPaとされています[5]．また長期間使用による経年劣化が生じるため，定期的な校正を推奨します（表23-2）．

表 23-1 温度，気圧による大気補正係数の変化

温度	気圧	大気補正係数
22.0	1013.3	1.000
23.0	1013.3	1.003
22.0	1014.3	0.999
22.0±1.0	1013.3±2.0	0.995〜1.005

表 23-2 計器許容誤差，校正周期

計器	許容誤差[5]	校正周期
温度計	0.5℃	2 年
気圧計	1.0 hPa	3 年

■参考文献

1) 日本医学物理学会，編．外部放射線治療における吸収線量の標準測定法（標準測定法 01）．東京: 通商産業研究社; 2002.
2) 気象庁，気象統計情報 過去気象データ検索 http://www.data.jma.go.jp/obd/stats/etrn/index.php （参照 2012-3-1）
3) 国土地理院，ウォッちず http://www.gsi.go.jp/tizu-kutyu.html, http://watchizu.gsi.go.jp/（参照 2012-3-1）
4) CASIO，Ke!san 生活や実務に役立つ計算サイト http://keisan.casio.jp （参照 2012-3-1）
5) IAEA-TECDOC1585. Measurement Uncertainty A Practical Guide for Secondary Standards Dosimetry Laboratories. IAEA, 2008.

〈塩田泰生〉

Q24 水準器，角度計の取り扱いと精度管理の用途について教えてください

A 角度の計測機器には，気泡式水準器とデジタル角度計があります．気泡式水準器の場合には，価格は数千円からと比較的安く，デジタル角度計に関しては，放射線治療装置の角度表示分解能とほぼ同等の場合には，数万円からになります．気泡式水準器は，水平からの傾きに対してはデジタル角度計よりも非常に感度が高い検出器です．デジタル角度計は，気泡式水準器では行えない，360°すべての範囲で角度を検出できます．ガントリ角度の検証に関しては，両者で実施可能です．治療寝台，コリメータの角度に関しては，角度計を用いて計測することが物理的に困難であるため，全円分度器を用いて，全円分度器の目盛とクロスヘアを合わせ確認します（Q40参照）．より詳細に角度を計測したい場合には，スポークショットを用いて計測します（Q52参照）．

解説

使用する前に，水準器の向きを変えて気泡が同じ場所（デジタル角度計に関しても同様）にくることを確認します．これは水準器の台が，物理的な衝撃で起きた傷などにより傾いていないことを確認するためです（図24-1参照）．また絶対的な角度の校正に関しては，水平な場でメーカ側が実施しています．

気泡式水準器は，市場価格で安いもので数千円しますが，水平からの傾きに関してはデジタル角度計よりも非常に感度が高いです．気泡式水準器の場合には，放射線治療装置の角度を調整して気泡が中心にきた時のデジタル指示値を読むことにより，定量的な評価を行うことができます．また事前に，ガントリ角度を人為的にずらして，気泡がどの程度変位するのかを確認しておく必要があります．参考に，図24-2に，ガントリ角度1.0°の時の気泡の位置を示します．

デジタル角度計は，放射線治療装置の角度表示分解能よりもさらに分解能が高い角度計を使用することをお勧めします．例えば，多くの放射線治療装置でガントリ角度の最小単位は0.1°であり，0.1°以下の分解能をもつデジタル角度計の市場価格は約5万円からとなります．デジタル角度計を所有し

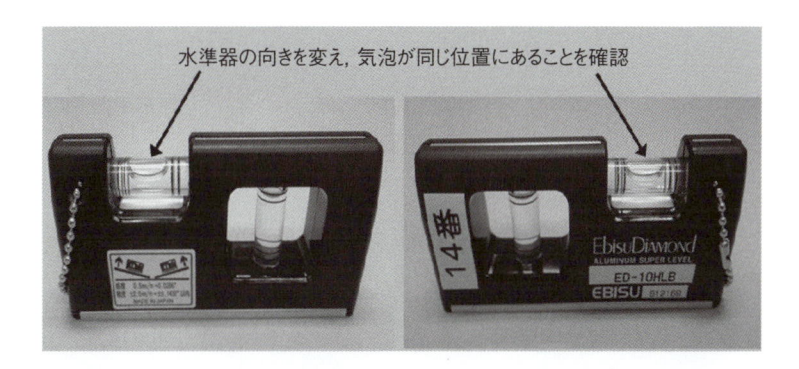

図24-1 水準器の台が傷などにより傾いていないことを確認するため，水準器の向きを変えて気泡の位置を確認．デジタル水準器についても使用前に同様の試験を実施

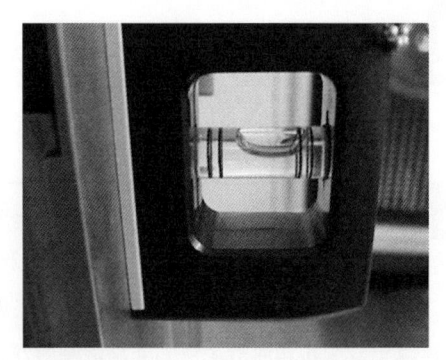

図 24-2 ガントリ角度を人為的に 1.0°ずらした場合の気泡の変位を確認

ていない施設においては，スポークショットを用いて，各スリットフィールドの角度を計測することにより，ガントリ角，コリメータ角，治療寝台角を定量的に評価できます．詳細は，Q52 を参照してください．

（岡本裕之）

Q25 放射線治療装置の状態を把握するために確認するべき項目を教えてください

A 放射線治療装置の定常状態の確認として，冷却水，絶縁ガスの状態などがあげられます．また，放射線治療装置の各種駆動系の確認，治療ビーム出力のためのウォームアップ出力など稼動前点検の項目があります．

解説

放射線治療装置の定常状態の確認と維持のために，日常点検項目としてメーカより推奨されるものがあります．メーカによっても項目は異なりますので，メーカから供給される取り扱い説明書を参照してください．主なものとして，冷却水の，水温・水位・水圧・水質，導波管内絶縁ガスの圧力，加速管内の真空圧などがあげられます．冷却水，絶縁ガスについては，放射線治療装置使用時の負荷を最小限に抑えるために必要な媒体であり，消耗状態での使用は過剰な負荷へとつながり装置異常を引き起こす恐れがあります．規定範囲内であることを日々確認し，冷却水の消耗，ガス圧の低下などについては，続発的なトラブルを防ぐため速やかに対応します．それらの消耗の程度，その頻度など極端な変化がある場合，それらの配管トラブルやその他の要因が考えられますので，メーカへ連絡する必要があります．加速管内真空圧の低下は，加速管内の気密性の問題が疑われ，その後の治療の開始を左右するため注意が必要です．

上記の項目の確認後，放射線治療装置の駆動系の動作確認を行います．ガントリ回転，コリメータ駆動・回転，MLC 駆動，治療寝台昇降・駆動・回転を行い，駆動時の異音や異常の有無を確認します．また照射野ランプ，レーザの点灯についても同様に確認します．その後必要に応じて，治療装置のビーム出力効率の良い線質・エネルギーから一定量のビーム出力を行い，治療装置のウォームアップを行います．またウォームアップ中にインターロックの表示の有無についても確認を行います．メーカによっては，専用モードが用意されている場合もありますが，メーカに確認しウォームアップ出力の必要の有無，手順について決定します．

表 25-1 治療装置の確認項目

	項目	確認事項
治療装置パラメータ	冷却水 絶縁ガス 加速管真空	水位，水温，水圧，水質 ガス圧 真空圧
駆動系など	ガントリ コリメータ 治療寝台 照射野ランプ レーザ	回転 回転，駆動 昇降，水平駆動，回転 点灯 点灯，交点ズレ
ウォームアップ	各種ビーム出力	インターロックの有無

（塩田泰生）

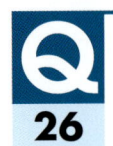

Q26 始業前の線量管理の方法を教えてください

A 始業前の線量管理は装置の異常を検知する目的で，出力線量の不変性を確認します．測定に用いる精度管理用機器は簡便なもので構いませんが，市販の日常点検用の精度管理用機器などを利用すれば効率的な精度管理が可能となります．

解説

始業前の線量管理として，使用するすべてのエネルギーについて，X線は毎日，電子線は週1回（装置によっては毎日）の頻度で出力測定を実施します[1]．始業点検は，装置の異常を発見することが目的であるため，絶対線量測定の必要はなく，出力線量の相対的な不変性を確認します．出力線量の不変性は，モニタ校正により出力線量が担保されている状態を基準値として，日々の測定が，基準値から±3％以内であるかを確認します[1]．測定に用いる精度管理用機器は，簡便で，再現性よく設置できるものを選択します．また，測定結果を適切に判断するために精度管理用機器の測定精度を把握しておくことが重要です（Q7参照）[2,3]．精度管理用機器の基準値を取得する校正作業は，モニタ校正時の出力測定結果と精度管理用機器の測定結果に乖離が認められるようになった場合に実施する必要があります．特に，半導体検出器を用いたシステムでは，放射線損傷による感度変化が報告されているため注意が必要です（Q85参照）[4]．

特殊な精度管理用機器を用いない線量管理方法としては，固体ファントム中にファーマ形電離箱を挿入して測定する方法があります．この場合，電離箱線量計から得られた読み値に温度気圧補正係数を乗じて測定値を求め，この測定値により不変性の確認を行います．また，市販の日常点検用精度管理用機器[2,3]や2次元検出器など[5]を用いれば，線量管理をより効率的に実施することが可能となります（図26-1）．これらの精度管理用機器には，出力線量だけでなく，エネルギー，プロファイルの平坦度・対称性，照射野サイズなどの確認機能を有するものもあり，精度管理の時間短縮に加えてより多くのデータを取得することができます．始業点検の結果は実施記録として書面化することが大切で

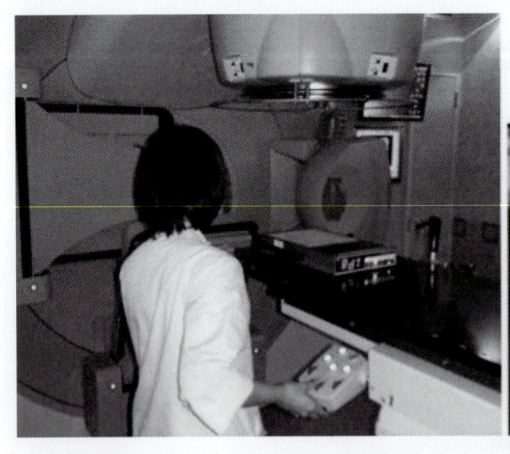

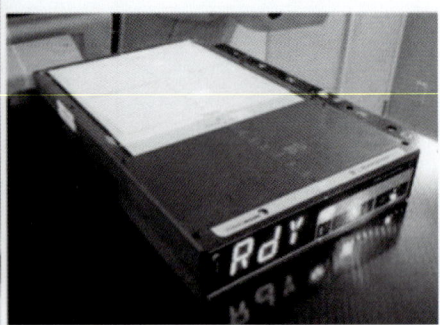

図26-1 日常点検用精度管理用機器を使用した効率的な線量管理

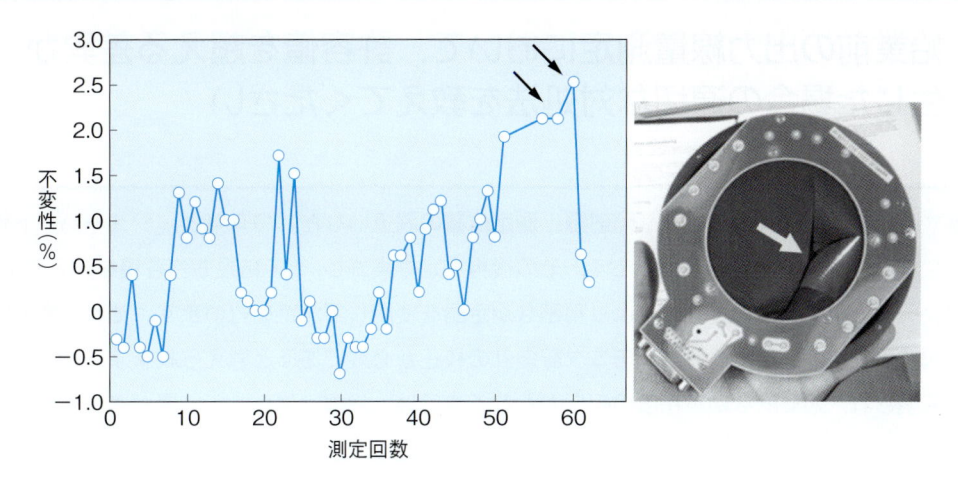

図 26-2 日常点検でモニタ線量計の破損を検知できた一例
始業点検で不変性の急激な変化を認めた．複数回照射を繰り返すことで線量が安定するため，始業点検でしか異常を検知することができなかった．モニタ線量計のマイラーシートが破損し，亀裂が入っている（右図）．

す．また，スプレッドシートなどを用いて，日々のデータを時系列に管理することで，装置の異常をいち早く検知することが可能になります（**図 26-2**）．

■参考文献

1) Klein EE, Hanley J, Bayouth J, et al. Task Group 142 report: quality assurance of medical accelerators. Med Phys. 2009; 36: 4197-212.
2) Kapanen M, Tenhunen M, Hämäläinen T, et al. Analysis of quality control data of eight modern radiotherapy linear accelerators: the short- and long-term behaviours of the outputs and the reproducibility of quality control measurements. Phys Med Biol. 2006; 51: 3581-92.
3) McDermott GM, Buckle AH. Monitoring linear accelerator output constancy using the PTW Linacheck. Med Dosim. 2011; 36: 71-4.
4) 奥村雅彦．外部照射装置のための quality control．日放技学誌．2001; 57: 1339-48.
5) Spezi E, Angelini AL, Romani F, et al. Characterization of a 2D ion chamber array for the verification of radiotherapy treatments. Phys Med Biol. 2005; 50: 3361-73.

〈辰己大作〉

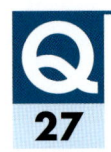

Q27 始業前の出力線量測定において，許容値を超える差異が生じた場合の適切な対処法を教えてください

A まずは測定不備（エネルギー，照射野，測定位置の間違いなど）の有無と，シューハート管理図などで測定値の傾向を確認します．その後再測定を実施し，その結果も許容値を超える場合，ファーマ形電離箱線量計などのより精密な測定器を使用して測定を行います．それでも許容値を超える差異が生じた場合は，モニタ線量計の校正が必要であると考えられます．誤差の原因が究明され，最終的な線量精度の担保がとれるまでは，治療は休止する必要があります．

解説 精度管理の結果が許容値を超える場合に必要とされる作業（介入）は，Q9 でも述べられているように，3 つのレベルに分けることができます[1]．出力線量管理においても簡易的な試験から精密な試験まで，精度管理試験を複数の段階に分けることが有用であると考えられます．以下に，日常の出力線量管理のプロトコールの一例を示します．以下の例では試験を 3 段階にレベル分類しています．

第 1 段階試験

簡便に測定を行える精度管理用機器（253 ページ参照）を使用して，始業前点検時に出力線量を評価します．データの評価にはシューハート管理図（Q8 参照）を用いることが推奨されます．シューハート管理図を用いて統計学的に許容値を算出し，毎日の出力線量の変動傾向を把握します．測定結果が許容値を超えた場合，これまでの変動傾向からみて突発的な誤差である場合には，測定ミスが原因であることが考えられるため，測定器を設置し直し，照射条件を充分に確認して再測定を実施します．再測定の結果も同じように許容値を超える場合は，突発的な装置の異常の可能性もあるため，より精密に測定できる測定器材を用いて評価します（第 2 段階試験）．

第 2 段階試験

ファーマ形電離箱線量計と設置が容易な固体ファントムの組み合わせで測定を実施します．この測定のために，校正用水ファントムを用いた測定で 1 cGy/MU にモニタ線量計が合わせ込まれた時の，固体ファントム中でのファーマ形電離箱線量計の大気補正を施した電荷量を予め取得しておく必要があります．ファーマ形電離箱線量計と固体ファントムでの測定でも許容値を超える場合，第 1 段階試験と同様に測定ミスの有無を確認します．測定が適切に実施されたことが確認されれば，出力線量に何らかの系統的な異常が発生していることが疑われます．治療継続の是非を確認するため，第 3 段階試験として校正用水ファントムとファーマ形電離箱線量計を用いた測定を実施します（第 3 段階試験）．

第 3 段階試験

定期的に実施する基準深の水吸収線量評価（一般に MU 校正とよばれています）により最終的な評価を行います．この試験で許容値を超えない場合は，特別な装置の調整を行わずに治療を継続することが可能です（Q9 解説中の「レベル 2：定期点検」に該当）．この試験でも許容値を超える場合には，臨床的な影響が生じうる出力線量の異常が発生していることが疑われるため，即座に原因の究明に当

たります．この場合，原因が究明され，問題が解決されるまでは治療を実施してはいけません（Q9解説中の「レベル3：即時の行動・治療中止・是正行動」に該当）．

　TG-142[1]で示されている許容値は，TG-24[2]に基づいて設定されたTG-40[3]の許容値の改訂版であり，線量に関する全体の不確かさ±5％，空間的な全体の不確かさ±5 mmを満たすことを目標として設定されています．これはICRUレポート24[4]において遵守することが勧告されている基準でもあります．そのため，TG-142で示された許容値は，医学物理士などの放射線治療品質管理責任者と他の治療スタッフによる即時の是正行動が必要となる基準値であると認識する必要があります．

　1回の試験結果が許容値を超えるか否かということだけで状況を判断することは不可能であり，シューハート管理図などの信頼できる統計的手法を用いた，長期的なデータの解析結果に則って，次にとるべき行動を決定する必要があります．

　許容値の設定に関してはQ7，統計的なデータ解析についてはQ8，許容値を超えた場合の対応についてはQ9を参照し，理解を深めてください．

■参考文献

1) Klein EE, Hanley J, Bayouth J, et al. Task Group 142 report: Quality assurance of medical accelerators. Med Phys. 2009; 30: 4197-212.
2) AAPM Task Group No. 24. Physical Aspects of Quality Assurance in Radiation Therapy. 1984; 18: 73-109.
3) Kutcher GJ, Coia L, Gillin M, et al. Comprehensive QA for radiation oncology: Report of AAPM Radiation Therapy Committee Task Group 40. Med Phys. 1994; 21: 581-618.
4) ICRU Report 24. Determination of absorbed dose in a patient irradiated by beams of X or gamma rays in radiotherapy procedures. Maryland, U. S. A., 1976.

〈黒岡将彦〉

Q28 始業前の幾何学的精度管理を効率よく実施する方法を教えてください

A 始業前の幾何学的精度管理は，レーザ位置，距離計表示，コリメータサイズの3項目について実施します．精度管理用機器（253ページ参照）を用いた始業前の線量管理に組み込むことで効率的な管理が可能となります．

解説 始業前の幾何学的精度管理は，日々変動の可能性があるレーザ位置，距離計表示，コリメータサイズの3項目について実施します．幾何学的精度管理をQ26の始業前の線量管理手順に組み込むことで効率的な管理が可能となります．例として，精度管理用機器による線量管理と組み合わせた管理手順を紹介します．なお，各項目の許容値は治療装置のタイプにより異なりますので，精度管理項目表の許容値を参照して下さい．

始業前の幾何学的精度管理手順の例

① あらかじめ壁面にマークした基準のけがき線と左右のサイドレーザの相対的位置関係を目視にて確認します（図28-1-a）．
② アイソセンタ付近での左右のサイドレーザの一致を目視にて確認します．
③ 線量管理用の精度管理用機器を設置します．設置中に，ガントリ，コリメータ，治療寝台，MLCの動作に異常がないかを確認します．
④ ガントリ角度0°の状態で，距離計を用いて線源表面間距離100 cmの位置に精度管理用機器を設置し，サイドレーザが精度管理用機器の表面にくることを目視で確認します．これにより，距離計とサイドレーザの整合性が担保されます（ただし，ガントリのダレを考慮してレーザ位置を調整している場合には，恒常的に1 mm程度の乖離が生じる場合があります）．
⑤ 精度管理用機器表面に貼り付けた方眼紙を利用して，光照射野サイズを目視で確認します（図28-1-b）（方眼紙の精度をあらかじめ確認しておきます）．

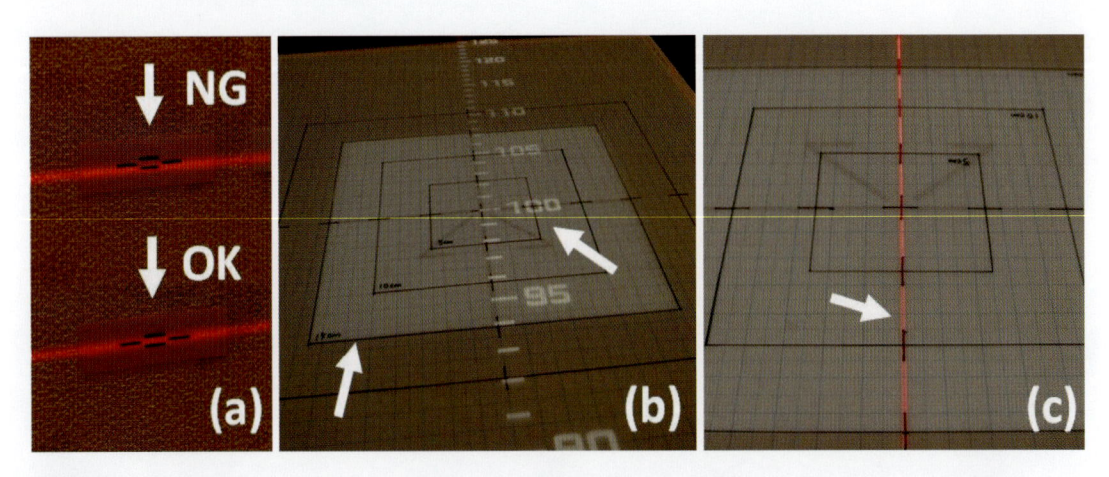

図28-1 (a) 壁面でのサイドレーザ確認，(b) 距離計，照射野の確認，(c) サジタルレーザの確認

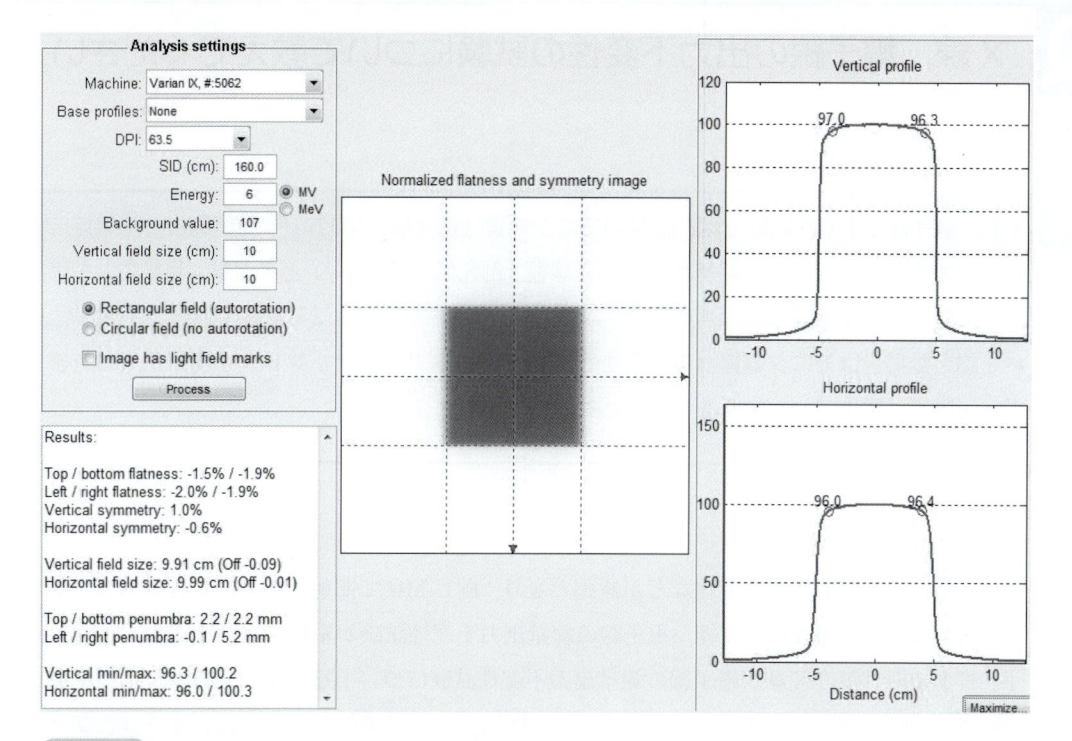

図 28-2 DoseLab（Sun Nuclear 社）を用いた
EPID による放射線照射野サイズ，平坦度・対称性の管理例

⑥ サジタルレーザと光照射野の十字線が一致することを目視で確認します（図 28-1-c）．

⑦ Q26 の線量管理を実施します．なお，精度管理用機器にプロファイル取得機能がある場合には，同時に放射線照射野サイズの不変性を評価することも可能です．

　始業点検にて，放射線照射野サイズを確認したい場合には，プロファイルを取得できるデジタル検出器[1]や EPID（Electronic portal image device）[2,3]を利用すると効率的に測定を実施することができます．図 28-2 は EPID を用いた放射線照射野サイズの不変性の確認例です．市販のソフトウェアを利用すれば，効率的かつ定量的に放射線照射野サイズ，平坦度・対称性を管理することが可能になります．

■参考文献

1) Watts RJ. Evaluation of a diode detector array for use as a linear accelerator QC device. Med Phys. 1998; 25: 247-50.
2) Dunscombe P, Humphreys S, Leszczynski K. A test tool for the visual verification of light and radiation fields using film or an electronic portal imaging device. Med Phys. 1999; 26: 239-43.
3) Budgell GJ, Zhang R, Mackay RI. Daily monitoring of linear accelerator beam parameters using an amorphous silicon EPID. Phys Med Biol. 2007; 52: 1721-33.

〈辰己大作〉

月毎点検項目 ◆Q29→Q41

Q29 X線，電子線の出力不変性の試験について教えてください

A X線，電子線の不変性試験では，任意のモニタ線量（例えば，100 MU）を照射し，基準点において測定された吸収線量と期待される吸収線量（例えば，100 cGy）との変動（月単位）を確認する試験です．基準深での吸収線量の月毎の変動がTG-142では2％を許容値としており，それを超えた場合はモニタ線量計の校正を行います．日本では水ファントムを用いて行われますが，米国では固体ファントムを用いて行われます．

解説

1．本邦での出力不変性試験

モニタ線量計の経時的な感度変化などが原因となり，同じMUで照射しても同じ線量出力を示さないことがあります．そのため，X線，電子線の線量出力不変性試験が重要になります．

まず，日本での月毎のX線，電子線の線量出力不変性試験について述べます．日本では標準測定法01に準じて実施します[1]．X線，電子線の両者とも医用原子力技術振興財団で校正を受けたファーマ形電離箱線量計を用い，線量計を水中に設置して測定を行います．X線，電子線の標準測定法01の要約を表29-1に示します．詳細は日本医学物理学会編，外部放射線治療における吸収線量の標準測定法（標準測定法01）を参照ください．

表29-1 X線，電子線の標準測定法01の要約[1]

	X線	電子線
線量計の種類	ファーマ形電離箱線量計	平行平板形電離箱 （吸収線量半価深 R_{50} が 4.0 g cm^{-2} 以上であればファーマ形電離箱も可）
電離箱の実効中心	幾何学的中心	空洞内前壁 〔ファーマ形電離箱線量計の場合，幾何学的中心より 0.5×（電離箱空洞の半径）線源側〕
照射野サイズ（A）	10×10 cm^2	10×10 cm^2 （ただし，電子線の測定にて R_{50}>7 g cm^{-2} のとき，20×20 cm^2）
校正深（d_c）	10 g cm^{-2}	0.6×R_{50}−0.1 g cm^{-2}
基準点（d）	最大深	最大深
校正点吸収線量〔$D_c(d_c, A)$〕から基準点吸収線量〔$D_r(d, A)$〕へ	$D_r(d, A)=D_c(A)/TMR(d_c, A)$ 〔$TMR(d_c, A)$ は，この場合校正深10 cm，照射野 10×10 cm^2 での組織最大線量比〕 （線源標的間距離が一定の場合）	$D_r(d, A_0)=100・D_c(A_0)/PDD_c(A_0)$ （$PDD_c(A_0)$ は，この場合表面の照射野が 10×10 cm^2 の時の校正深の深部量百分率）

2．米国での線量出力不変性試験

　米国での月毎の線量出力の不変性試験は水ファントムではなく，水等価固体ファントムを用いて行われます．日本の週点検で用いられる水を用いた線量出力の不変性試験は年点検か半年点検で行われ，TG-51に準じて行われます[2]．年（半年）点検での線量出力の不変性試験終了後，モニタ線量計が校正されます．その直後（すなわち，モニタ線量計が正しい状態，DMU＝1 cGy/MUの状態）に，月毎の線量出力の不変性試験と同じ幾何学条件（固体ファントム，電離箱線量計）にて任意のモニタ線量を照射し，最大線量深に設置されたファーマ形電離箱線量計にて，気圧および温度補正された線量値を測定します．その際に測定された線量が月毎の線量出力不変性試験の基準となります．したがって，月毎の線量出力不変性試験では，この基準に設定した線量と月毎の線量を比較して，各施設が設定する許容値を超える場合にモニタ線量計の校正を行うということになります．

　線量出力の不変性試験にはモニタ線量計の精度が影響します．モニタ線量計はメーカによって密封型と非密封型があります．密封型は外部の温度や気圧の影響を受けませんが，非密封型のモニタ線量計はそれらの影響を受けます．そのため，非密封型のモニタ線量計には気圧センサや温度センサが設置され，電気的にモニタ線量計の出力に補正を加えます．しかし，非密封型でそれらのセンサおよび補正機構がない装置も存在するため，注意が必要です．例えば，気圧が急に大きく変化することは稀ですが，温度に関しては照射を続けるとヘッド内の気温が徐々に高くなっていくため，モニタ線量計内がその温度の影響を受けます．すなわち，モニタ線量計も空気を利用した電離箱線量計であるため，温度変化に対する補正が必要になります．X線，電子線の線量出力不変性試験の前に（受け入れ試験時など），ユーザは，モニタ線量計が密封型か非密封型か，非密封型であればフィードバック機能があるかないか，などを事前に確認した上でX線，電子線の不変性試験を行う必要があります．フィードバック機能がない場合に関しては，ユーザが温度変化に対する対策を講じる必要があり，例えば温度変化が安定してきた際に温度気圧補正係数を求め，不変性試験を行う，といった方法などが用いられています．モニタ線量計の説明はQ30を参照してください．

■参考文献

1) 日本医学物理学会, 編. 外部放射線治療における吸収線量の標準測定法（標準測定法01）. 東京: 通商産業研究社; 2002.
2) Almond PR, Biggs PJ, Coursey, BM, et al. AAPM's TG-51 protocol for clinical reference dosimetry of high-energy photon and electron beams. Med Phys. 1999; 26: 1847-70.

（橘　英伸）

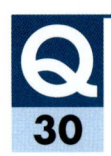

Q30 副モニタ線量計における感度不変性試験について教えてください

A 副モニタ線量計の不変性試験とは，通常では照射のオン/オフを制御している主モニタ線量計（Varian, Elekta では MU 1，Siemens では MON 1）の感度と同様に副モニタ線量計（Varian, Elekta では MU 2，Siemens では MON 2）の感度に大きな変化が生じていないことを確認するための試験です．

解説 一般に，主モニタ線量計（MU 1，MON 1）が照射のオン/オフを制御しています．しかし，万が一主モニタ線量計に不具合が生じたとしても，副モニタ線量計（MU 2，MON 2）で測定された線量が目的値に到達していれば照射がオフになります．よって，その際の出力の精度は副モニタ線量計に依存するため重要になります．したがって，副モニタ線量計の感度不変性試験が重要になるわけです．

主モニタ線量計感度の不変性は通常の出力測定やモニタ線量計校正時に直接確認していることになります．しかし，副モニタ線量計は主モニタ線量計でインターロック機能が作動するため，直接は副モニタ線量計の不変性を確認することができません．副モニタ線量計の不変性を確認するための方法について，放射線治療装置メーカごとに解説します．

1. Elekta 社製放射線治療装置

Elekta 社製放射線治療装置(例: Synergy)のモニタ線量計の外観および概略図を図 30-1 に示します．モニタ線量計は 3 層で構成されています．ターゲットに最も近い層（図 30-1-b）では，ガン・ターゲット方向，左右方向の対称性を 2RG-2RT，および 2TA-2TB にてそれぞれ確認しています（図 30-1-c）．また Inner hump，Outer hump にて平坦度を確認しており，許容値を超えるとインターロック機能がはたらき，照射が中断されます．2 層目，3 層目がそれぞれ主モニタ線量計，および副モニタ線量計であり，デジタル制御により各モニタ線量計の電離量を適切な MU 値（MU1，MU2 表示値）に変換します．また，MU1 と MU2 の差が 2 MU または 4％を超えるとインターロック機能が作動し照射が中断します．

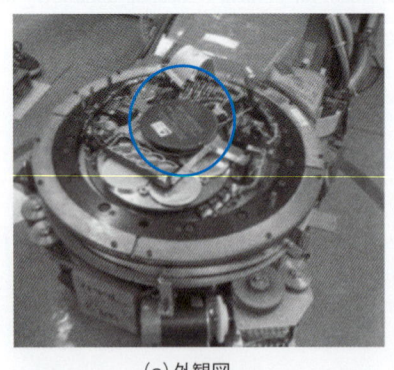

(a) 外観図
（丸印部分）

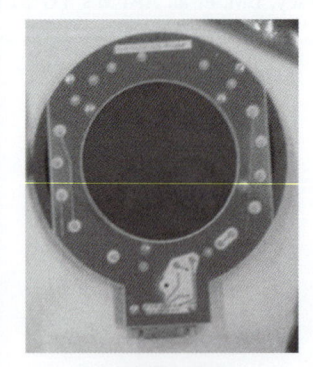

(b) 実際の写真

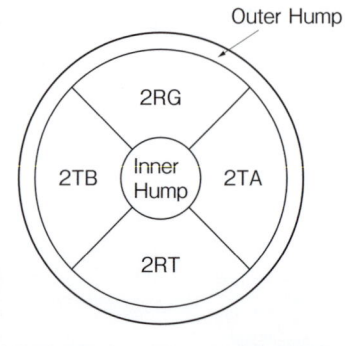

(c) ターゲット側のモニタ線量計構造
（簡略図）

図 30-1 Elekta 社製放射線治療装置（Synergy）のモニタ線量計

Elekta社製放射線治療装置の副モニタ線量計の不変性試験については，デジタル制御によるモニタ線量計の感度校正後に，任意の線量を照射した際のMU1とMU2のデジタル値が許容値内で一致していることを確認します．MU1でインターロックが作動するため，間接的にMU2の不変性を確かめることになりますが，MU1の感度が適切に調整されていることが前提であれば，本手法は簡易的かつ効率的な確認方法です．

2．Varian社製放射線治療装置

Varian社製の放射線治療装置には2つのモニタ線量計（主: MU1，副: MU2）が図30-2-aのようにX線ビーム軸に対して垂直，かつ両者は並列に配置されています．この2つのモニタ線量計で照射のオン/オフを制御しています．また，2つのモニタ線量計は同じ線量計が互いに90°異なる状態で配置されており，両者を利用して2軸の対称性も測定しています．

Varian社製放射線治療装置の場合，MU1，MU2の感度校正の際，電離箱を用いた測定によりMU1の感度を校正し，MU1が適切な感度であることを保証した上で，MU1の値に等しくなるようにMU2の感度を調整します．したがって，副モニタ線量計の不変性試験については，Elekta社製放射線治療装置と同様に任意の線量を照射した際のMU1とMU2のデジタル値が許容値内で一致していることを確認することで判断が可能となります．

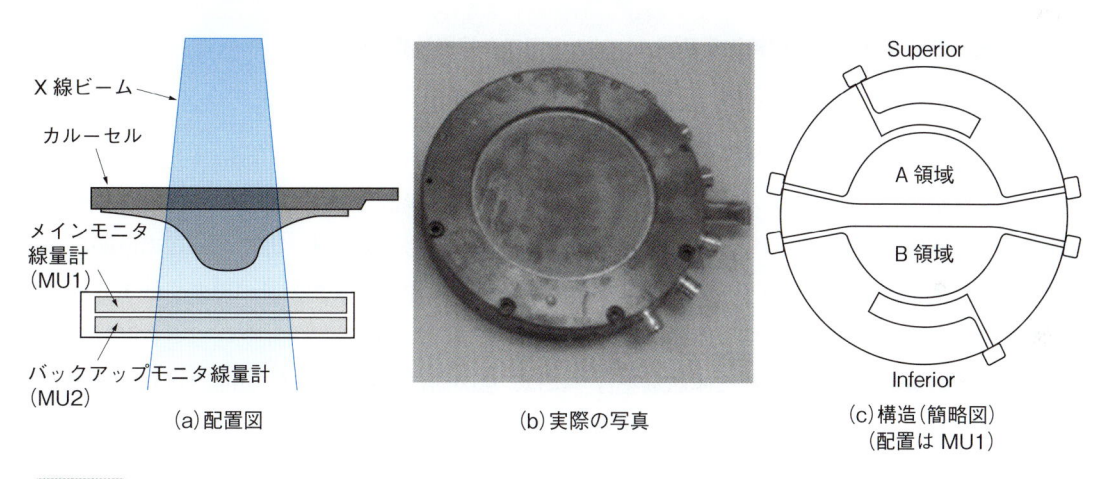

図30-2 Varian社製放射線治療装置のモニタ線量計

3．Siemens社製放射線治療装置

Siemens社製放射線治療装置は，主モニタ（MON1）と副モニタ（MON2）の役割が異なっています．MON1は他社と同様に電離値が一定値，あるいはタイマ設定時間に達したらビームオフする機構です．一方，MON2は，それに加えて瞬間的なPulse Rateの調整と平坦度監視の役割も担っています．そのため，瞬間的な線量率はMON2の値に依存していますので，MON2の管理は重要です．

MON2の感度がMON1に比べて高いと，MON1よりも早くビームオフ信号を出す可能性がありますので，MON2の感度はMON1となるべく同じ程度にしておく必要があります．MON1の予定MU値でビームが停止しなかった場合，MON2は300 MUまではMON1×1.1の値でビームオフ信号を出し，300 MU以降はMON1＋25 MUでビームオフ信号を出します．

MON2の定期確認は，MON1の校正をする前にタイマ値を利用して実施します．タイマで1分間照

射したときのMON2の値が公称のMU/min線量率とならなければいけないので，これを公称値のMU/min線量率と比較することでMON2の感度が変わっていないかを相対的に確認できます．調整する場合は，（測定MU/min線量率）/（公称値MU/min線量率）で計算した倍率だけ，感度を変更します．ただし，この方法ではMON1とMON2の感度が同時におかしくなるなどの問題によって，基準深での測定値が1 cGy＝1 MU（MON1）でなくなった場合のエラーは検出できません．したがって，必ず標準測定法01に基づいたMON1のモニタ校正も行って絶対線量を確認する必要があります．

| (a) 外観図 | (b) 実際の写真 | (c) 構造（簡略図） |

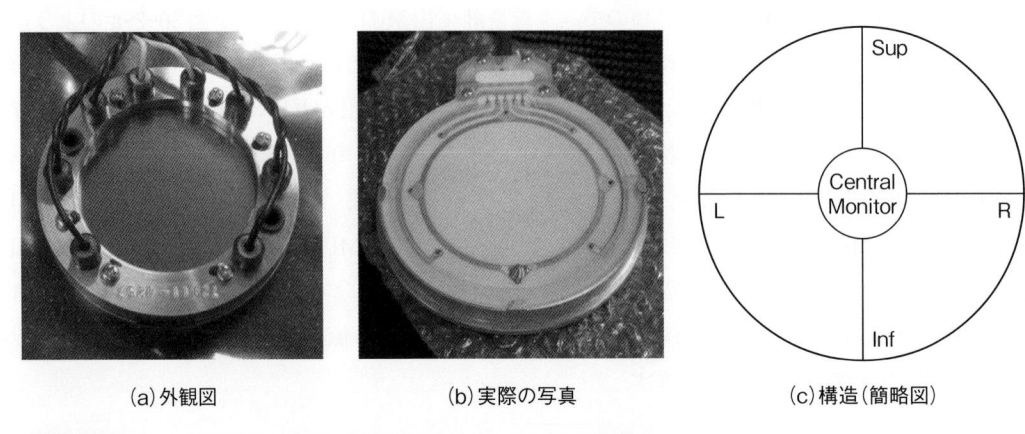

図30-3 Siemens社製放射線治療装置ONCORのモニタ線量計概略図

《参考: 副モニタ線量計のインターロック動作試験》

副モニタ線量計については，不変性試験の他にも主モニタ線量計と同様に設定したモニタ単位数に到達した際に正常にインターロックが作動するかどうかの確認も重要です．ただし，この試験については意図的に主モニタ線量計のインターロックを外す，または主モニタ線量計の感度を低下させて行う必要がありますので，試験の際には十分な注意が必要です．

Elekta社製の放射線治療装置にて本試験を行うには，意図的にMU1の感度（item 314 Dose ref1）を低下させる必要があります．しかし，この行為は試験後に感度を元の数値に戻し忘れるとクリニカルモードにおいても放射線治療装置出力変動に直接影響を与えるため大変危険です．そのため，本試験についてはメーカと共同で行うことを推奨します．

Varian社製の放射線治療装置にて本試験を行うには，主モニタ線量計（MU1）を機能しないようにします（サービスモードに入り，MU1のインターロックを無効にする）．この状態で任意モニタ単位数を設定し，副モニタ線量計（MU2）にて照射が中止されることを確認します．サービスモードで試験を行うため，意図的に施したMU1のインターロック解除はクリニカルモードには反映されません．

Siemens社製の放射線治療装置にて本試験を行うには，Elekta社と同様にMON1の感度を一時的に下げるしかありません．デジタル制御式のSiemens機では，モニタ線量計の感度変更を反映させる前のリサーチモード（このパラメータは治療時には用いられない）がありますので，そちらのモードで検証するのが安全です．もちろん，試験が終了したらリサーチモードで設定したパラメータ値を治療時のパラメータ値に戻すのを忘れないようにしてください．

〈古谷智久，橘　英伸，木藤哲史〉

Q31 AAPM TG-142 での月毎点検のビームプロファイルの平坦度・対称性の評価方法を教えてください

A TG-142 における月毎点検のビームプロファイルの平坦度・対称性の評価方法は日本の「外部放射線治療における Quality Assurance（QA）システムガイドライン」[1]とは異なりますので注意が必要です．月毎点検の TG-142 でのビームプロファイルの平坦度・対称性に対応した試験は X 線・電子線プロファイル不変性（Photon and electron beam profile constancy）にあたり，それぞれの許容値は共に基準値からの変動が 1% です．ビームプロファイルの変化を測定し，基準値と月毎の測定値とを比較することで平坦度および対称性を評価します．年毎点検に関しては Q42 を参照してください．

解説

TG-40 の内容が TG-142 にて改訂されるにあたって大きく変わったのが，ビームプロファイルの平坦度・対称性の評価方法です．

TG-142 の月毎点検におけるビームプロファイルの平坦度・対称性の評価には下式を用います．下記の式は，いわゆる照射野内の平坦な部分（X 線および電子線共に設定した照射野サイズの 80% 以内の範囲）における軸外の測定点を複数利用します．

$$\frac{1}{N}\times\sum_{L=1}^{N}\left|\frac{TP_L-BP_L}{BP_L}\right|\times100\% \leq 1\%$$

N は利用した測定点の総数，L は測定点の番号になります．測定点は施設で決定する必要があります．TP_L は月毎の測定値，BP_L は基準値であり，両者とも位置 L における軸外線量比（OAR, off-axis ratio）です．軸外線量比である TP_L および BP_L は，ある深さにおける中心軸の測定値に対する軸外の任意の位置の測定値の比です．すなわち，TP_L ＝（ある深さの軸外の任意の位置における月毎点検での測定値/同一の深さの中心軸の月毎点検での測定値）となります．基準値である BP_L は，コミッショニング直後に月毎点検のビームプロファイルの平坦度・対称性試験に利用する精度管理用機器にて測定された値であり，BP_L ＝（ある深さの軸外の任意の位置におけるコミッショニング後の測定値/同一の深さの中心軸のコミッショニング後の測定値）となります．基準値 BP_L に関して，年毎点検時などで治療計画装置に登録するビームデータを更新した場合，基準値である BP_L も更新する必要があります．

コミッショニング直後に，施設で決定した，月毎点検で利用する精度管理用機器にて基準値を測定します．これ以降の月毎点検ではこの基準値と同一の精度管理用機器を用いて実施し，この評価は相対線量評価になります．したがって，その機器が故障・修理した場合や新しい精度管理用機器へ変更した場合などには，基準値との差がこれまでの傾向と異なる可能性がありますので，基準値の再設定が必要となります．TG-142 では X 線および電子線のビームプロファイルの平坦度・対称性は同じ方法にて行うことができます．図 31-1 に具体的な例を示します．例えば，ここでは軸外の 4 点を任意に選択したとします．その 4 点に対する軸外線量比を基準データおよび月毎点検データから抽出し，上記式を利用して求めます．すなわち，

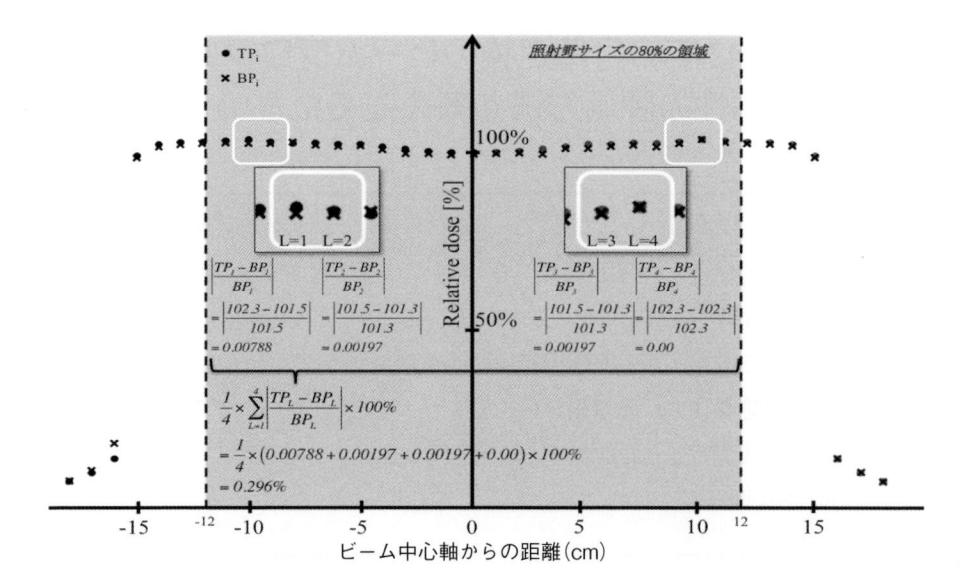

図 31-1 TG-142 の月毎点検におけるビームプロファイルの平坦度・対称性の評価法の具体例

$$\frac{1}{4} \times \sum_{L=1}^{4} \left| \frac{TP_L - BP_L}{BP_L} \right| \times 100\%$$

$$= \frac{1}{4} \times \left(\left| \frac{TP_1 - BP_1}{BP_1} \right| + \left| \frac{TP_2 - BP_2}{BP_2} \right| + \left| \frac{TP_3 - BP_3}{BP_3} \right| + \left| \frac{TP_4 - BP_4}{BP_4} \right| \right) \times 100\%$$

$$= \frac{1}{4} \times (0.00788 + 0.00197 + 0.00197 + 0.00) \times 100\%$$

$$= 0.296\%$$

となります．

　近年，平坦化フィルタを利用せずに照射できる加速器が登場しました[2]．この加速器を利用した際のプロファイルは図 31-2 に示すように上に凸型のプロファイルとなります．したがって，平坦な領域がありませんが，上記の式はプロファイル形状に関係なく利用できますので，同様に評価できます．
　日本の「外部放射線治療における Quality Assurance (QA) システムガイドライン」のビームプロファイルの平坦度・対称性試験は，TG-142 とは平坦な領域の定義や平坦度の定義，対称性の定義が異なります．X 線の場合，平坦度は，10 cm 深における平坦な領域内の吸収線量の最小値と最大値の比と定義されています．また，このガイドラインでいう平坦な領域とは，照射野サイズに応じて設定される特定の範囲を照射野から取り除いた部分と定義されています（10 cm までは 1 cm 分，10 cm 以上 30 cm 未満の場合は照射野サイズ×0.1 cm 分，照射野サイズが 30 cm 以上の場合は 3 cm 分）．例えば，照射野サイズが 10 cm の場合は照射野端から 1 cm を取り除いた範囲，すなわち照射野端から 1 cm 中心軸側の位置から逆側の照射野端から 1 cm 中心軸側の位置までの範囲のことをいいます．平坦度の許容値は 106% となっています．X 線の対称度は，平坦な領域内でのビーム軸上の線量およびビーム中心軸に対して対称な 2 点の線量を測定し，対称な 2 点の吸収線量の中心軸の吸収線量に対する比率を求め，さらに 2 つの比率を除算することで求められます．この許容値は 103% となっています．電

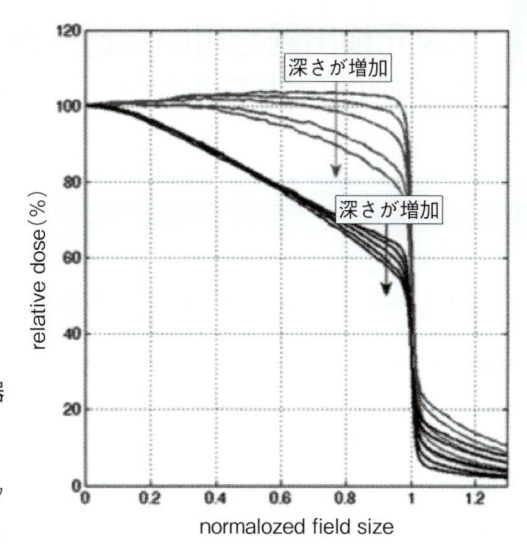

図31-2 フラットニングフィルタなしの加速器のプロファイル[2]

それぞれ測定深が異なる 30×30 cm^2 での 6 MV-X 線，10 MV-X 線のプロファイル．フラットニングフィルタなしの際のプロファイルが濃い黒線，ありが薄い黒線．

子線の平坦度の試験は，基準深において 80％等線量曲線と幾何学的照射野の辺縁との間の最大距離が 15 mm 以内であるかを測定し，評価します．電子線の対称性は，80％深部線量深の半分の深さまたは基準深で 90％等線量曲線より 1 cm 以上内側でビーム軸上の吸収線量に対称な 2 点を求め，その 2 点の比が 105％以内であるかを評価します．

月毎点検でのプロファイルを評価するには，短時間に設置できる測定方法を採用すべきです．したがって，3 次元水ファントムのようなものではなく，固体ファントムとフィルムを組み合わせたものやプロファイル測定専用の 2 次元検出器などがよいでしょう．また，近年 IMRT が様々な施設で広まってきていることから，線量分布を評価する 2 次元検出器が導入されているのであれば，専用のプロファイル測定機器がなくても，それを利用して 2 次元の線量分布からプロファイルを抽出し，利用するのも良いでしょう．どのような測定器にもいえることですが，フィルムや 2 次元検出器などそれぞれが有する測定精度と本試験の許容値を考慮して，本試験に利用する測定器や測定環境を選んでください．

■参考文献

1) 日本放射線腫瘍学会 QA 委員会．外部放射線治療における Quality Assurance（QA）システムガイドライン．東京: 日本放射線腫瘍学会; 2000.
2) Hrbacek J, Lang S, Klöck S. Commissioning of photon beams of a flattening filter-free linear accelerator and the accuracy of beam modeling using an anisotropic analytical algorithm. Int J Radiat Oncol Biol Phys. 2011; 80: 1228-37.

（橘　英伸）

Q32 2次元検出器を用いたビームプロファイルの平坦度・対称性の評価は可能ですか？

A 使用検出器における測定の再現性がビームプロファイルの平坦度・対称性の許容値より小さい場合には使用できます．ただし，年毎点検では3次元水ファントムを使用してビームデータ取得時と同じ条件でのビームプロファイルの確認が必要です．

解説

ビームデータ取得時には3次元水ファントムを使用してビームプロファイルを測定しますが，水ファントムの設置は大がかりな作業です．そこで，ビームデータ取得時にビームプロファイルの平坦度や対称性を定期的かつ簡単に評価できるように，2次元検出器を利用して定期的確認用の基準ビームプロファイルを測定しておきます．このとき必ずしも測定条件をビームデータ取得時と同じ（SAD: 100 cm, Depth: 10 cm, 照射野サイズ: 10×10 cm^2 など）にする必要はありません．もしビームデータ取得時と同じ条件で行ったとしても，検出器サイズの違いなどにより比較は困難です．日常の出力不変性試験もかねて2次元検出器を使用する場合には，設置が簡単な測定条件（例えば，5 cm 厚固体ファントムを乗せるだけ，もしくはビルドアップ材を使用しない）で行えばよいです．その理由としては，基準プロファイルからの変化を確認しておけばよいからです．TG-142[1]では基準ビームプロファイルからの変化の許容値を1％としています（評価方法はQ31を参照）．ビームデータ取得時や装置導入時に2次元検出器での基準ビームプロファイルを測定していない場合は，3次元水ファントムで測定したビームプロファイルの妥当性を確認した後に，2次元検出器での基準データを測定してください．

2次元検出器には，各メーカからいろいろな種類のものが販売されていますが，2次元検出器の検出器間隔，検出器サイズ，補間方法，スムージングなどにより測定結果が影響を受けますので，使用検出器と評価方法を決定して，毎回同じ測定方法で行う必要があります．そのとき，使用する2次元検出器の結果の再現性（測定値の安定性，設置の再現性）を評価し，再現性が許容値以下であることを確認します．ビームプロファイルが平坦な場合は，ビーム中心が少し（1, 2 mm）ずれていても，平坦度や対称性にあまり影響を与えないので，ビーム中心位置精度も同時に確認する必要があります．可能ならば，照射野サイズ，半影も評価できる2次元検出器が望ましいです．

EPIDでも同様のことができますが，定期的な画質の校正が必要で，さらにEPIDの設定位置の影響を受けますので，あらかじめ測定の再現性を確認しておく必要があります（Q72, 75参照）．

■参考文献
1) Klein EE, Hanley J, Bayouth J, et al. Task Group 142 report: quality assurance of medical accelerators. Med Phys. 2009; 36: 4197-212.

（熊崎　祐）

Q33 電子線のエネルギー不変性の試験について教えてください

A 月毎の精度管理項目であるため，プロファイルをすべて取得する必要はなく，簡易的な検証でエネルギーの不変性を評価します．深さ2点以上を取得し，その比の基準からの変位を評価します．校正深と深部電荷量半価深 I_{50} の比で評価すればモニタ線量計校正時に同時に実施できるため，効率的に実施できます．

解説

本邦では一般的に電子線エネルギーの指標に深部量半価深（R_{50}）が用いられ[1]，年1回は線質の確認を行う必要があります[2]．しかし，月毎に行う試験では故障や基準値からの大きな逸脱を検出することが目的であり，簡易的な検証で充分と考えられます．例として，深さ2点以上における電離量を取得し，その比を基準値から評価する方法があります．効率的に実施できる方法として，図33-1の例のように校正深と深部電離量半価深（I_{50}）における電離量の比を確認する方法が考えられます．この方法は校正深と I_{50} の電離量の比で月毎の変動を確認することができるため，モニタ線量計校正実施時に同時に行うことで効率的に検証可能です．この例では，ビームデータ取得時の深部電離量百分率（PDI, Percentage Depth of Ionization）から得られる校正深と I_{50} における電離量の比を基準とします．質量衝突阻止能を用いて吸収線量の比を算出することも可能ですが，簡易的な検証方法として電離量の比を確認することでも充分な検証が可能と考えられます．しかし，I_{50} 付近の線量勾配は非常に急峻であり，電離箱の設置精度に大きく影響を受けるため，事前に電離箱の設置精度を確認する必要があります．

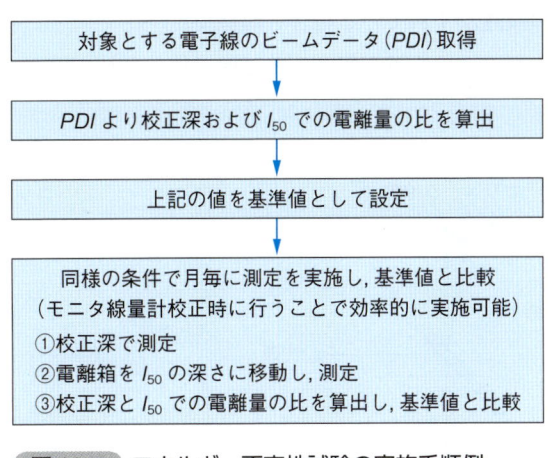

```
対象とする電子線のビームデータ（PDI）取得
            ↓
PDIより校正深およびI50での電離量の比を算出
            ↓
上記の値を基準値として設定
            ↓
同様の条件で月毎に測定を実施し，基準値と比較
（モニタ線量計校正時に行うことで効率的に実施可能）
①校正深で測定
②電離箱をI50の深さに移動し，測定
③校正深とI50での電離量の比を算出し，基準値と比較
```

図33-1 エネルギー不変性試験の実施手順例

■参考文献

1) 日本医学物理学会, 編. 外部放射線治療における吸収線量の標準測定法（標準測定法01）. 東京: 通商産業研究社; 2002.
2) Klein EE, Hanley J, Bayouth J, et al. Task Group 142 report: quality assurance of medical accelerators. Med Phys. 2009; 36: 4197-212.

（畑中星吾）

Q34 光照射野ランプ用ミラーと光源の設置精度の検証法を教えてください

A 光照射野ランプ用ミラーおよび光源の設置精度は，光照射野と放射線照射野の一致の精度に影響を与え，コリメータ回転によって検証することができます．ただし，ミラーとコリメータ回転システムが独立しているかどうかで，検証の方法が異なります．

解説

光照射野ランプ用ミラーおよび光源の設置が正しい位置からずれている場合やミラーの反射面が劣化している場合，X線の線源位置と光源による仮想線源位置がずれ，ビーム中心軸と光軸が一致しなくなります．仮想線源位置がずれることにより，アイソセンタ面での光照射野と放射線照射野にずれが生じるため，ミラーおよび光源の設置精度の確認をすることが重要となります．検証方法は，ミラーとコリメータ回転システムが独立しているかどうかによって異なります．

1．Varian 社製放射線治療装置の場合

Varian 社製の放射線治療装置は，ミラーはコリメータと同時に回転します．ミラーおよび光源の設置精度が悪い場合，図 34-1 に示すように，ビーム中心軸と光軸のずれにより，コリメータ回転とともに光照射野によってできる影が移動します．具体的には以下の手順で検証を行うことができます．①寝台の先端に定規などを設置，②治療室の床に生じる定規の影の角と，方眼紙の目盛りを合わせる，③コリメータを回転させ，影と方眼紙の位置関係の変化を確認する．

図 34-1 は，ミラーの設置がずれている場合の例を示しています．正しい位置（点線）からわずかにミラーがずれている場合，光源による仮想線源位置がコリメータ回転とともに移動するため，床に写る影も移動します．光源の設置がずれている場合も同様です．

できるだけ定規などから影までの距離を離すことで像が拡大され，軸のずれを検知しやすくなりま

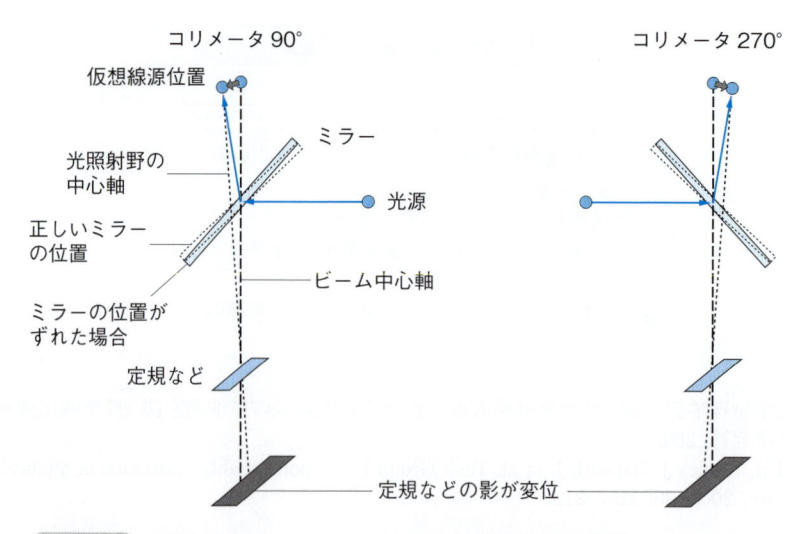

図 34-1 光照射野用ミラーおよび光源の設置精度の検証法（イメージ）

すが，拡大された分影のぼけが生じるため，各施設で判断しやすい位置に定規などを設置してください．ただし，コリメータの機械的な回転中心がフロントポインタと一致していること，およびコリメータ回転中心がビーム中心軸と一致していることが前提となっています．前者はフロントポインタを用いた精度管理（Q38 参照），後者はスポークショットなどによって事前に確認しておく必要があります（Q52 参照）．

2．Elekta 社製放射線治療装置の場合

　Elekta 社製放射線治療装置（例: Synergy）の光学系システムは主に 2 つのシステム: アイソセンタ面へ光照射野を投影するためのシステム，および CCD カメラを用いた受光によりジョウ位置を検出するためのシステムから成り立ちます．図 34-2 に光学系システムの概略図を示しました．図 34-2 の点線矢印は光源からの光の進行方向を，実線矢印は各 MLC 先端部に貼られたリフレクターから反射された光の進行方向を示しています．

　光学系システムが関係する精度としては，投影されるクロスヘアの回転を含めた位置精度とカメラで検知した受光イメージ（リーフ位置）精度があげられます．前者は図 34-2 におけるマイラーミラー位置，ビームスプリッター位置，そしてクロスヘアが描かれたマイラー板の設置精度が影響し，後者は CCD カメラやカメラレンズ，そしてカメラミラーの設置精度が影響を与えます．前者の精度は，Varian 社製の放射線治療装置と同様の手法で確認することができます．

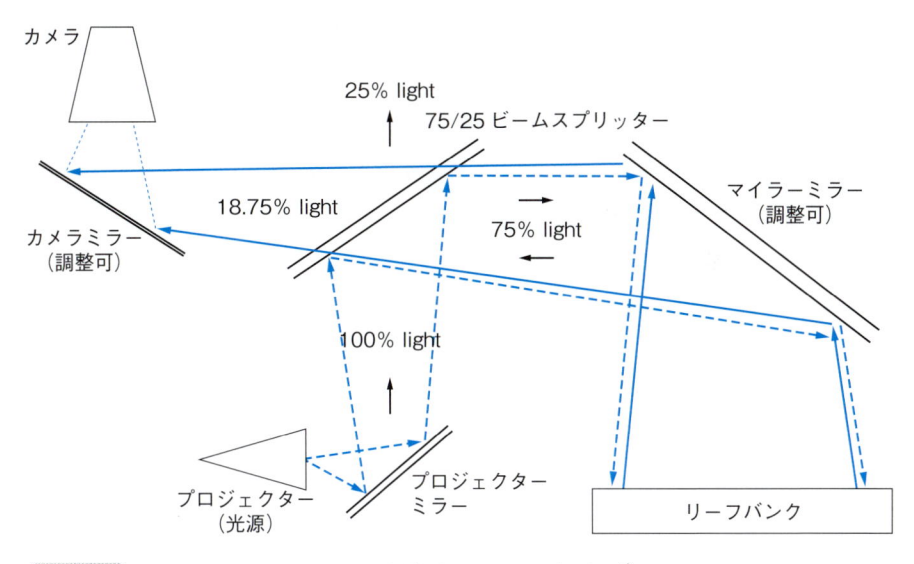

図 34-2 Elekta 社製リニアックの光学系システムの概略図[1]

3．Siemens 社製の放射線治療装置の場合

　Siemens 社製の放射線治療装置は，ミラーとコリメータ回転システムが分離された構造になっており，Varian 社，Elekta 社のようにコリメータを回転させても光照射野の光軸は一定であるため，上記の方法でミラー位置の検証をすることはできません．そのため，クロスヘア中心（ビーム中心）と光軸が一致していることを確認することにより，ミラーの設置精度を評価することができます．具体的なクロスヘア中心と光軸の一致の確認方法は，①電子線用照射筒などをガントリヘッドに装着し，②

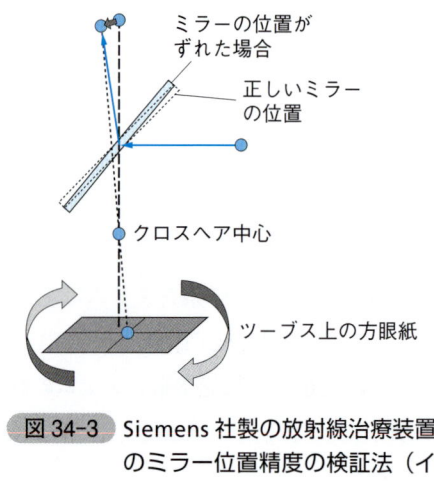

図 34-3 Siemens 社製の放射線治療装置のミラー位置精度の検証法（イメージ）

照射筒に方眼紙などを設置してクロスヘアと方眼紙の目盛りを一致させ，③コリメータを回転させてクロスヘアと方眼紙の位置関係の変化を確認することで，光軸とビーム軸のずれがないか確認できます（図 34-3）．ビーム中心と光軸が一致していれば，クロスヘア中心位置と方眼紙の位置関係は変化しませんが，ずれている場合は変化します．図 34-3 では，図 34-1 と同様にミラーの設置がわずかにずれている場合を示します．あるコリメータ角度で方眼紙に投影されたクロスヘアと方眼紙目盛を合わせた場合，光軸はコリメータとともに移動しませんが，方眼紙の目盛は移動します．ただし，Siemens 社の場合も同様にコリメータの機械的な回転精度が担保されていること，コリメータ回転中心がクロスヘア中心・ビーム中心軸と一致していることが前提となっているため，スポークショットなどによって事前に確認しておく必要があります．

■参考文献
1) Elekta 社. Digital accelerator installation manual. 2005

〈脇田明尚，古谷智久，橋本慎平〉

Q35 照射野サイズの確認方法を教えてください

A 上下段絞りによって整形される照射野は，ランプによる光照射野と，放射線による放射線照射野とがあります．目視できる光照射野は，方眼紙を利用して確認することができますが，放射線照射野と一致していることを前提としているため，両者の一致性についても確認する必要があります．その方法としては，フィルムやイメージングプレート（IP）などを用いる方法があり，同時に放射線照射野サイズの確認についても行うことができます．複数のサイズについて確認する場合，2次元検出器を利用することで効率的に行うことができます．

解説 光照射野は，ガントリヘッド内にあるランプとミラーによって投光されています．ランプ・ミラーの位置関係は，放射線により形成される放射線照射野に一致するように設定されています（Q34参照）．光・放射線照射野についての評価は，目視による画像確認や画像解析，2次元検出器によって実施することが一般的です．目視による確認においては，予め照射野サイズに誤差をもたせた画像を取得しておくことで検出能を評価できます．

1．光照射野の確認

光照射野確認方法は，方眼紙を使用した方法とIPを使用した方法があります．

a）方眼紙を使用した方法

各種照射野サイズを記した方眼紙を用意し，治療寝台上アイソセンタ面に設置します．治療室内を暗転し，方眼紙上に照射野ランプを照らし，放射線治療装置の示す照射野サイズと方眼紙上の実サイズとを目視にて確認します．この方法は簡便でかつ複数の照射野サイズを確認できます（図35-1）．

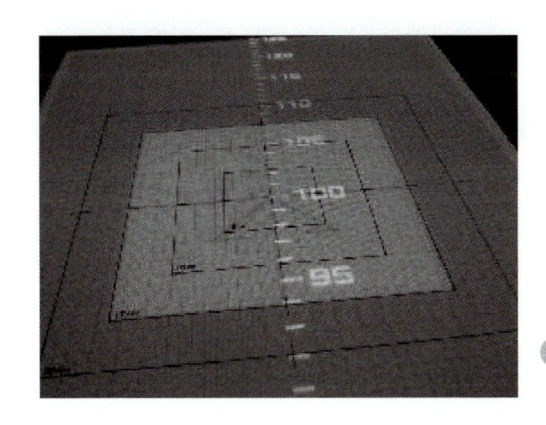

図35-1 方眼紙による光照射野の確認

b）IPを使用した方法

IPは，放射線を照射されることにより，放射線量に応じた潜像が形成され，その潜像を励起光により読み取ることによって放射線像を画像化します．潜像は，白色光にさらされることによっても減衰します．この現象を利用することで光照射野の確認を行うことができます．

図 35-2　IP による光照射野確認

① IP 上に予め既定サイズの黒点マークを付けておきます．
② はだかの状態で IP を治療寝台上アイソセンタ面に設置します．
③ 治療室内を暗転し（レーザ OFF），最大照射野サイズに設定し，数 MU 照射し IP 上全面に潜像を形成します．
④ コリメータを確認する照射野サイズに設定し，数秒照射野ランプを点灯し，IP 上の潜像を減衰させます．
⑤ IP をカセッテに収納し CR 読取り装置にて画像化します．

以上の工程により光照射野を画像化することができます．黒点マークは，読取り時の信号阻害として働き，画像上は白点として表示されます．画像を目視によって確認または DICOM イメージを画像解析・計測することによって光照射野サイズの確認が行うことができます（図 35-2）．

2．放射線照射野の確認

放射線照射野の確認は，フィルム，IP や 2 次元検出器などによる評価が一般的です．

a）フィルムを使用した方法

フィルムを治療寝台上アイソセンタ面に設置し，既定の照射野サイズに設定し光照射野をマークします．その後使用するフィルムに適した MU を照射します．光照射野のマークをフィルム上に残すためピン打ち処理を行い現像します．この時，照射野辺縁にピン打ちを行うと，目視評価の邪魔になるほか半影を画像解析する際にも邪魔となるため照射野外にピン打ちを行います．現像後，目視や画像解析ソフトなどによってサイズ計測により放射線照射野サイズを確認，ピン打ちマークとのズレについて評価することで光・放射線照射野のズレについて評価することができます（図 35-3）．

b）IP を使用した方法

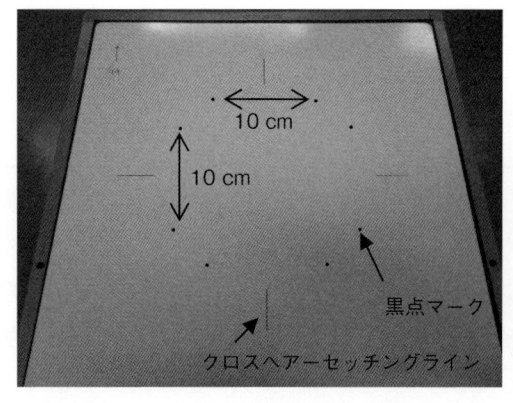

光照射野の確認と同様の手順で最大照射野にて数 MU 照射します．その後規定サイズの照射野にて再度数 MU 照射します．IP 画像読取り後，マークの白点とズレを目視により確認し，または DICOM 画像解析・計測によって放射線照射野のサイズ評価を行います（図 35-4）．

以上のような方法により，光照射野と放射線照射野とのズレ，既定サイズとのズレの評価を行うことができます．フィルムや IP を用いる場合，取得した画像を Image J や Power Point 上などでライン

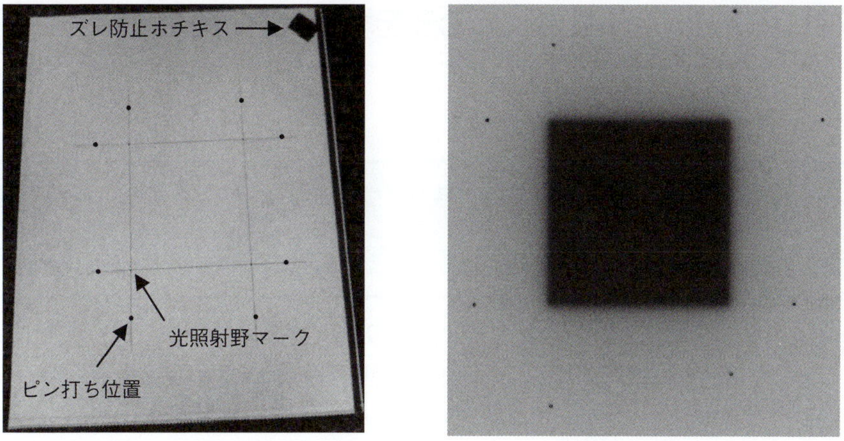

図 35-3 フィルムによる照射野確認

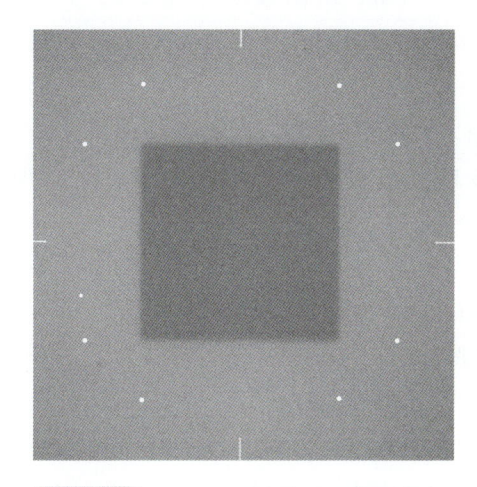

ピン打ちマーク後のフィルム　　現像後のフィルム

図 35-4 IP による実照射野の確認 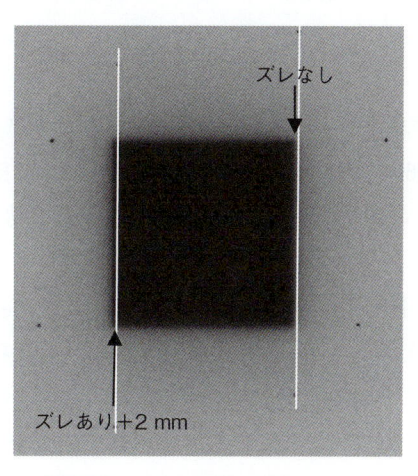　　図 35-5 人為的に照射野サイズを変更した画像

を引くことでより簡便に評価ができます（図 35-5）．また IP 画像については，PACS に転送することで，画像 Viewer 上でラインを引くことや，簡易計測についても行うこともできます．

　この時，それぞれのズレ量については，通常治療を行う治療装置の場合は 2 mm 以内，定位放射線治療を行う治療装置の場合は 1 mm 以内とされおり，治療内容に合った許容値が設定されています[1]．

　2 次元検出器は，照射直後に 2 次元線量分布を得ることができ，複数のサイズの確認が効率良く実施することができます．得られる線量分布は，フィルムよりも離散的であることから，結果の取り扱いには注意が必要です．中には精度管理利用を主とした，高密度配列の検出器も市販されていますが，予め検知可能なズレ量を確認しておくことを推奨します．

■参考文献

1) Klein EE, Hanley J, Bayouth J, et al. Task Group 142 report: quality assurance of medical accelerators. Med Phys. 2009; 36: 4197-212.

〈塩田泰生〉

Q36 非対称照射野の精度管理方法を教えてください

A 非対称照射野の位置精度の検証としては，各ジョウ位置をつなぎ目となる位置（代表的には0 cm）に設定し，フィルムなどへ照射してジョウのつなぎ目を確認する方法があります．

解説 独立にジョウが動くようになったことにより，これを用いた非対称照射野によるハーフフィールドなどの照射法が可能となりました．非対称照射野の位置精度の管理は，これらの照射法の精度，特に照射野間の接合部の線量を評価する上で重要です．非対称照射野の位置精度に関する管理項目は，TG-40 では記載されていませんが，TG-142 では月毎の点検項目として含まれており，推奨される誤差の許容値は 1 mm です[1]．一般的な位置精度確認方法としては，各ジョウ位置をつなぎ目となる位置（代表的には 0 cm）に設定し，フィルムや IP，EPID などへ照射してジョウのつなぎ目を確認する方法があげられます．以下にフィルムなどを用いた非対称照射野の精度管理方法の例を示します．

① 治療寝台の上にフィルムを載せ，線源・フィルム間距離を 100 cm に設置する．
② 図 36-1 にまとめてある照射野（Field 1 から Field 4）をひとつずつ作り，フィルムに照射する．全ての照射が終了するまで，フィルムは動かさないこと．
③ フィルムを現像し，4 つの正方形の図のライン（X1，X2 ジョウのライン）の並びを調べ，照射野端が揃っているか確認する（図 36-2 は Elekta 社製放射線治療装置の照射例）．

もし上記のような手法にて許容できない結果を得た場合，ジョウ位置の再校正によって照射野端を調整することができます．ただし，ガントリ角 0°で照射野端を揃えても，Q54 からもわかるように，ガントリの角度によってアイソセンタ面での照射野端は移動するので，校正を行う際には臨床条件のガントリ角で確認を行うなどの注意を払う必要があります[2-4]．

校正法については，メーカごとに若干の差異はありますが，一般的には光照射野と方眼紙・フィルムなどを用いてポテンショメータに実際の位置を記憶させる方法がとられます．メーカによってはユーザ側で校正を行うことができます．その際，校正後の精度管理結果とともに実施の詳細を必ず記録しておきましょう．

	Field 1	Field 2	Field 3	Field 4
X1	10 cm	10 cm	0 cm	0 cm
X2	0 cm	0 cm	10 cm	10 cm
Y1	0 cm	10 cm	10 cm	0 cm
Y2	10 cm	0 cm	0 cm	10 cm

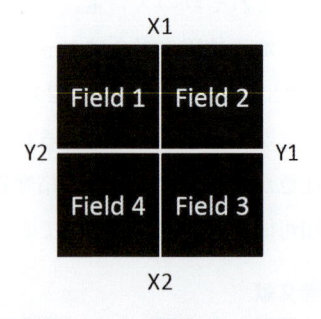

図 36-1 照射野の設定（X1，Y1 などの定義はメーカや施設によって異なる．図は Elekta 社の場合）

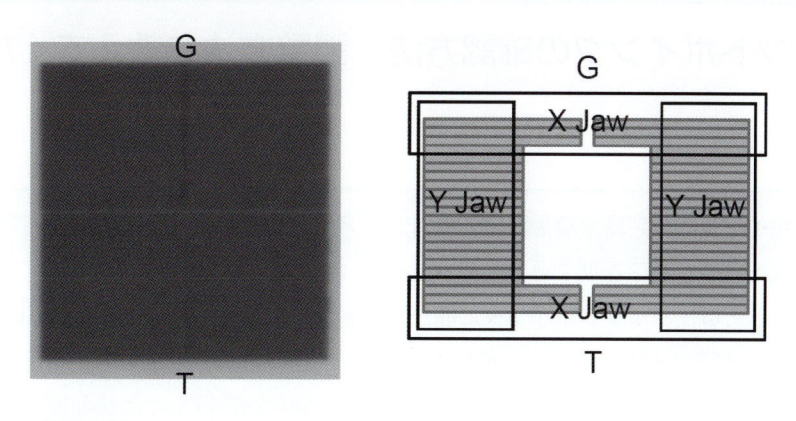

図36-2 実際の照射フィルム例

■参考文献

1) Klein EE, Hanley J, Bayouth J, et al. Task Group 142 report: Quality assurance of medical accelerators. Med Phys. 2009; 36: 4197-212.
2) Slessinger ED, Gerber R, Harms WB, et al. Independent collimator dosimetry for a dual photon energy linear accelerator. Int J Radiat Oncol, Bio, Phys. 1993; 27: 681-7.
3) Klein EE, Taylor M, Michaletz-Lorenz M, et al. A mono isocentric technique for breast and regional nodal therapy using dual asymmetric jaws. Int J Radiat Oncol Bio Phys. 1994; 28: 753-60.
4) Hernandez V, Sempau J. The influence of the field setup on the dosimetry of abutted fields in single-isocenter half-beam techniques. Med Phys. 2011; 38: 1468-72.

〈黒河千恵，橋本慎平，脇田明尚〉

Q37 フロントポインタの確認方法・調整方法を教えてください

A フロントポインタは放射線治療装置のメカニカルアイソセンタを示す重要な器具です．フロントポインタを用いた精度管理を行う場合，それ自体が正常な状態であるかを最初に確認します．確認事項としては，フロントポインタに曲がりがないか，アイソセンタを示しているか等があげられます．確認方法は高さ方向，およびコリメータ回転方向においてはそれぞれ光学距離計（ODI: optical distance indicator）や十字線を用いて簡易的に行うことが可能です．フロントポインタ自体の調整方法の詳細については各メーカに問い合わせることをおすすめします．

解説 フロントポインタは各メーカよってその特徴が異なります．表37-1に各メーカのフロント

表37-1 各メーカのフロントポインタの特徴

	Varian 社製	Elekta 社製	Siemens 社製
取り付け時外観	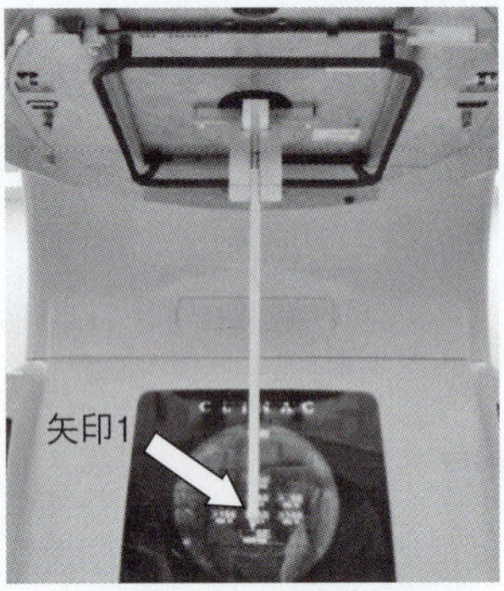 矢印1	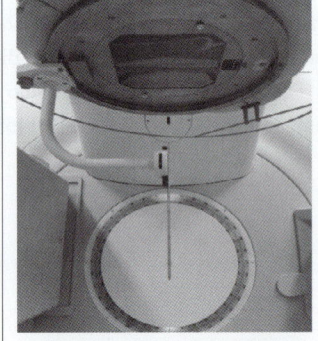	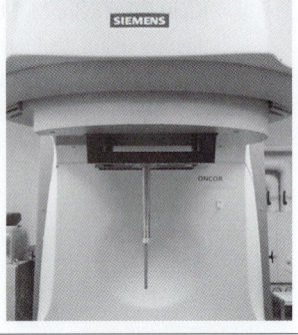
先端形状（右はボールペン芯）	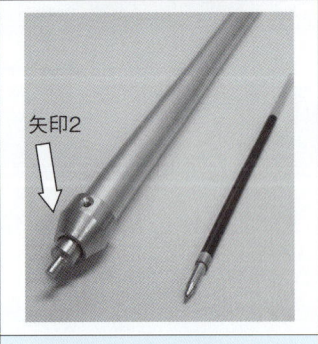 矢印2	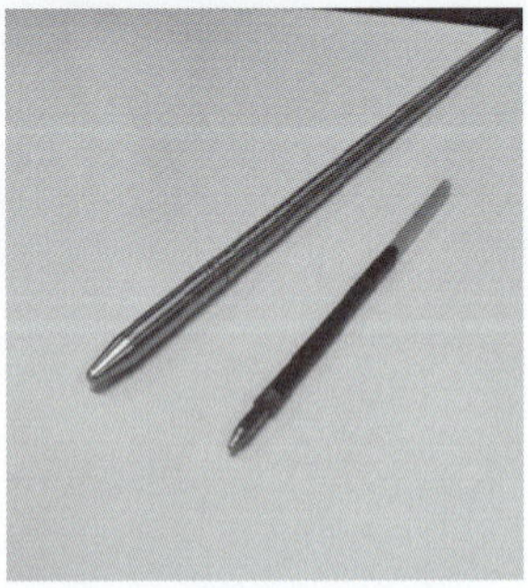	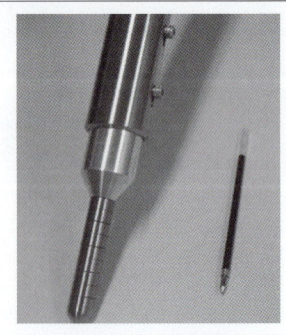
特徴	・フロントポインタ指示棒と取り付け台から成り立つ． ・取り付け部は磁石． ・取り付け台はガントリヘッドのスロットに挿入する．	・フロントポインタ指示棒とその取り付けアームから成り立つ． ・取り付け部は磁石． ・取り付けアームはガントリヘッドの淵に装着する． ・フロントポインタ先端はVarianに比べると太く，また目盛りの罫書きも太い．	・フロントポインタは支持台と一体化している． ・先端部分が可動式で長さごとに目盛りが刻まれている． ・フロントポインタ先端は他社と比べ太いため，フロントポインタを用いた回転精度確認はやや困難である．

ポインタの特徴をまとめました．

1．フロントポインタの確認方法

《簡易確認》

　フロントポインタを平坦な場所で転がすことで，フロントポインタ自体が曲がっていないかを確認することができます．もし曲がっていれば，フロントポインタは波打つように転がります．またフロントポインタ先端が独立しているもの（例：Varian 社製）については，先端が中央から変位して配置されている場合，転がした際に先端位置が変位する様子が容易に確認できます．

《高さ方向》

　フロントポインタ以外に高さ方向を指し示すものは，光学距離計，位置決めレーザーがあげられます．これらの設置精度が保証できていることを前提として，以下の手順で確認することができます．

① フロントポインタ上の目盛りを使って，フロントポインタの位置を 100 cm に設置する．
② 治療寝台上に白紙や方眼紙を貼付け，設置したフロントポインタ先端と治療寝台表面が接するまで治療寝台高さを調整する．
③ フロントポインタを取り外し，距離計や位置決めレーザーを用いて寝台表面の高さを確認する．

《コリメータ回転中心（Lateral，Long 方向）》

　フロントポインタ以外にコリメータ回転中心を指し示すものは，位置決めレーザー，光照射野により投影された十字線があげられます．これらの設置精度が保証できていることを前提として，以下の手順で確認することができます．

① フロントポインタ上の目盛りを使って，フロントポインタの位置を 100 cm に設置する．
② 寝台上に方眼紙を貼付け，設置したフロントポインタ先端と寝台表面が接する付近まで寝台高さを調整する．あるいは，Lateral，Long 方向の位置決めレーザーとフロントポインタ先端位置の関係を確認する．
③ コリメータを回転させながら，フロントポインタ先端位置の変位を確認する．
④ ③の変位の様子とコリメータ回転した際の十字線の変位の様子とが一致するかを確認する．あるいは，③の際に位置決めレーザー上に写るフロントポインタ先端の影が変位しないかの確認を行う．

　この他にも，水平が担保された面上でフロントポインタを転がした際のフロントポインタ先端のブレを確認するなどの簡易的な方法が考えられます．

2．フロントポインタの調整方法

　フロントポインタの取り扱いに関しては，ユーザーだけでなく，メーカ側も定期メンテナンス時などにフロントポインタを用いてメカニカルアイソセンタなどの点検，および調整を行う場合があります．したがって，フロントポインタの調整方法に関しては各メーカに問い合わせて下さい．

　Varian 社製のフロントポインタについては，回転中心に関しては，取り付け台とフロントポインタ接続箇所の位置を調整します（表中の矢印 1）．物理的な 100 cm の位置を調整する場合に関しては，フロントポインタの先端がネジで止められていますので，ネジを緩め先端の位置を調整します．そのため，調整後は，取り付け台およびフロントポインタの先端には安易に触れてはいけません（表中の矢印 2）．

Elekta社製のフロントポインタについては，フロントポインタ指示棒を取り付ける磁石の高さ，および左右方向の調整が可能です．また，取り付けアームも調整可能ですが，詳細についてはメーカに問い合わせることをおすすめします．

　Siemens社製のフロントポインタについては，アクセサリマウントとフロントポインタの接合部分は4点で固定されており，XY方向の位置の調整は難しいです．

〈古谷智久，岡本裕之，橋本慎平〉

Q38 フロントポインタを用いた幾何学的な精度管理法を教えてください

A フロントポインタは，物理的にアイソセンタの位置を定義する器具として，放射線治療装置に付属されています．各メーカのフロントポインタはQ37の表37-1に示されています．フロントポインタを用いて実施可能な精度管理としては，①レーザの高さの確認，②コリメータ・治療寝台・ガントリの回転中心精度の確認，③光学距離計指示値の確認があげられます．Q37にも記載されている通り，フロントポインタは物理的な衝撃に弱いため容易にアイソセンタの指示位置が変位してしまいます．フロントポインタを使用する前に，クロスヘアやスポークショットの結果を参考にして，フロントポインタが正しく調整されていることを確認する必要があります．

解説

フロントポインタを用いた精度管理は，①レーザの高さの確認，②コリメータ・治療寝台・ガントリの回転中心精度の確認，③光学距離計指示値の確認があげられます．以下に具体的に解説します．

① レーザの高さの確認：ガントリ270°側のレーザの高さを確認する場合には，方眼紙をガントリ90°側に置き，ガントリ90°側からフロントポインタの先端の影を読むと，フロントポインタとレーザの高さの位置関係が確認できます（図38-1参照）．

② コリメータ・治療寝台の回転中心精度の確認：フロントポインタの先端に方眼紙を合わせ，コリメータを回転させます．回転中のフロントポインタの先端の変位を観察することにより，コリメータの回転中心精度を確認することができます（図38-2参照）．仮に変位が大きい場合には，Q37で記載されている通り，フロントポインタが正しく調整されていない場合があります．その場合，フロントポインタの挿し込み方向や設置位置が正しいかを確認します．また，フロントポインタを外しクロスヘア中心がフロントポインタと同じ傾向を示すかどうか，あるいはスポークショットの結果も参考にして，フロントポインタが信頼できるかを定期的に評価する必要があります．寝台の回転中心精度に関しても同様の検証を行います．

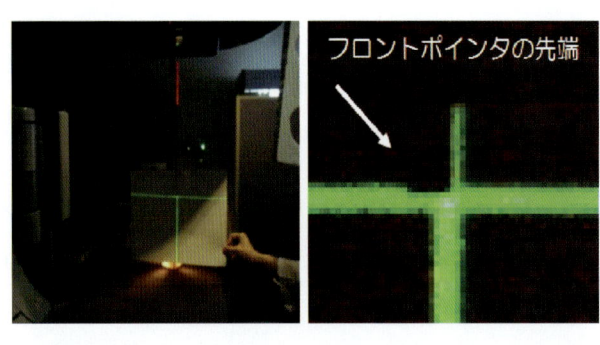

図38-1 フロントポインタを用いたガントリ270°側のレーザの高さの確認

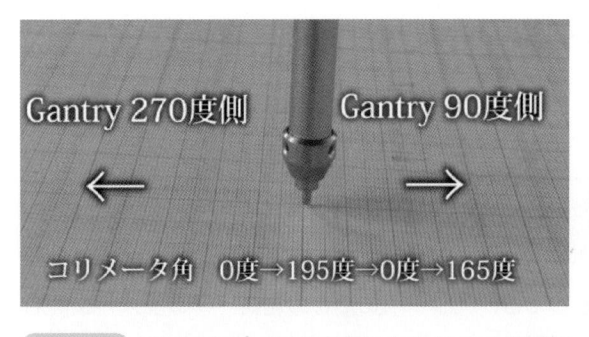

図 38-2 フロントポインタを用いたコリメータ回転中心精度の確認

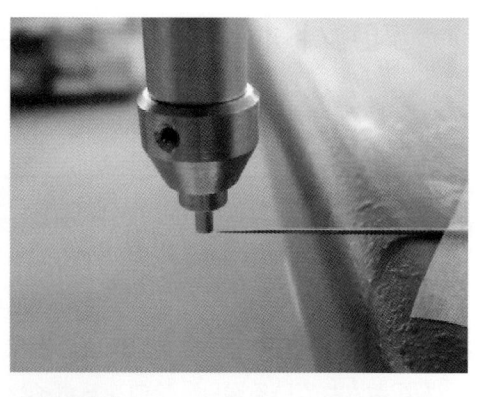

図 38-3 フロントポインタを用いたガントリ回転中心精度の確認

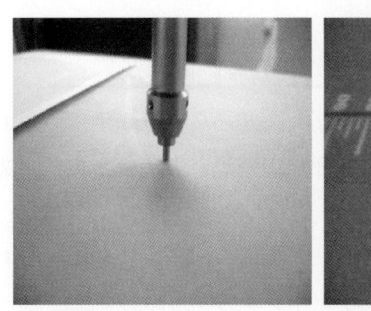

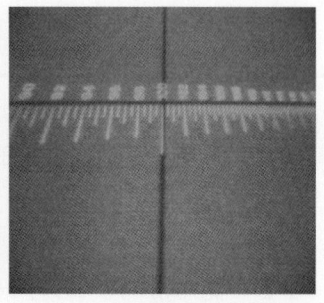

図 38-4 フロントポインタを用いた光学距離計指示値の確認

　ガントリの回転中心精度：スポークショット（Q52 参照）や Winston-Lutz 試験（Q53 参照）などでも確認できます．しかし，ガントリのダレにより，照射野中心は変位せず，アイソセンタまでの距離のみが変化する場合には，スポークショットや Winston-Lutz 試験では検出できません．その場合は，フロントポインタを用います．寝台に取り付けた針をフロントポインタの先端に合わせ，ガントリを回転した時のフロントポインタの先端の変位を確認します（図 38-3）．ただしこの方法も，フロントポインタの先端が大きいメーカでは（Q37 の 表 37-1 参照），1 mm 以下の変位を検出するのは困難です．またガントリを回す際に生じるフロントポインタの自重の影響を考慮しなければなりません．

③ 光学距離計指示値の確認：フロントポインタの先端に治療寝台表面を合わせ，フロントポインタを外し，光学距離計の指示値を計測します．光学距離計はどのメーカも精度が高い距離計測機器ではないため，臨床開始前の治療装置のコミッショニング・受け入れ試験において，事前にその精度を確認しておく必要があります．また SSD 100 cm 以外に関しても，臨床で使用する可能性がある場合には，治療寝台の高さのデジタル表示を用いて検証しておく必要があります．

〈岡本裕之，古谷智久，木藤哲史〉

Q39 十字板の精度管理について教えて下さい

A 目視では十字線とレーザとの重なりを確認し，また照射を伴う方法では EPID などでポータル画像を取得して，画像上に投影された十字線とデジタル十字線の重なりを確認します．

解説 TG-142[1]では十字板の精度管理を月毎点検項目として実施するように推奨しています．目視での確認方法では，まず十字板を装着してガントリを180°にします．そして，左右，上から投影されるレーザと十字線の重なりが許容値内で一致しているかを目視で確認します（**図 39-1**）．ただし，レーザがアイソセンタに一致していることが前提の試験ですので，あらかじめレーザがアイソセンタに一致していることを確認すべきです（Q51 参照）．また，**図 39-2** のように光照射野を利用してクロスヘアと十字板の投影された線が一致していることを確認する目視での確認方法もありますが，厚みのあ

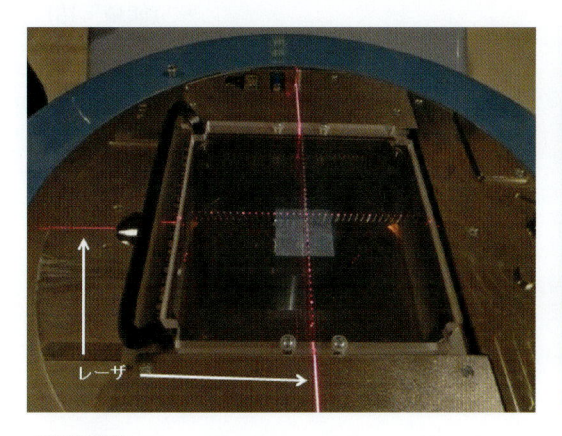

図 39-1 レーザを利用した目視による確認例

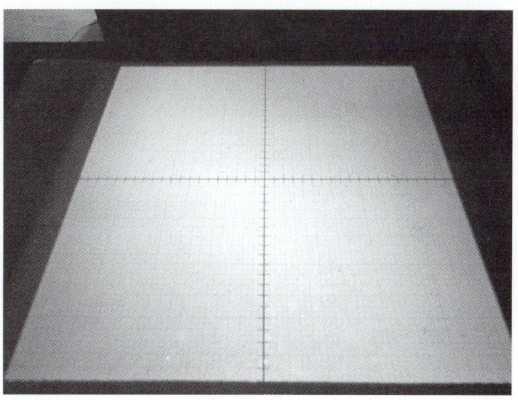

図 39-2 光照射野を利用した目視による確認例

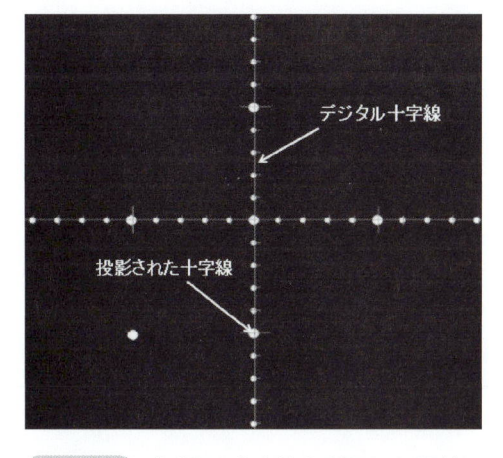

図 39-3 デジタル十字線を利用した照射による確認例

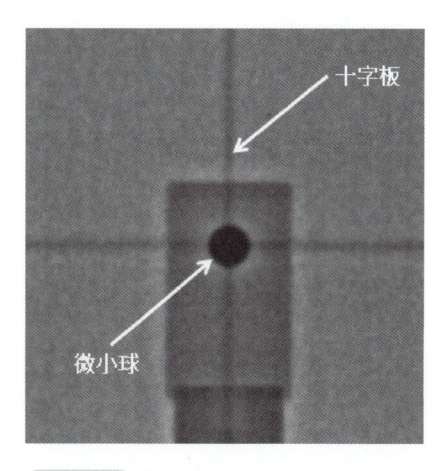

図 39-4 微小球を利用した照射による確認例

るアクリルと一体型の十字板では，光の屈折などにより光照射野での確認が困難なことがあります．

また，照射を伴う方法ではEPIDでポータル画像を取得して，画像上に投影された十字線とデジタル十字線（総pixelの中心）の重なりを確認します（図39-3）．また，アイソセンタ上に微小球を設置して，十字板を挿入した状態でX線撮影し，微小球と投影された十字線の中心の一致を確認する方法もあります（図39-4）．ただし，どちらもEPIDの位置精度の影響を受けますので，あらかじめEPIDの位置精度を確認しておくべきです(Q72参照)．また，微小球を用いた方法でも，アイソセンタにレーザを利用して微小球が設置できていることが前提ですので，あらかじめレーザがアイソセンタに一致していることを確認するべきです．十字板挿入時に遊びがある場合には，負荷をかけるなどして挿入位置の再現性も評価しておく必要があります．さらに，十字線を調整する場合には，ジョウと平行になるように調整しますので，ジョウの位置精度もあらかじめ確認する必要があります．

■参考文献
1) Klein EE, Hanley J, Bayouth J, et al. Task Group 142 report: quality assurance of medical accelerators. Med Phys. 2009; 36: 4197-212.

〈熊崎　祐〉

Q40 治療寝台座標表示の確認方法を教えてください

A 治療寝台座標は，日々の患者照射位置の再現性の確認，位置照合後の治療寝台の移動などで使用するため，その座標表示の正確性の確認が必要です．これは定規を用いて容易に確認できます．また，放射線治療装置のメーカや設定により座標系が異なるため注意が必要です．基本的な確認項目ですが，治療寝台座標系表示が不正確な場合，患者移動量を誤って不適切な位置で照射する可能性があるため確認が必要です．特に高精度放射線治療装置では，位置照合装置を用いて患者位置の相違を把握し，治療寝台を遠隔で移動させて照射するため，治療寝台座標表示の確認は重要です．

解説 治療寝台座標表示の確認は，15～100 cm 程度の定規を用いて確認します．JIS 規格 1 級など，測定精度が担保されたものを使用します．以下に治療寝台の左右方向（Lateral 方向）の確認手順を示します．

① 寝台にあそびがないように，サイドバーなどを取り付ける（図 40-1 左）．
② 光照射野を照らし十字線などを基準とし，定規の目盛りと一致させる（図 40-1 中央）．
③ その時の座標をモニタで読む（この例では Couch Lat 0.0 cm）（図 40-1 中央）．
④ 定規の目盛りを見ながら，一定量移動させる（この例では 10 cm 移動）（図 40-1 右）．
⑤ 移動後の治療寝台座標をモニタで読む（この例では Couch Lat 10.0 cm）（図 40-1 右）．
⑥ モニタ上治療寝台座標の差と移動量が許容範囲内で一致していれば，合格，許容値外である場合，治療寝台座標装置の調整を実施（依頼）する（この例では移動量分だけ表示が変わっているので許容）．

同様な方法で，頭尾方向（Longitudinal 方向），腹背方向（Vertical）も実施します．腹背方向につい

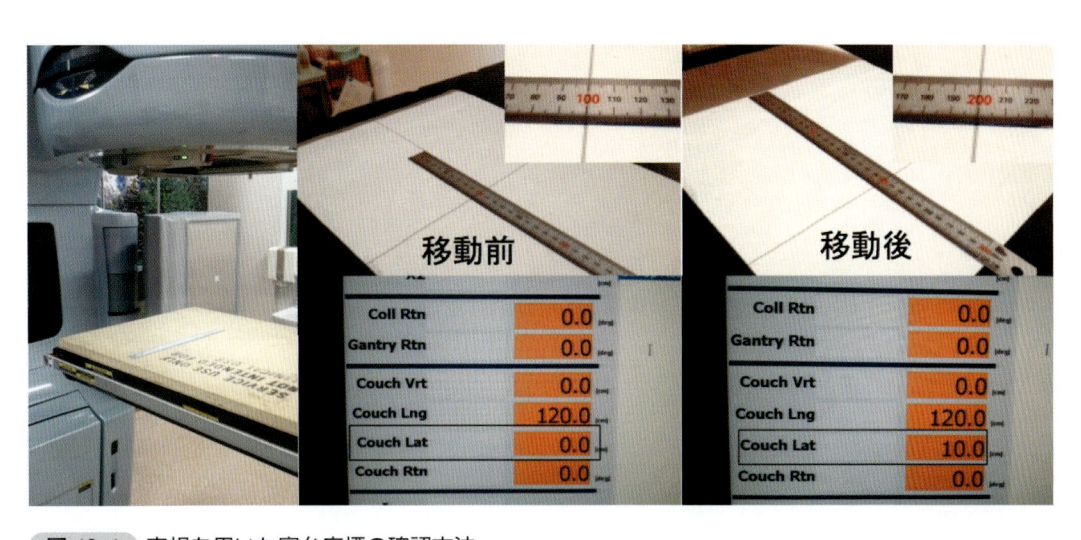

図 40-1 定規を用いた寝台座標の確認方法

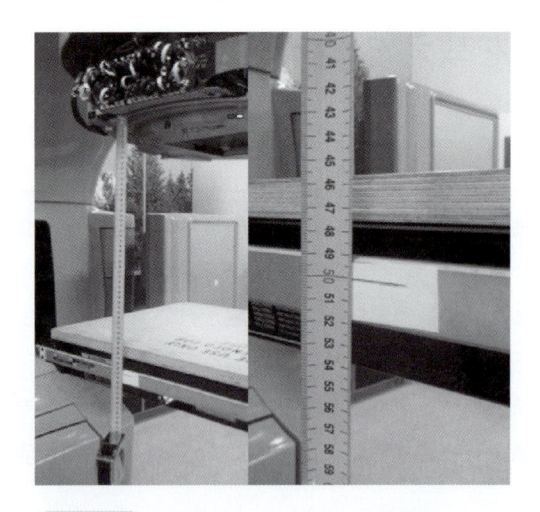

図 40-2　腹背方向（vertical）の設置例

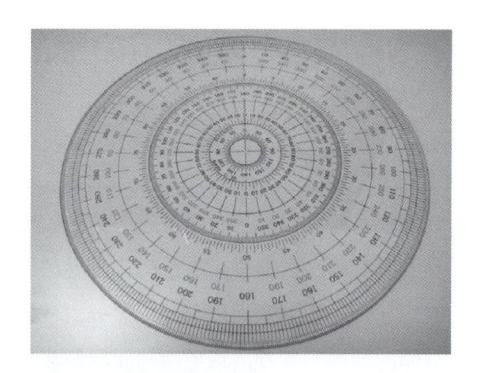

図 40-3　全円分度器

ては，定規（またはメジャー）を寝台またはガントリに垂直に設置します（図 40-2）．

また，治療寝台の回転（Couch rotation）の確認は，全円分度器（図 40-3）を用いて，上記と同じ方法で，既知の移動角度が実際に移動しているか確認することで実施できます．

TG-142[1]によると，月毎の精度管理項目（Treatment couch position indicators 治療寝台位置指示計 注: 左右方向，頭尾方向，回転方向）としてNon-IMRT，IMRTにおいて2 mm/1°，SRS/SBRTで1 mm/0.5°と許容値が設定されています．また，年毎の精度管理項目（治療寝台角度，寝台最大移動範囲）として，それぞれ1°，±2 mmの許容値が設定されています．

■参考文献
1) Klein EE, Hanley J, Bayouth J, et al. Task Group 142 report: Quality assurance of medical accelerators. Med Phys. 2009; 36: 4197-212.

（遠山尚紀）

Q41 物理ウェッジや補償体などのアクセサリはどのように精度管理すればよいですか

A 簡易的な物理ウェッジの位置精度の確認方法として，あらかじめアクセサリマウントと物理ウェッジにマーキングをしておき，挿入時に2つのマーキングが一致するかどうかを定期的に確認する方法があります．実際にビームを出して出力を確認する必要がないため，月毎に実施するには非常に簡便に実施することができます．詳細な確認をするためにはビームコミッショニング時と線量プロファイルを比較するのが最も確実です．

解説 物理ウェッジの精度管理は，まずガントリのアクセサリマウントへの取り付け精度から確認します．簡易的な物理ウェッジの位置精度の確認方法として，図41-1のようにビームコミッショニング時にガントリヘッド部のアクセサリマウントと物理ウェッジにマーキングしておき，挿入した際に2つのマーキングが一致するか確認する方法があります．この方法は実際にビームを照射し，出力を確認する必要がないため，非常に効率的に実施することが可能です．ただし，ウェッジの挿入方向によっても取り付け精度が変化する可能性があることに注意が必要です．TG-142では物理ウェッジの位置精度の許容値を2mmとし，位置精度が2mm以内であれば臨床で用いられる深さでの出力の変化は2%以内になると報告しているため[1]，マーキングが許容値内で一致しているかを毎月確認します．図41-2にVarian社製の物理ウェッジを例に示します．図41-2のように設置精度はR-L方向のずれよりもIn-Out方向のずれのほうが線量プロファイルに対する影響が大きいと考えられるため，そちらに注意して管理を行います．この試験の際にはガントリ回転時のウェッジ挿入位置ズレの確認

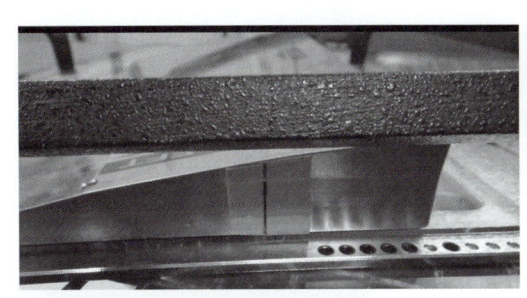

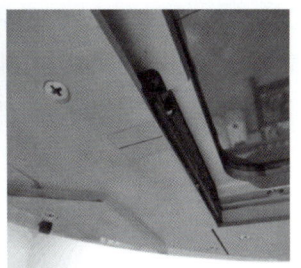

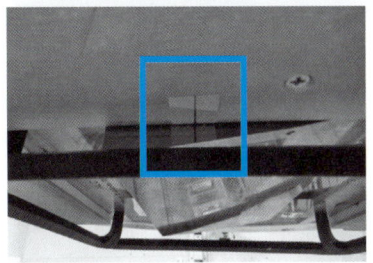

図41-1 物理ウェッジおよびガントリヘッド部にマーキングした様子
ビームデータ取得時に物理ウェッジとガントリにマーキングしておき，2つの位置ずれを定期的に確認します．

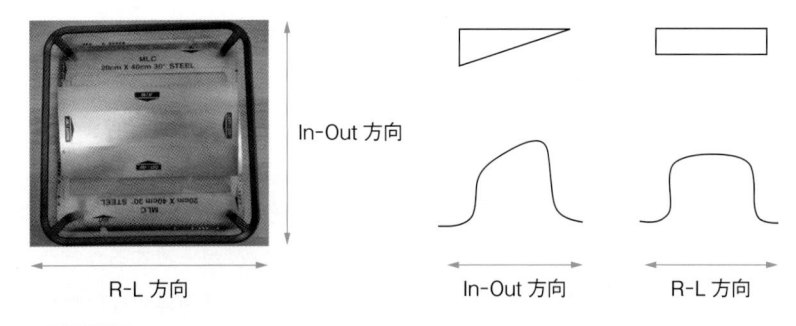

図 41-2 物理ウェッジの位置ずれによる影響
物理ウェッジの設置精度は R-L 方向のずれよりも In-Out 方向のずれのほうが線量プロファイルに対する影響が大きいため注意して管理することが必要．

や物理ウェッジが治療システムに認識されるか，認識される方向は正しいかの確認も行います．より詳細に確認するためには，フィルムまたは2次元検出器などを用いて線量プロファイルを測定し，ビームコミッショニング時と比較して確認します．

また，ウェッジの挿入方向によって取り付け精度が変化するような装置の場合，ウェッジ係数の測定時にウェッジ中心を通過していないビームを測定する可能性があります．ウェッジ係数の測定において，ウェッジ挿入方向を逆にしたときの測定値と比較して問題があるかどうかを調べておく必要があります．ウェッジ挿入時の遊びが大きな装置ではウェッジ係数に左右方向の平均値を使用する場合もあります．

補償フィルタ方式の IMRT を実施する施設では，補償フィルタによって強度変調がなされるため[2,3]，門ごとに治療計画装置の計画線量プロファイルと測定線量プロファイルとの直接比較が必要です[4]．補償フィルタをトレイに取り付けるのもユーザ自身で行うため，取り付ける向きや組み合わせに間違いがないかを確認するために線量プロファイルの確認は必須です（**図 41-3**）．また，治療計画装置で補償フィルタの出力を精度良く計算できないことがあるため，電離箱や2次元検出器を用いて複数点を測定し，全体の絶対線量分布が合っていることを確認していなければいけません．

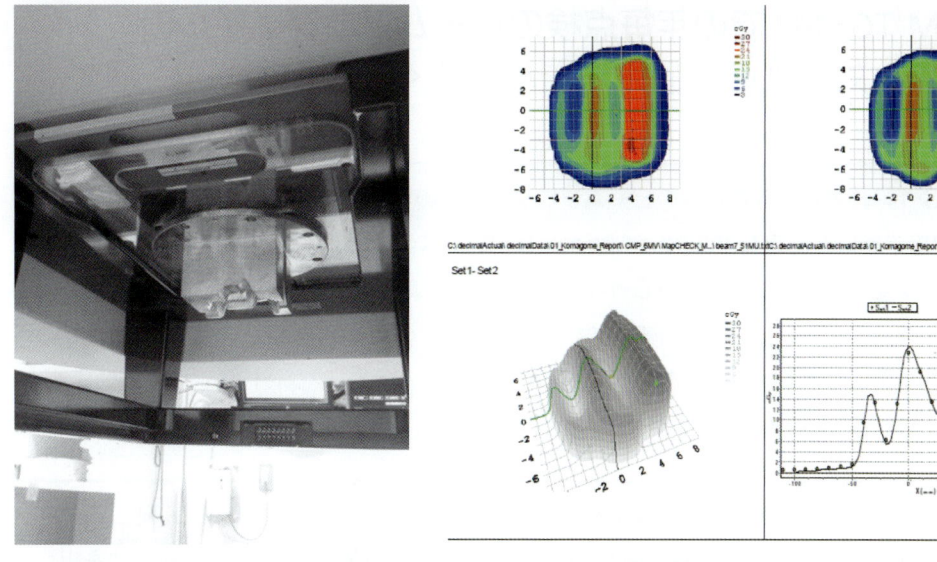

a）補償フィルタの取り付け位置確認　　b）2次元検出器を用いた線量プロファイルの絶対線量比較

図 41-3　補償体フィルタの精度確認

■参考文献

1) Klein EE, Hanley J, Bayouth J, et al. Task Group 142 report: quality assurance of medical accelerators. Med Phys. 2009; 36: 4197-212.
2) Intensity Modulated Radiation Therapy Collaborative Working Group. Intensity-modulated radiotherapy: Current status and issues of interest. Int J Radiat Oncol Biol Phys. 2001; 51: 880-914.
3) Chang SX, Cullip TJ, Deschesne KM, et al. Compensators: An alternative IMRT delivery technique. J Appl Clin Med Phys. 2004; 5: 15-36.
4) .decimal, Inc. On-Site Process of q. d. 2008.

（畑中星吾，木藤哲史）

年毎点検項目 ◆Q42→Q55

Q42 AAPM TG-142での年毎点検のビームプロファイルの平坦度・対称性の評価方法を教えてください

A AAPM TG-142における年毎点検のビームプロファイルの平坦度・対称性の評価方法は日本の「外部放射線治療における Quality Assurance（QA）システムガイドライン」[1]とは異なりますので注意が必要です．年毎点検の TG-142 でのビームプロファイルの平坦度の許容値は X 線および電子線共に 1％で，対称性の許容値は±1％です．この値は基準値と比較した年毎点検の測定値の変化量に対する許容値であり，また基準値はコミッショニング後に決定される値です．詳しい方法は解説で説明します．

解説 TG-142 には明確な平坦度および対称性の定義に関しての記載はありません．ここでは，AAPM TG-45[2]で用いられている方法を一例としてあげますが，施設毎，メーカ毎の評価方法を用いて下さい．

平坦度: $\text{Flatness} = \left(\dfrac{I_{max} - I_{min}}{I_{max} + I_{min}}\right) \times 100\%$

I_{max}は設定した照射野サイズの 80％以内の範囲での最大値であり，I_{min}は同範囲の最小値です．

対称性: $\text{Symmetry} = \left(\dfrac{I_{left} - I_{right}}{I_{left} + I_{right}}\right) \times 100\%$

I_{left}およびI_{right}はそれぞれ照射野サイズの 80％以内の範囲に存在する中心軸より"左側"の測定値および"右側"の測定値です．ここでいう"左側"および"右側"とは，プロファイルをグラフ化した際のビーム中心軸に対する位置を示しています．I_{left}およびI_{right}の位置は，$I_{left} - I_{right}$が最も大きくなる位置で，I_{left}およびI_{right}の位置は中心軸から同じ距離にあります．

前述したように TG-142 の平坦度と対称性の試験は基準値に対する変化量に対して許容値が設定されています．基準値は，3 次元水ファントムを利用してコミッショニングを行った際に求めた平坦度と対称性となります．したがって，その値と年毎点検時の結果が同一であれば 0％となります．それぞれの評価値を求めるには下記の式を用います．

平坦度の基準値からの変化: $|Flatness_{test} - Flatness_{base}| \leq 1\%$

対称性の基準値からの変化: $|Symmetry_{test} - Symmetry_{base}| \leq 1\%$

$Flatness_{test}$ および $Symmetry_{test}$ は年毎点検時の平坦度および対称性の値で，$Flatness_{base}$ および $Symmetry_{base}$ はコミッショニング時に求めた平坦度および対称度の値となります．コミッショニングからの「変化」に対して，すなわち相対値に対して許容値が設定されていることを注意し，評価を行ってください．

例えば，コミッショニング時の対称性が－0.2％で，年毎点検時が＋0.8％の場合は，その変化は 1％となります．

$|Flatness_{test} - Flatness_{base}| = |+0.8 - (-0.2)| = 1\%$

日本の「外部放射線治療における Quality Assurance（QA）システムガイドライン」のビームプロファ

イルの平坦度・対称性試験は，TG-142 とは平坦な領域の定義や平坦度の定義，対称性の定義が異なります．X 線の場合，平坦度は，10 cm 深における平坦な領域内の吸収線量の最小値と最大値の比と定義されています．また，このガイドラインでいう平坦な領域とは，照射野サイズに応じて設定される特定の範囲を照射野から取り除いた部分と定義されています（10 cm までは 1 cm 分，10 cm 以上 30 cm 未満の場合は照射野サイズ×0.1 cm 分，照射野サイズが 30 cm 以上の場合は 3 cm 分）．例えば，照射野サイズが 10 cm の場合は照射野端から 1 cm を取り除いた範囲，すなわち照射野端から 1 cm 中心軸側の位置から逆側の照射野端から 1 cm 中心軸側の位置までの範囲のことをいいます．平坦度の許容値は 106％となっています．X 線の対称性は，平坦な領域内でのビーム軸上の吸収線量および中心軸に対して対称な 2 点の吸収線量を測定し，対称な 2 点の吸収線量の中心軸の吸収線量に対する比率を求め，さらに 2 つの比率を除算することで求められます．この許容値は 103％となっています．電子線の平坦度の試験は，基準深において 80％等線量曲線と幾何学的照射野の辺縁との間の最大距離が 15 mm 以内であるかを測定し，評価します．電子線の対称性は，80％深部線量深の半分の深さまたは基準深で，90％等線量曲線より 1 cm 以上内側でビーム軸上の吸収線量に対称な 2 点を求め，その 2 点の比が 105％以内であるかを評価します[3,4]．

　TG-142 における年毎点検のビームプロファイルの平坦度・対称性の試験で用いる精度管理用機器は，コミッショニング時に測定された値を基準値と設定するため，コミッショニング時に利用したものと同一の検出器が望ましく，3 次元水ファントムを利用して測定を行ってください．

■参考文献
1) 日本放射線腫瘍学会 QA 委員会．外部放射線治療における Quality Assurance（QA）システムガイドライン．東京: 日本放射線腫瘍学会; 2000.
2) Nath R, Biggs PJ, Bova FJ, et al. American Association of Physicists in Medicine（AAPM）code of practice for radiotherapy accelerators: Report of AAPM Radiation Therapy Task Group No 45. Med Phys. 1994; 21: 1093-121.
3) IEC 60976: Medical electrical equipment. Medical electron accelerators. Functional performance characteristics, 2007.
4) 日本工業規格，JIS Z 4714 医用電子加速装置—性能特性．JIS ハンドブック 39 放射線（能）．日本規格協会; 1379-486. 2004.

〈橘　英伸〉

Q43 SRS回転モードでの出力変化の確認方法を教えてください

A SRS（Stereotactic radiosurgery）回転モードの出力試験では，単位角度あたりの線量（MU/degree）が，1) 総回転角度や，2) 任意の開始角度と停止角度，3) 総線量に依存しないことを検証します[1]．試験頻度は年1回です．また，試験項目の許容誤差は，設定MU値と測定値を比較する場合は1.0 MUまたは2％，設定回転角度と測定値を比較する場合は1.0°または2％で，それぞれ大きな値となるほうが許容値となります[2]．

解説

回転照射法を使用したSRSでは，1回の照射で高線量を投与するので，MU/degreeの精度に対する定期的な試験が必要不可欠です[3,4]．この試験では，MU/degreeが総回転角度や任意の開始角度と停止角度，総線量に依存しないことを検証します．

使用するファントムはビルドアップキャップまたは円柱形ファントム（ミニファントム）です．検出器には円筒型電離箱線量計を使用します．ファントムの中心に電離箱線量計を挿入し，電離箱線量計の幾何学的中心とアイソセンタが一致するように設置します．また，小照射野ではアイソセンタ変位やファントム設置誤差による測定値への影響が大きいため，MU/degreeの変化を検証するための照射野サイズは5 cm×5 cm程度を使用することが推奨されます．

1．総回転角度に対する精度試験

この試験項目では，回転角度が変化してもMU/degreeが一定となるように総MUを調整します．表43-1は，総回転角度によるMU/degreeの変化の一例を示しています．この例では，総回転角度を180°から60°に変化させています．この時のMU設定値は，MU/degree×総回転角度で算出しています．測定値のMU/degreeは，測定した電離量（C）を総回転角度で除してC/degを計算し，0°でガントリを固定して測定した1.0 MUあたりの電離量（C/MU）でMU/degreeに変換しています．

表43-2はファントム設置誤差による測定値の変化を示しています．この例では，回転開始角度を270°，総回転角度を180°とした時のMU/degreeの測定結果の変化を検討しています．この結果では，

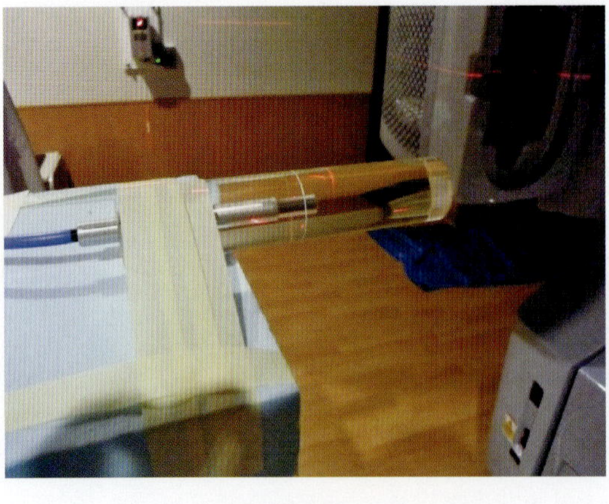

図43-1 測定の幾何学的配置
ミニファントムに挿入した円筒型電離箱線量計は，幾何学的中心をアイソセンタに一致させて設置しています．寝台からの散乱線の影響を考慮し，ミニファントムは低減弱物質上に固定し，寝台から離すように設置しています．

表 43-1 総回転角度による MU/degree の変化の例

総回転角度（degree）	設定値（MU/deg）	測定値（MU/deg）	相対誤差（％）
180	3.00	3.00	0.00
90	3.00	2.99	−0.33
60	3.00	2.98	−0.66

表 43-2 ファントム設置誤差による MU/degree の変化の例

移動量	設定値（MU/deg）	測定値（MU/deg）	相対誤差（％）
移動無	3.00	2.99	−0.33
Lateral（L）方向に 2 mm	3.00	3.00	0.00
Vertical（UP）方向に 2 mm	3.00	2.99	−0.33

表 43-3 開始角度と停止角度による MU/degree の変化の例

開始角度（degree）	停止角度（degree）	設定値（MU/deg）	測定値（MU/deg）	相対誤差（％）
180	330	3.00	2.99	−0.33
270	60	3.00	2.99	−0.33
30	180	3.00	3.02	0.66

2 mm 程度の設置誤差では試験結果には大きく影響を及ぼさないことを示していますが，試験を行う回転照射の条件によっては，大きな誤差を示す可能性があるため，ファントムの設置には細心の注意が必要です．

2．任意の開始角度と停止角度に対する精度試験

この試験項目では，回転角度および総 MU を一定として開始角度と停止角度を変更します．**表 43-3** は，開始角度と停止角度による MU/degree の変化の一例を示しています．この例では，回転角度を 150°とし，開始角度を 180°から 30°に変化させています．MU 設定値は，同様に MU/degree×総回転角度で算出しています．この試験も 1．と同様の方法で測定した電離量を MU/degree に変換して比較しています．

3．総線量に対する精度試験

この試験項目では，回転角度および開始角度と停止角度を一定として，MU/degree を変化させます．**表 43-4** は，総線量による MU/degree の変化の一例を示しています．この例では，回転角度を 150°とし，MU/degree の範囲を 0.3 MU/deg（最小）から 10 MU/deg（最大）に変化させています．MU 設定値は，同様に MU/degree×総回転角度で算出しています．この試験も 1．と同様の方法で測定した電離量を MU/degree に変換して比較しています．

これらの 3 つの試験ではガントリの回転方向を一定とせず，時計回りと反時計回りの両方で試験を行うことが望ましいです．すべての試験項目で許容誤差は，設定 MU 値と測定値を比較する場合は 1.0 MU または 2％，設定回転角度と測定値を比較する場合は 1.0°または 2％で，それぞれ大きな値となるほうが許容値となります．

表 43-4　総線量による MU/degree の変化の例

総回転角度	MU 値	設定値（MU/deg）	測定値（MU/deg）	相対誤差（%）
150	45	0.3	0.30	－0.00
150	450	3.0	2.99	－0.33
150	1500	10.0	9.96	－0.40

■参考文献

1) Nath R, Biggs PJ, Bova FJ, et al. AAPM report 47 AAPM code of practice for radiotherapy accelerators: Report of AAPM Radiation Therapy Task Group No. 45. Med Phys. 1994; 21: 1093-121.
2) Klein EE, Hanley J, Bayouth J, et al. Task Group 142 report: Quality assurance of medical accelerators. Med Phys. 2009; 36: 4197-212.
3) Tsai JS, Buck BA, Svensson GK, et al. Quality assurance in stereotactic radiosurgery using a standard linear accelerator. Int J Rad Onco Biol Phys. 1991; 21: 737-48.
4) Drzymala RE, Klein EE, Simpson JR, et al. Assurance of high quality LINAC-based stereotactic radiosurgery. Int J Rad Onco Biol Phys. 1994; 30: 459-72.

〈藤田幸男〉

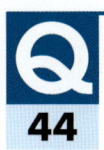

Q44 AAPM TG-142 では X 線，電子線の出力の校正頻度は年毎ですが，その頻度を適用してもいいですか？

A 端的にいうと，答えは「いいえ」です．TG-142 での X 線，電子線の出力の校正は，日常・月毎に実施される X 線，電子線出力の不変性試験後，その許容値を超えた後に実施されます．日本の「外部放射線治療における Quality Assurance（QA）システムガイドライン」[1]では毎日と毎週となっています．ただし，このガイドラインが作成されてから 10 年が経過し，加速器の精度も向上しています．TG-142 の中でも，様々な試験の頻度は施設で決定されるものであると述べられています．すなわち，X 線，電子線の不変性試験でいうと，加速器の違いによって，X 線，電子線の出力の不変性試験の結果の傾向が週毎や月毎で異なると思いますので，その結果を解析し，施設独自で頻度を決めることが望ましいです．

解説 TG-142 の年毎点検の表を見ると，X-ray/electron output calibration（TG-51）と書いてあり，月毎点検の表などに記載されていませんので，あたかもモニタ線量計の校正頻度が年 1 回のように見えてしまいますが，実際はそうではありません．年毎点検の表の「X-ray/electron output calibration（TG-51）」の正確な解釈は，「TG-51 に準じて行う X-ray/electron output calibration が年毎点検で行われる」です．すなわち，TG-142 における年毎点検において，3 次元水ファントムを利用した TG-51 に準じて X 線，電子線出力の不変性試験を行った後，1 MU＝1 cGy にするためにモニタ電離箱の調整が行われます（図 44-1）．その調整直後，固体ファントムを利用して，最大線量深にファーマ形電離箱線量計を設置し，任意のモニタ線量を照射し，測定を行います（図 44-2）．この測定値に気圧と温度補正を考慮したものが月点検における基準値となります．したがって，月毎の X 線，電子線の不変性試験では，その基準値と月毎の測定値との相対線量で評価され，さらに TG-142 でいうとその値が 2％を超えるようであれば，X 線，電子線の出力の校正が実施されます．月毎の線量測定時は温度と気圧の補正のみが実施されます．

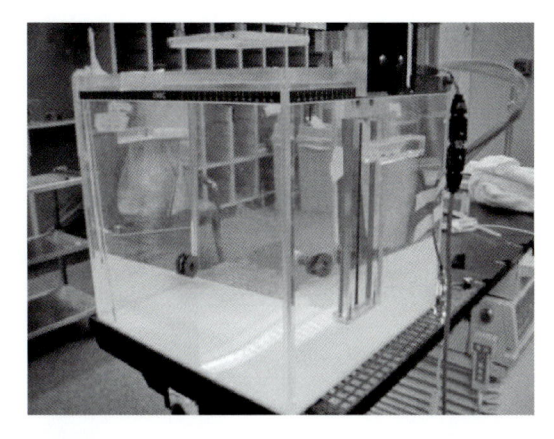

図 44-1 年毎点検における出力の不変性試験で利用する 3 次元水ファントム

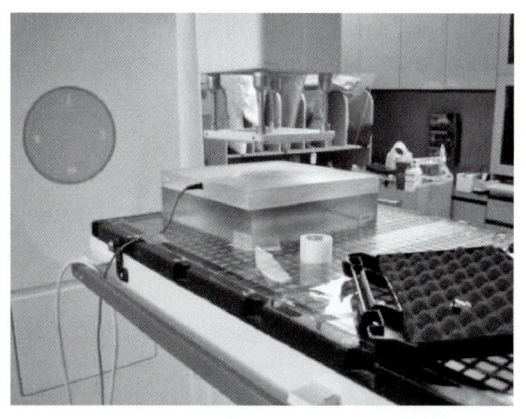

図 44-2 月毎点検における出力の不変性試験で利用する固体ファントム

日本における週毎の X 線，電子線出力の不変性試験では，水ファントムを用いた標準測定法 01[2]にて行われますが，米国で行われている月毎の固体ファントムを用いた不変性試験は日本の方法と比べると簡便で効率的な方法といえるでしょう．

　X 線，電子線の出力を校正する前に実施される出力の不変性試験は，日常および月・年単位で行われます．したがって，X 線，電子線の出力の校正は，X 線，電子線出力の不変性試験後，その許容値を超えた際に実施されるので，校正頻度は毎日および毎月，年にわたるということになります．また，TG-142 では X 線，電子線出力の不変性試験の許容値として，日常，月毎，年毎それぞれに 3％，2％，1％と異なる許容値が設定されていますので，その許容値を超えた際には調整をする必要があるといえるでしょう．

　TG-142 に示されている日常および月毎，年毎のそれぞれ異なる許容値は利用する測定器や測定環境に対応した値であると考えられます．すなわち，毎日の不変性試験は効率を重視した測定器を利用して実施されることが多いと思います．月毎点検ではそれよりもより精度を重視し，年毎点検ではさらに高精度な測定を行うためにセットアップに時間はかかりますが，3 次元水ファントムを利用して測定が行われます．出力の不変性試験では，電離箱線量計や気圧計，温度計，水ファントムなど様々な測定器を利用します．測定器の精度によって X 線，電子線出力の不変性試験の結果が影響することから，測定器自身にも高い精度が必要とされます．したがって，測定器自身の再現性を評価しておく必要があります．詳しくは Q7 を参照ください．

　ここに，X 線，電子線の出力の不変性試験後にその許容値を超えてしまった際の簡単な例を紹介します．日常点検時において，簡易的なモニタ線量の測定機器を利用し，X 線，電子線出力の不変性試験後，3％の許容値を超えるような事例に遭遇しました．この場合は，すぐにモニタ電離箱の感度校正に取りかかるのではなく，日常点検より測定精度のよい水ファントムなどの測定機器を用意し，再度 X 線，電子線出力の不変性試験を行います．その際，測定器を含む測定環境における精度が十分高いと判断でき，それでも許容値が超えるようであれば，モニタ電離箱の感度調整を行う必要があるといえます．また，許容値を超えなかった場合は，日常点検で利用した簡易的なモニタ線量の測定器の精度が低下している可能性が考えられるので，その測定器のチェックが必要であるといえます．

　X 線，電子線の出力の不変性試験における許容値を超えた際の対処は，TG-142 にも記載されていますように，測定を行う従事者がその場に遭遇したときにすぐに対処できるようにするため，施設毎に具体的な対処法をあらかじめ決定しておき，文書化しておく必要があります．

■参考文献
1) 日本放射線腫瘍学会 QA 委員会．外部放射線治療における Quality Assurance（QA）システムガイドライン．東京: 日本放射線腫瘍学会; 2000．
2) 日本医学物理学会，編．外部放射線治療における吸収線量の標準測定法（標準測定法 01）．東京: 通商産業研究社; 2002．

〈橘　英伸〉

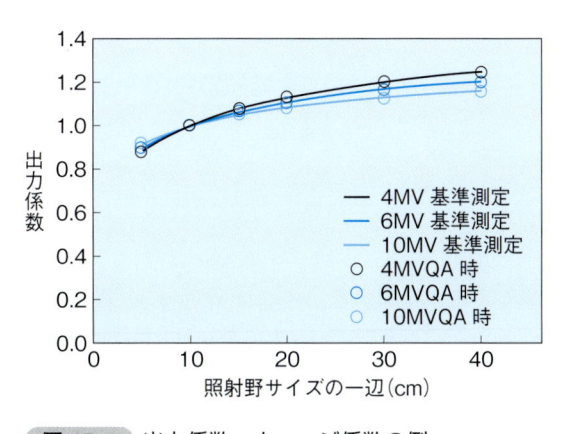

Q45 出力係数・ウェッジ係数の精度管理について教えてください

A 出力係数・ウェッジ係数の精度管理に必要とされる頻度は，年に1度です．X線の出力係数は，基準照射野の10×10 cm^{2}に加えて2種類以上のサイズにて確認し，電子線では，1つのコーンで1つのエネルギーにて確認します．またウェッジ係数はすべての物理ウェッジについてすべてのエネルギーについて確認します．確認する際は，必ずグラフ化し基準値との乖離を評価します．出力係数の許容値は，X線の場合，照射野サイズにより異なり，4×4 cm^{2}以下については±2％，4×4 cm^{2}を超える場合については±1％で，電子線については一律±2％です．ウェッジ係数については，既定の照射野サイズにて確認し，許容値は±2％以内です．

解説

出力係数やウェッジ係数の精度管理を実施する場合の基準値は，放射線治療計画装置（RTPS）用のビームデータ取得時の測定データを採用するのが一般的で，水ファントム，電離箱線量計を使用して測定します．X線において確認すべき照射野サイズは，2種類以上とし[1]，測定条件についてはコミッショニング時の条件に準じます．出力係数の変化に影響する照射野サイズは，いくつかのコリメータ位置におけるキャリブレーション値を基に動作しています．照射野サイズは最低でも2種類以上とし，ジョウのキャリブレーション位置を考慮し追加測定の必要性を決定します（Q35参照）．選択した照射野サイズについて，各エネルギーにて実施します．許容値は，照射野サイズにより異なり，4×4 cm^{2}以下については±2％，4×4 cm^{2}以上については±1％です[1]．

電子線の照射野サイズは，電子線コーンにて規定され，いくつかコーンの種類が存在します．電子線コーンの出力係数の確認は，1つの電子線コーンにつき，1つのエネルギーで確認します[1]．各電子線コーンについて，複数エネルギーの確認を実施しても構いませんが，電子線コーンの不変性の確認については1つのエネルギーで満たすことができます．その他，エネルギーの不変性試験については，別の項目で補っているため，出力係数の確認としては簡略なものになります（Q33参照）．許容値は，基準値より±2％です[1]．

図45-1 出力係数・ウェッジ係数の例

ウェッジ係数についても，基準値と同一の条件下で基準照射野サイズ $10\times10~\text{cm}^2$ にて各ウェッジ，各エネルギーにて測定しウェッジ係数の変化を確認します[1]．ウェッジは，ビームパス上に置かれるフィルタであるため，すべてのウェッジ角度において，すべてのエネルギーについての確認を推奨します．またウェッジの設置位置が変化することでウェッジ係数も影響を受けるため，設置位置の不変性についても注意する必要があります（Q41 参照）．許容値は，基準値より±2％です[1]．

　それぞれの測定結果は，基準値との誤差（％）を評価するだけでなく，グラフ化して再度間違いないことを確認することを推奨します（図 45-1，Q95 参照）．

■参考文献
1) Klein EE, Hanley J, Bayouth J, et al. Task Group 142 report: quality assurance of medical accelerators. Med Phys. 2009; 36: 4197-212.

（塩田泰生）

Q46 X線エネルギー，電子線エネルギーの不変性試験について教えてください

A X線では $TPR_{20,10}$ を，電子線では R_{50} をエネルギー不変性試験の指標として使用します．試験頻度は年1回です．しかし，電子銃交換やターゲット交換などの線質変化が伴う可能性がある場合には，その都度エネルギー不変性試験を行うことが望ましいです．また，それぞれの線質指標の許容値は，$TPR_{20,10}$ では基準値から±1%，R_{50} では基準値から±1 mm です[1]．

解説 それぞれの線質指標は，標準測定法01[2]に記載されている方法で測定します．$TPR_{20,10}$ は $SCD=100$ cm とし照射野 10 cm×10 cm，水ファントムの深さ 20 g cm^{-2} と 10 g cm^{-2} の電離量の比を測定します．この時，$TPR_{20,10}$ は線量比として得られるので円筒形電離箱では2つの深さでの変位補正は必要なく，電離箱線量計の幾何学的中心を測定深に合わせます．R_{50} は $SSD=100$ cm とし，深部電離量百分率（PDI）を測定して，深部電離量半価深 I_{50}（g cm^{-2}）から次式で決定します．

$$R_{50}=1.029I_{50}-0.06 \text{ g cm}^{-2} \quad (I_{50}\leq 10 \text{ g cm}^{-2}) \cdots\cdots (1)$$
$$R_{50}=1.059I_{50}-0.37 \text{ g cm}^{-2} \quad (I_{50}> 10 \text{ g cm}^{-2}) \cdots\cdots (2)$$

この時，ファントム表面での照射野は R_{50} が 7 g cm^{-2} の以下の場合では 10 cm×10 cm 以上，7 g cm^{-2} を超える場合は 20 cm×20 cm 以上の照射野を使用します．また，平行平板形電離箱線量計ではイオン再結合および極性効果が電子のエネルギー（深さ）に依存して大きく変化する場合があります．あらかじめ様々な深さでこれらに対する補正係数を計測しておき，イオン再結合および極性効果が有意な場合は電離箱線量計の表示値に対して補正を行います．

それぞれの線質指標の許容値は，$TPR_{20,10}$ では基準値から±1%，R_{50} では基準値から±1 mm です．表 46-1 および 46-2 は，許容値内での線質指標の変化に対する線質変換係数の変化量を計算した結果です．これらの結果は，本邦でX線および電子線に対する水吸収線量計測に多く用いられている電離

表 46-1 線質指標 $TPR_{20,10}$ の許容値内での変化に対する線質変換係数の最大変化

基準値＋1.0% および基準値−1.0% はそれぞれ $TPR_{20,10}$ が基準値から＋1.0% 変化，$TPR_{20,10}$ が基準値から−1.0% 変化した場合の線質変換係数を示している．線質変換係数の括弧内の数値は基準値の線質変換係数に対する相対誤差を百分率で示している．

電離箱線量計	$TPR_{20,10}$（基準値）	線質変換係数 基準値	基準値＋1.0%	基準値−1.0%
PTW 社製 30013	0.62	0.997	0.998（0.1）	0.996（−0.1）
	0.67	0.990	0.991（0.1）	0.989（−0.1）
	0.74	0.979	0.981（0.2）	0.977（−0.2）
	0.78	0.967	0.970（0.3）	0.963（−0.4）
PTW 社製 30001/30010	0.62	0.998	0.999（0.1）	0.997（−0.1）
	0.67	0.991	0.992（0.1）	0.990（−0.1）
	0.74	0.980	0.981（0.1）	0.978（−0.2）
	0.78	0.968	0.971（0.3）	0.965（−0.3）

表 46-2 線質指標 R_{50} の許容値内での変化に対する線質変換係数の最大変化

基準値＋1.0 mm および基準値－1.0 mm はそれぞれ R_{50} が基準値から＋1.0 mm 変化，R_{50} が基準値から－1.0 mm 変化した場合の線質変換係数を示している．線質変換係数の括弧内の数値は基準値の線質変換係数に対する相対誤差を百分率で示している．

電離箱線量計	R_{50}（基準値）	線質変換係数 基準値	基準値＋1.0 mm	基準値－1.0 mm
IBA 社製 NACP	2.34	0.926	0.927（0.1）	0.924（－0.2）
	3.53	0.911	0.912（0.1）	0.910（－0.1）
	3.53	0.899	0.900（0.1）	0.898（－0.1）
	4.95	0.890	0.891（0.1）	0.889（－0.1）
PTW 社製 Markus（34045）	2.34	0.921	0.922（0.1）	0.920（－0.1）
	3.53	0.912	0.913（0.1）	0.912（0.0）
	3.53	0.904	0.904（0.0）	0.903（－0.1）
	4.95	0.897	0.898（0.1）	0.897（0.0）
PTW 社製 Roos（34001）	2.34	0.939	0.940（0.1）	0.937（－0.2）
	3.53	0.924	0.925（0.1）	0.923（－0.1）
	3.53	0.912	0.913（0.1）	0.911（－0.1）
	4.95	0.902	0.903（0.1）	0.901（－0.1）
PTW 社製 Advanced Markus（34045）	2.34	0.941	0.942（0.1）	0.939（－0.2）
	3.53	0.926	0.927（0.1）	0.925（－0.1）
	3.53	0.913	0.914（0.1）	0.912（－0.1）
	4.95	0.904	0.905（0.1）	0.903（－0.1）

箱線量計に対して評価した値です．すべての結果から線質指標が許容値内の変化であれば，線質変換係数の変化は±0.4％の変化となることがわかります．

■参考文献

1) Klein EE, Hanley J, Bayouth J, et al. Task Group 142 report: Quality assurance of medical accelerators. Med Phys. 2009; 36: 4197-212.
2) 日本医学物理学会，編．外部放射線治療における吸収線量の標準測定法（標準測定法 01）．東京: 通商産業研究社; 2002.

〈藤田幸男〉

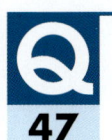

Q47 線量モニタシステムの精度管理方法を教えてください

A 線量モニタシステムは，放射線治療装置の出力を決定する重要な機器です．精度管理項目は，再現性，直線性，線量率依存性などがあります．これらの精度管理には，測定値が安定するファーマ形電離箱線量計を使用します．さまざまな試験項目があるため，各施設で合理的な試験方法を検討するとよいでしょう．

解説

再現性，直線性などの一般的な試験方法は様々な書籍[1-4]で紹介されています．

再現性は，測定を10回繰り返し実施し，その変動係数（Coefficient of variation: CV）を算出し，許容値内であるか確認します．変動係数は，10回測定の標準偏差を平均値で除し百分率で表したものです．

直線性は，設定MU値を変化させ，それぞれ安定した測定値（3回以上の測定）を取得し，最小二乗法により1次近似直線を定め評価する方法と，基準となる線量（1 Gyや100 MUなど）に対する線量比として評価する方法があります．

ガントリ角度依存性は，電離箱をガントリヘッドに取り付け測定する方法（図47-1）と，アイソセンタに配置して測定する方法とがあります．また，評価の方法も各ガントリ角度の測定値の平均値を基準とする方法と校正で使用するガントリ角度0°の測定値を基準とする方法とがあります．

運動照射中の安定性は，45°の回転照射を測定します．架台角度を4分割したそれぞれの範囲で実施します（Q48参照）．

線量率依存性は，通常治療で使用する線量率での測定と，線量率を変化させた時の測定との比で評価します．IMRTなどでは，通常治療とは異なる線量率での照射や，線量率を変化させながら照射する場合があるため，確認が必要です．

1日安定性は，装置通常使用日の朝，昼，夕方の3回について測定，比較します．

以下に各種ガイドラインなどの線量モニタシステムに関する精度管理項目の許容値を示します（表

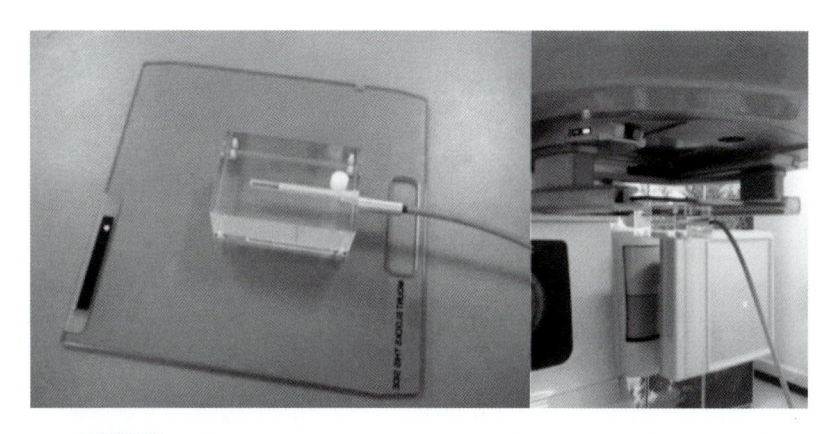

図47-1 電離箱ガントリヘッド固定治具（タイセイメディカル社製）

表 47-1 各種ガイドラインなどによる許容値

試験項目	保守管理プログラム[1]	JIS Z4714[2]	TG-40[3]	TG-142[4]（IMRT）
再現性	±0.5% 変動件数	±0.5%		
直線性	±2%（X），±3%（e）	±2%		±5%（2-4 MU）
				±2%（≧MU）
ガントリ角度依存性	±3%（X, e）	±1.5%	±2%	±1% from BL[注1]
運動照射中の安定性	±2%（X, e）		メーカ仕様	±1% from BL
運動照射の終了位置	±5%，±3°		メーカ仕様	±1% from BL
線量率依存性				±2% from BL
1 日安定性	±2%（X），±3%（e）	±1%		

[注1]: BL＝baseline（基準値）

47-1）．

　従来の書籍では，それぞれの試験が独立して実施することを前提に試験方法が記載されており，臨床現場において，その手順通りに実施することは，労力を要します．また，近年では様々な精度管理用機器が販売され，効率的に各試験を実施することが可能となりました．以下に，再現性，直線性，線量率依存性，ガントリ角度依存性の試験を一連で実施する場合の例を示します．

① 準備（図 47-1）：ガントリヘッドに設置可能なジグを用いて，平板ファントムを設置し，ファントムにファーマ形電離箱線量計を挿入します．ファントム厚は，ビルドアップが確保される厚さを選択します．エネルギーによって変更する手間を省くため深さ 5 cm とします．ガントリが回転しても安全なようにケーブルなどを配置します．測定前に事前照射を行い，ゼロ調整を実施します．また測定中，定期的に温度，気圧の確認を実施します．

② 再現性：ガントリ角度 0°，照射野 10×10 cm^2，100 MU，通常使用する線量率で 10 回以上測定します．

③ 直線性：同条件で設定 MU 値を臨床使用する最低 MU 値と最高 MU 値で 3 回以上測定します．例として 10 MU，500 MU とします．IMRT や，TBI などを実施する場合，それに応じて MU 値を調整します．

④ 線量率依存性：手順 2, 3 で設定した MU 値で線量率のみ変化させて 3 回以上測定します．線量率の設定は，臨床使用する線量率を選択してください．IMRT で使用する線量率や，線量率を可変しながら照射する場合は，いくつかの線量率を用いて測定をします．

⑤ ガントリ角度依存性：手順 2 と同条件でガントリ角度のみ変化させ各方向 3 回以上測定します．例としてガントリ角度は 90°，180°，270°とします．

⑥ 解析：得られた測定値を用いてそれぞれの誤差を算出します．算出した値が許容値内であるか判定します．

　このように，測定配置を 1 種類とすることで，様々な試験を効率良く実施可能となります．この方法は一例であり，機器の保有状況，精度管理に利用できる時間，人的配置により，各施設で異なる方法で実施することが可能です．各施設の品質管理の責任者を中心に合理的な方法の検討と実施が必要です．

　その他の確認項目としては，副モニタの確認（Q30 参照）があります．線量モニタシステムは主と

副があり，2つの線量計で出力をモニタリングしており，主モニタ線量計が故障により動作しない場合に副モニタ線量計により照射を停止します．よって，定期的に副モニタ線量計の動作を確認することが必要です．また，治療装置によっては，X線と電子線とでモニタ線量計が異なる場合があるため，それぞれの線種で確認が必要です．

■参考文献
1) 日本放射線腫瘍学会研究調査委員会，編．外部放射線治療装置の保守管理プログラム．東京: 通商産業研究社; 1992.
2) 日本工業規格．JISZ4714 医用電子加速装置―性能特性．JISハンドブック 39 放射線（能）．日本規格協会; 2004. 1379-486.
3) Kutcher GJ, Coia L, Gillin M, et al. Comprehensive QA for radiation oncology: Report of AAPM Radiation Therapy Committee Task Group 40. Med Phys. 1994; 21: 581-618.
4) Klein EE, Hanley J, Bayouth J, et al. Task Group 142 report: Quality assurance of medical accelerators. Med Phys. 2009; 36: 4197-212.

〈遠山尚紀〉

Q48 出力・軸外線量比のガントリ角度依存性試験について教えてください

A ガントリ角度依存性試験では，ビルドアップキャップおよび円柱形ファントム（ミニファントム），またはアクセサリマウントに検出器を設置して様々なガントリ角度で出力および軸外線量比の測定を行い，それらの不変性を確認します．試験頻度は年1回です．また，両方の試験項目の許容値は，基準値から1%以内です[1]．

解説 出力に対するガントリ角度依存性試験では，ビルドアップキャップを装着した検出器をアイソセンタに設置して，様々なガントリ角度で出力測定を行います．ビルドアップキャップを使用しない方法では，アクセサリマウントにビルドアップキャップと同程度の厚さの平板ファントムに検出器を挿入した状態で固定し（図48-1），出力測定を行う方法があります．ビルドアップキャップを使用した方法では，ガントリ回転によるアイソセンタの変位の影響を受けて測定値が変化する可能性があるため，他の試験項目によってアイソセンタの変位を確認しておく必要があります．また，平板ファントムは同一の厚さであっても電子濃度にばらつきがあるため，毎回の測定で同一のファントムを使用する必要があります．

表48-1は，出力に対するガントリ角度依存性を測定した一例を示しています．この例では，ビルドアップキャップを装着したファーマ形電離箱線量計を設置して，様々な角度から同じMU設定値で測定した電位計の読み値の変化を比較しています．結果に示した装置では，0°の出力に対する変化は最大で−0.9%でした．許容値は基準値に対する変化を評価するので，経時的に同様の方法で出力のガントリ角度依存性を測定して，その変化が1%以内になることを確認します．

軸外線量比に対するガントリ角度依存性試験では，ガントリに装着した2次元検出器を使用して様々なガントリ角度で軸外線量比測定を行います（図48-2）．ガントリに装着が可能な2次元検出器を所有していない場合は，フィルム法で軸外線量比を測定します．この時，フィルムは平板ファントムに挿入し，アクセサリマウントに固定します．また簡便な方法として，EPIDの積算画像を利用する方法があります．EPIDを使用する際には，フィルム法または2次元検出器の結果との比較・検討

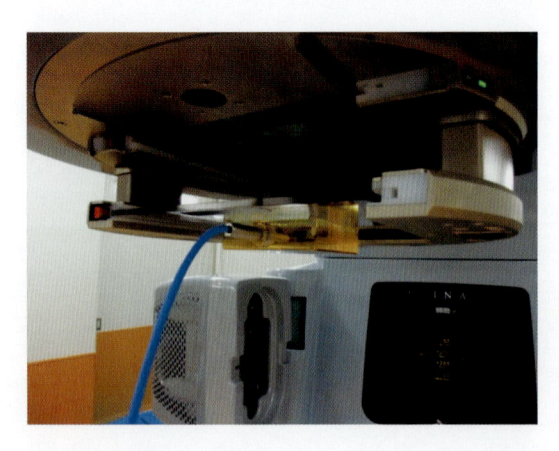

図48-1 アクセサリマウントに設置した平板ファントムと電離箱線量計
ファーマ形電離箱線量計がアクリルの平板ファントムに挿入されてビーム中心軸に固定されています．

表 48-1 ガントリ角度による出力の変化

電離量はビルドアップキャップを装着したファーマ形電離箱線量計の幾何学的中心をアイソセンタに設置して，様々な角度から同じ MU 設定値で照射した時の出力の変化を示しています．この時の照射野サイズは 10 cm×10 cm です．

ガントリ角度（degree）	相対出力 （0°の測定値で正規化）
0	1.000
45	0.998
90	0.995
135	0.991
180	0.992
225	0.994
270	0.996
315	0.999

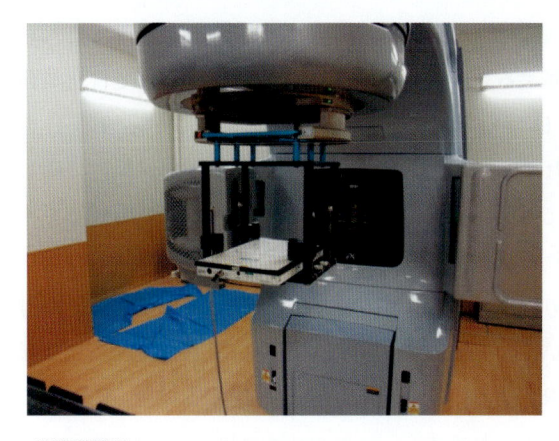

図 48-2 専用の固定具を使用してアクセサリマウントに装着された 2 次元検出器

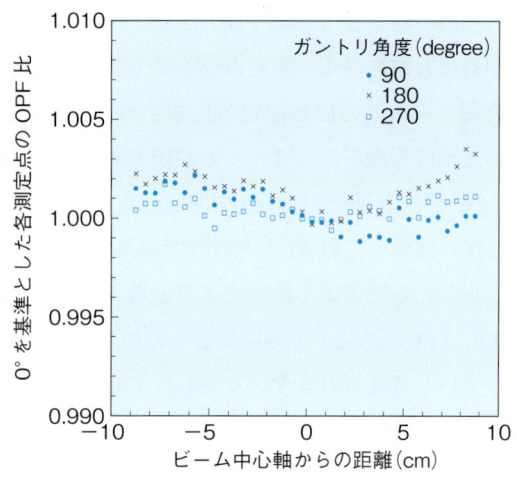

図 48-3 軸外線量比のガントリ角度依存性

を始めに行うべきです．軸外線量比を評価する照射野サイズは 30 cm×30 cm 以上の大照射野が推奨されます．

図 48-3 は，軸外線量比のガントリ角度依存性を測定した一例を示しています．この例では，2 次元検出器をガントリに装着して，様々な角度で測定した軸外線量比を比較しています．結果に示した装置では，0°の軸外線量比に対する相対偏差は最大で 0.4％でした．試験項目の許容値は，出力のガントリ角度依存性と同様で，基準値に対する変化を評価して，1％以内であることを確認します．プロファイル形状の不変性の評価法は Q31 で詳細に説明されています．

■参考文献
1) Klein EE, Hanley J, Bayouth J, et al. Task Group 142 report: Quality assurance of medical accelerators. Med Phys. 2009; 36: 4197-212.

（藤田幸男）

Q49 PDDやOARは，どのような照射条件で取得すればよいですか？

A PDDやOARは年1回行う詳細な精度管理項目です．すべての照射条件を業務の合間に実施するのは容易ではなく，照射条件を絞って精度管理を行っていくのが現実的と考えられます．PDDやOARでは経時的なビームエネルギーやターゲットの変化を感度よく検出できる大照射野での確認を中心に行い，小照射野は他の精度管理項目で確認するなど，包括的かつ効率的に精度を確認できるような精度管理プログラムを作成することが重要です．

解説

PDDやOARの確認は，年1回行う詳細な精度管理項目として推奨されています．年1回の精度管理項目は装置の性能について最大に拡張した詳細な試験であり，ビームデータ取得時やコミッショニング時に実施した項目を行います．表49-1に例としてPinnacle^3（Philips社製）のビームデータ取得時に必要なX線のPDDおよびOARの測定項目を示します．表49-1からわかるようにこれらの項目は非常に多く，またセットアップに時間の要する3次元水ファントムを使用するので日常業務の合間に導入時と同じ測定項目をすべて行うことは容易ではありません．したがって，照射条件を絞って精度管理を行っていくのが現実的と考えられます．AAPM TG-142[1]では平坦度や対称性に関して大照射野（X線では30 cm×30 cm以上，電子線では最も大きなアプリケータサイズ）での確認を推奨しています．これは，大照射野での条件のほうが小照射野と比較して経時的な線質の変化（プロファイル形状）を感度よく検出できると考えられるためです．それより小さい照射野は他の精度管理項目（OPF，$TPR_{20,10}$など）で確認できるため，PDDやOARの測定は大照射野での確認を中心に実施したほうがよいと考えられます．しかし，定位照射やIMRTなど特殊なX線治療を実施する場合，使用する照射野サイズでの詳細な試験による確認も必要と考えられます．

表49-1 Pinnacle^3（Philips社製）に登録するビームデータとして必要なX線のPDDおよびOARの測定項目例

	PDD 測定項目	OAR 測定項目 （測定深：最大深，5 cm，10 cm，20 cm）
オープン照射野 (cm×cm)	1×1，2×2，3×3，4×4，5×5，10×10，20×20，30×30，正方形の最大照射野	1×1，2×2，3×3，4×4，5×5，10×10，20×5，5×20，20×20，30×30，正方形の最大照射野
MLC照射野 (cm×cm)	2×2，10×10	2×2，5×5，10×10，15×15 （深さ5 cm，10 cmのみ）
ウェッジ照射野 (cm×cm)	3×3，4×4，5×5，10×10，20×20	3×3，4×4，5×5，10×10，作成可能な正方形の最大照射野（ウェッジが平坦な方向は深さ10 cmのみ）

■参考文献
1) Klein EE, Hanley J, Bayouth J, et al. Task Group 142 report: quality assurance of medical accelerators. Med Phys. 2009; 36: 4197-212.

（畑中星吾）

Q50 TBIの出力校正について教えてください

A TBI（全身照射，total body irradiation）の出力測定は，①放射線治療計画装置（RTPS）のコミッショニングおよび定期的な精度管理の際に行う場合の測定と，②患者ごとに照射前もしくは照射時に出力の確認を行う場合の測定の2通りがあります．このうち，出力校正に該当するものはおもに①の手順を行うことを指し，コミッショニング時のデータを基準として，定期品質保証時にその差がないように調整することをいいます．TG-142においてはその許容値を2%としています．

解説 全身照射の手法は，従来からLong SSD（SAD）法，寝台移動法，Moving beam法が用いられてきました[1-6]．最近ではTomotherapyを用いた全身照射も報告されています．2003年の日本放射線腫瘍学会の調査によると，本邦で用いられている手法は主にLong SSD（SAD）法です[7]．本稿ではLong SSD（SAD）法を想定して記述します．その他の手法においても計測する部位および概念について大差はありません[8]．

TBIの出力測定は以下のように，①放射線治療計画装置（RTPS）のコミッショニングや定期的な精度管理の際に行う重点的な線量測定と，②患者ごとに実施する線量測定の2つに大別できます[9]．①は主にファントムと電離箱線量計などを用いて順を追って放射線治療計画装置の算出する数値との整合性を確かめるもので，臨床使用する前の入念な確認が必要です．TBIの出力校正とは，定期的精度管理時にコミッショニング時の値と比較して正しい線量が投与されるように出力を調整することをいいます．TG-142ではオープン照射野とビーム補償フィルタ使用時いずれにおいてもコミッショニング時を基準とした出力誤差の許容値を2%としています[10]．また，②は実際の照射状態を模擬してファントムを利用した照射前の測定や照射時に *in vivo* での測定をするもので治療計画の妥当性，線量の一致性を確かめることが目的です[11]．定期的な品質保証での出力校正のみならず，このような患者ごとの測定の傾向を確認することで，患者の体型や補助具の利用による線量分布の確認ができます．また，出力校正と連動して評価することで治療計画の信頼性の向上に繋がります[12-15]．

1. 出力校正の手順

放射線治療計画装置を用いて投与線量を決定する場合や初めて全身照射を実施するような場合には入念な確認が必要です．

標準測定法に定める線量測定では，測定用ファントムは照射野より十分に大きいことが前提です．しかし，全身照射の場合は逆に照射野がファントムよりも大きくなります．また，側方からの照射の場合は部位によって体厚の差が生じるため，標準測定法の概念に準拠できません．全身照射のような大照射野の測定に関しては，AAPMレポート17に詳しく記述されています[9]．AAPMレポート17によると，線量測定は固体ファントム測定から人体ファントムの測定というように段階を経るように推奨されています（図50-1）．

ステップ1: 基礎出力測定（使用するSSDでの出力係数，PDDおよびTPRの測定）

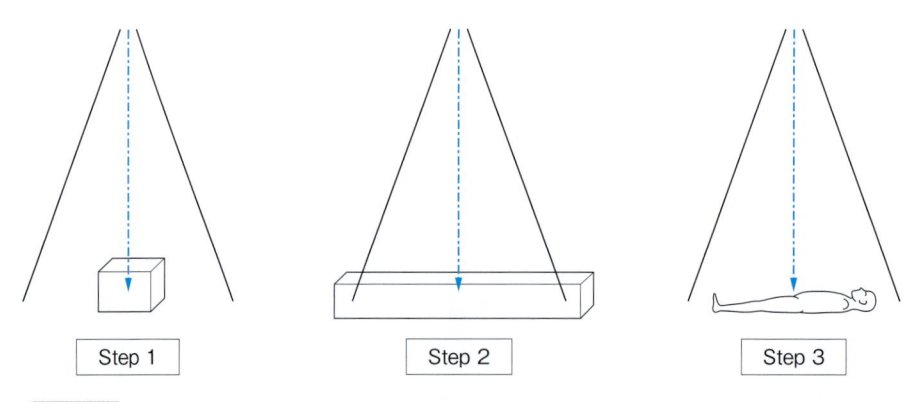

図 50-1　測定する際のジオメトリの概念図

　固体ファントム（30×30×30 cm³以上の大きさのもの）を用いて，設定距離からの照射における基準点での出力を計測します．この際に，基準深での吸収線量の測定やファントム中での深部線量百分率を取得します．しかし，この段階では照射野に対してファントムが小さすぎるため，散乱線による寄与を十分に考慮できず，実際の照射よりも線量は小さく見積もられます[12]．

ステップ 2: 応用出力測定（散乱を考慮した出力，軸外線量の測定）

　全照射野がカバーできるように固体ファントムを並べ，中心軸上および胸部や腹部，股間などの位置を想定した関心領域での測定を実施します．この測定では，散乱線による影響を十分に考慮できるため，ステップ 1 と比較して散乱係数を求めます．

ステップ 3: 人体模擬測定（実際の照射を模擬して評価点線量，体内線量分布の測定）

　人体模擬ファントムを用いて評価点の吸収線量および体内の線量分布を取得します．その数値がステップ 1 および 2 で得られた数値から推測される線量と一致するかを確認します．なお，ここで得られた数値が，実際に照射前に患者ごとに実施する測定との比較に利用されます．

　また，3 次元水ファントムを用いて大照射野の平坦度と対称性を確かめておくことが重要です．特に Long SSD（SAD）法では照射野対角線上に患者の頭尾方向を合わせることが多いので，Diagonal のプロファイルを測定しておくことが必須です．出力校正ではこれらの得られた数値と上記ステップ 2 および 3 との比較を行って整合性が得られていることを確認する必要があります．また，線量分布測定のために熱ルミネセンス線量計（TLD）や蛍光ガラス線量計（GRD），MOSFET 検出器を利用する際には，あらかじめ線量校正をする必要があります．特に，TBI では線量率を低く設定しますので線量率依存性の確認，検出器の方向依存性を把握しておく必要があります[16]．

2．患者ごとに実施する線量測定

　患者ごとに実施する線量測定は，実際の照射における線量の均一性や関心領域での線量および体内の線量分布を推測するために実施されます．

　照射皮膚線量の評価として頸部，胸部，腹部，骨盤部，大腿部などがあげられ，フィルムや半導体検出器，TLD，電離箱線量計などを利用して測定が行われます．体内の線量実測部位として，直腸，股間，口腔，食道などがあげられ，MOSFET 検出器や半導体検出器，チューブに装填した TLD などを利用して測定が行われます．

※Long SSD（SAD）法以外の方法で照射する場合の測定で注意する点[9,12-15]
1）線量率が適切に管理されているかの確認【寝台移動法，Moving beam 法，Tomotherapy 法】
2）照射野つなぎ目や辺縁での線量分布評価【寝台移動法，Moving beam 法】
3）寝台移動速度と照射出力の連動確認【寝台移動法，Tomotherapy 法】
4）ガントリー移動速度と照射出力（Count/degree）の連動確認と補正【Moving beam 法】
5）放射線治療装置における可動部分の精度による出力差の違い【全て】

これらの他に，照射条件や補助具などの条件を考慮した補償体を使用する場合は，患者の位置や照射野の平坦度などを考慮して作成する必要があります．また，治療寝台の金属部や高原子番号部分からの散乱なども考慮して患者を設置しなければなりません．無論，測定の際にはステム効果やケーブル効果などの影響を極力低減しなくてはなりません．

TBI の基本原則は，全身に均一に線量を精度よく投与することであります．そのためには，コミッショニング時および定期的精度管理時に放射線治療装置および計測機器の特性を理解しておくことが必要で，患者ごとの線量測定では如何に関心臓器への過剰線量投与がなく，必要線量が体全体に均一に投与されているかを重点に置いて計測することが望ましいです．技術の発展に伴い，Tomotherapy 法のようなさまざまな照射法が開発される可能性がありますが，いずれの場合にあっても基本原則を忘れずに線量測定を実施し，全身照射の精度管理に努めることが重要です．

■参考文献

1) Aget H, Van Dyk J, Leung PMK. Utilization of a high energy photon beam for whole body irradiation. Radiol. 1977; 123: 747-51.
2) Christ G. The dosimetry of total body irradiation at the University of Tubingen. J Eur Radiother. 1982; 3: 211-2.
3) Glasgow GP, Mill WB. Cobalt-60 total body irradiation dosimetry at 220 cm source-axis distance. Int J Radiat Oncol Biol Phys. 1980; 6: 773-7.
4) Glasgow GP, Mills WB, Phillips GL, et al. Comparative 60-Co total body irradiation（220 cm SAD）and 25 MV total body irradiation（370 cm SAD）dosimetry. Int J Radiat Oncol Biol Phys. 1980; 6: 1243-50.
5) 唐沢克之．TBI（Total Body Irradiation）．臨床放射線．2008; 53: 987-95.
6) Mori T, Ohizumi Y, Maezawa H, et al. Total body irradiation as a method of preparation for bone marrow transplantation. Jpn J Clin Oncol. 1984; 14（Suppl. 1）: 457-64.
7) JASTRO データベース委員会: JASTRO 構造調査 2003．
8) Van Dyk J. Dosimetry for total body irradiation. Radiother Oncol. 1987; 9: 107-18.
9) Van Dyk J, Galvin JM, Glasgow GP, et al. The physical aspects of total and body photon irradiation. AAPM report 17, 1986.
10) Klein EE, Henley J, Bayouth, et al. Task Group 142 report: Quality assurance of medical accelerators. Med Phys. 2009; 36: 4197-212.
11) Rizzotti A, et al. Dose evaluation to patients irradiated by 60 Co beams, by means of direct measurement on the incident and on the exit surface. Radiother Oncol. 1985; 3: 279-83.
12) 熊谷孝三．TBI における Long SAD 法について．日本放技学会誌．1991; 47: 2032-42.
13) 津田政行．寝台移動法について．日本放技学会誌．1991; 47: 2043-8.
14) 菊池　峻．ムービングビームによる全身照射法及び継ぎ照射による全身表面照射法．日本放技学会誌．1991; 47: 2049-55.
15) 井澤一雄．TBI における線量モニターシステム．日本放技学会誌．1991; 47: 2056-61.
16) 日本医学物理学会, 編．外部放射線治療における吸収線量の標準測定法（標準測定法 01）．東京: 通商産業研究社; 2002.

〔林　直樹〕

Q51 レーザは何を基準に合わせればよいですか？

A 月毎点検では，フロントポインタを用いる場合はその先端に合わせます．フロントポインタが使えない装置では，4方向から十字線（クロスヘア）を投影し，その平均的中心に針などの先端を合わせ，そこにレーザを合わせ込みます．いずれにしても，最終的には放射線照射野中心に合わせ込みます．

解説 AAPM TG-142 の月毎の点検での推奨は，通常治療で 2 mm，IMRT で 1.5 mm，SRT/SRS で 1.0 mm 以下です．月毎の点検では，フロントポインタを用いる場合，ガントリ 0°のときにフロントポインタ先端に方眼紙マス目を合わせ，サジタルレーザに合わせます（図 51-1 参照）．無論，フロントポインタが調整されていることを前提とします（Q37 参照）．寝台に方眼紙をあらかじめ設置しておくことで，ズレがあった場合にどの程度の誤差があるかを視覚的にすぐに判断することができます．ガントリ回転時にフロントポインタ先端の位置の変動が大きい装置では，一旦フロントポインタ先端に針を合わせ，針に対してレーザを合わせたほうがよいことがあります（図 51-2 参照）．

フロントポインタの状態が不良の場合や，あるいは使用に無理がある装置では4方向から十字線（クロスヘア）を投影し（図 51-3 参照），その平均的中心に針などの先端を合わせてそこにレーザを合わせ込みます．ガントリ角度が 90°や 270°のときは，針に薄い紙をつけておくとレーザと針の影および十字線（クロスヘア）の投影位置の関係が見やすくなります（図 51-4 参照）．

その後，ガントリスポークショットやコリメータスポークショット（詳細は Q52 を参照のこと）を撮影して放射線照射野中心を求めます．放射線照射野中心との誤差が許容値を上回る場合は，レーザを合わせ直します．

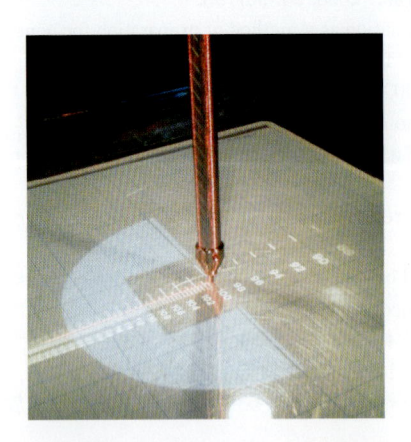

図 51-1 フロントポインタ先端と位置決めレーザの一致の確認

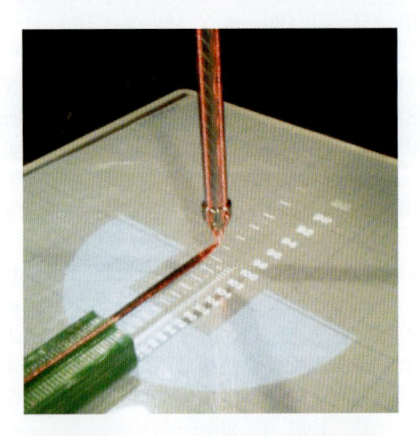

図 51-2 フロントポインタ先端と針の位置合わせの様子

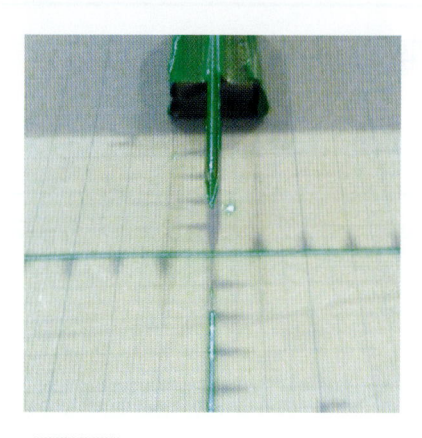

図 51-3 ガントリ 0°方向の針と位置決めレーザー一致確認の例

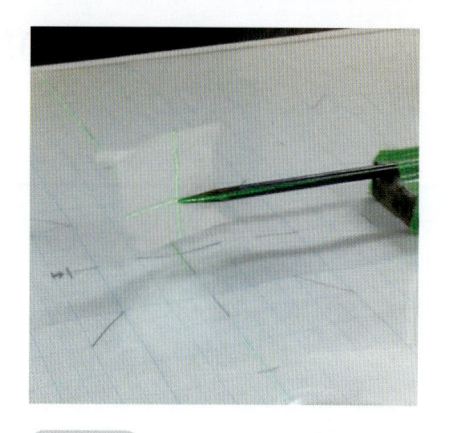

図 51-4 ガントリ 90°方向の針と位置決めレーザー一致確認の例
針に薄い紙を貼り付け，十字線（クロスヘア）の影と位置決めレーザの位置関係を見やすくしている．

■参考文献
1) Klein EE, Hanley J, Bayouth J, et al. Task Group 142 report: quality assurance of medical accelerators. Med Phys. 2009; 36: 4197-212.

（木藤哲史）

Q52 スポークショットを用いた回転座標系中心の確認方法を教えてください

A 一般的な放射線治療装置には，コリメータ・寝台・ガントリの3つの回転座標系があります．それぞれの回転座標系の中心精度を調べる方法には，スポークショット（スターショット）があげられ，フィルム，イメージングプレートを用いて行います．解析方法としては，視覚的評価からフィルム解析ソフトを用いた定量的な評価が行われます．幅の狭いスリット状の照射野で，決まった方向から照射することにより，それぞれ得られたスリットの交点のばらつきを評価します．スポークショットの利点は，フィルム解析ソフトを除いて特別な精度管理ツールを必要としないこと，またスリット状照射野（幅の狭い照射野）の角度を計測することにより，デジタル角度計を所有していない施設でも角度の精度を評価できることがあげられます（Q24参照）．

解説

一般的な放射線治療装置には，コリメータ・寝台・ガントリの回転座標系があり，それぞれの回転座標系の中心が一致し，レーザの位置もその回転中心を指示していることが理想です．通常，そのような理想の状態はなく，ある空間的な微小領域内に，それぞれの回転座標系の回転中心が存在します[1]．図52-1に示すように，コリメータ・寝台の回転中心を評価する場合には，フィルムやイメージングプレートを寝台に設置し，レーザの箇所にマーキングをします．ガントリ回転精度を評価する場合には，図52-2に示すように，固体ファントムを用いてビーム軸に対してフィルムやイメージングプレートを平行に設置します．画像上ビームの入射側と射出側の濃淡の差をなくすため，エネルギーが高いX線を用いると解析しやすいです．イメージングプレートを使用する場合は，カセッテから取り出し，治療室を暗室にし，イメージングプレート本体をそのまま照射します．また，レーザが示す4箇所をイメージングプレート上にマーキングすることにより，画像上，点を打ったところは色が抜け，レーザが示すアイソセンタの位置が特定できます．日常的にイメージングプレートを用いてスポークショットを行う場合には，精度管理専用のイメージングプレートを用意しておくと便利です．

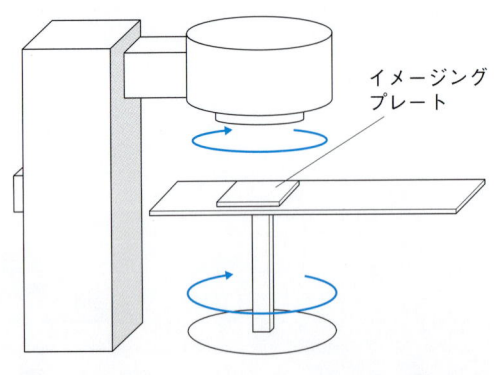

図 52-1 スポークショットを用いた治療装置のコリメータ・寝台の回転中心精度

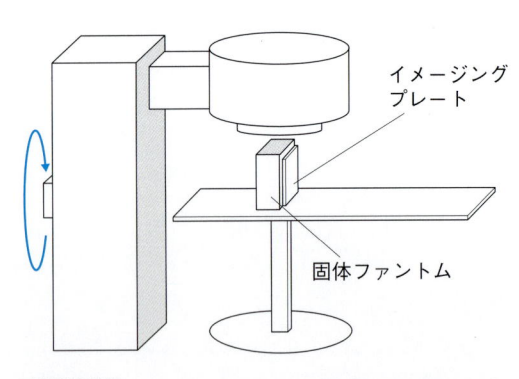

図 52-2 スポークショットを用いた治療装置のガントリの回転中心精度

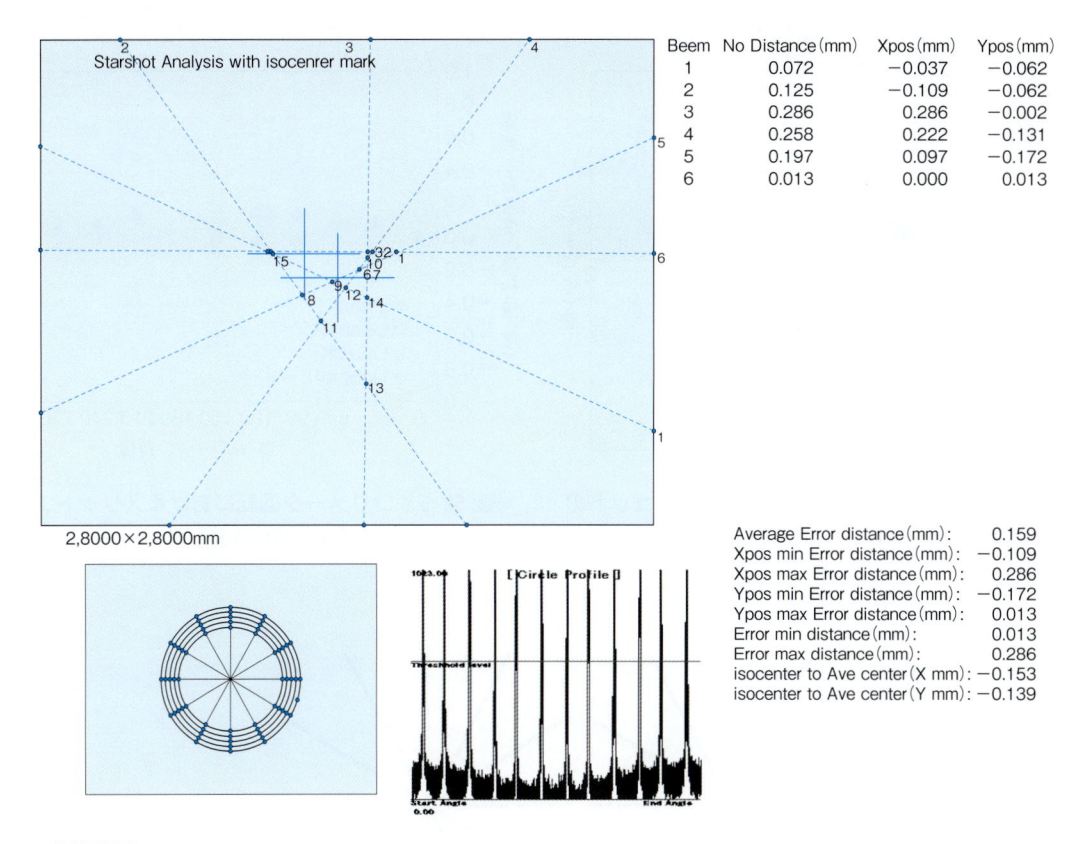

図52-3 DD-System（アールテック社）を用いたスポークショットの解析

　図52-3は，Varian 21EX（Varian社）4台において，イメージングプレートを用いたコリメータ回転におけるスポークショットをDD-System（アールテック社）で解析した結果です．データはDICOM画像としてDD-Systemに画像を送り，解析を行っています．DD-Systemでは，レーザが指示するアイソセンタ（画像上では白い点）を登録することができ，各スリットの交点がアイソセンタを基準として，どの程度ばらつきを伴っているのかを調べることができます．結果を図52-4に示します．各点は，スターショットの各交点の重心の位置を示し，図中の原点はレーザが指示するアイソセンタを示します．図に示される通り，±1 mm以内に各交点の重心が存在しており，コリメータの回転中心の精度が十分に高いことがわかります．図52-5にコリメータ回転におけるスリット状照射野の角度の計測結果を示します．公称値の角度を基準とすると，計測値は±0.5°以内となり許容値内となっています．

　フィルム解析ソフトを所有していない場合には，視覚的評価を行うことになりますが，その場合には，事前にある1つのスリットを照射するときにフィルムを人為的に既知の量だけシフトさせて，得られた像から異常を検出できるかを確認しておく必要があります．図52-6では，矢印のスリットフィールド照射時に，人為的にフィルムを2 mm変位させています．2 mm変位においては明らかに1つのスリット状照射野のシフトが確認されますが，1 mmにおける判断は難しい結果となります．

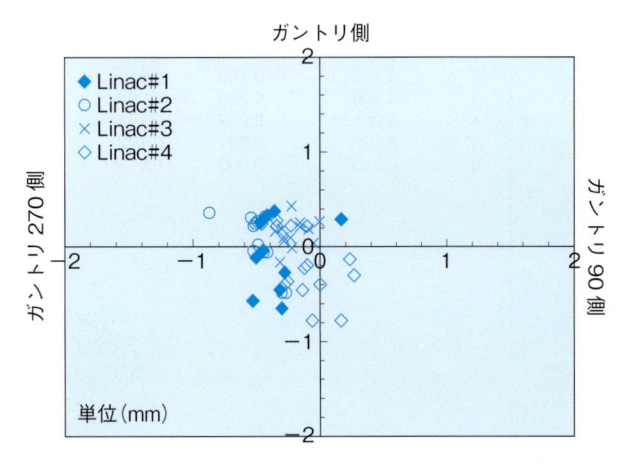

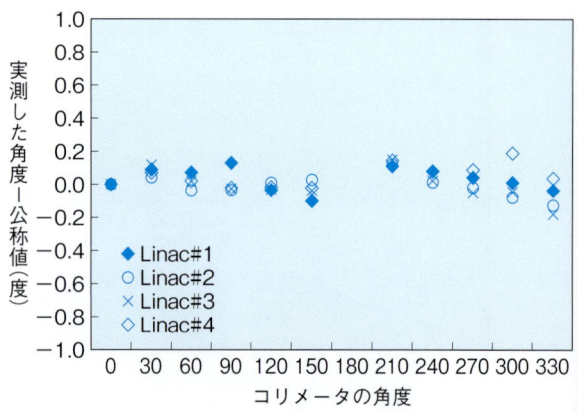

図 52-4　コリメータ回転におけるスポークショットの結果．原点はレーザが指示する点

図 52-5　コリメータ回転におけるスリットフィールドの角度の計測結果

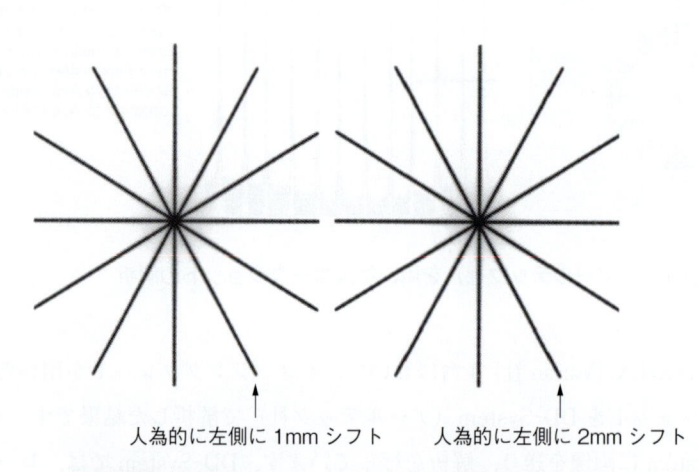

人為的に左側に 1mm シフト　　　人為的に左側に 2mm シフト

図 52-6　スポークショットにおける視覚的評価
人為的に 1 箇所のスリットフィールドを横方向に 1，2 mm シフトさせた像

■参考文献
1) Gonzalez A, Castro I, Martinez JA. A procedure to determine the radiation isocenter size in a linear accelerator. Med Phys. 2004; 31: 1489-93.

（岡本裕之）

Q53 Winston-Lutz 試験を用いた回転座標系中心の確認方法を教えてください

A Winston-Lutz 試験とは，Lutz らによって開発されたアイソセンタの幾何学的精度を総合的に評価する試験です[1]．アイソセンタは，ガントリ回転，コリメータ回転，寝台回転の重心によって定義されます．この試験によって壁面レーザによるアイソセンタの指示が，放射線アイソセンタと一致しているかを確認できます．近年では，画像誘導放射線治療において，放射線アイソセンタと位置照合機器のアイソセンタの一致を確認するためにも利用されます．

解説 Winston-Lutz 試験とは，レーザの正確性，ガントリ，コリメータ，寝台のアイソセンタの正確性を検証する試験です．この試験は定位放射線治療（SRT）を実施する各患者，特に頭部定位放射線治療の治療前に実施することが推奨されます．特に，定位照射用コーンや，外付け MLC を用いて定位照射を実施する場合，この試験は必須です．以下に，定位照射用コーンとフィルムを用いた場合の試験方法を示します．定位照射用コーン以外に，MLC などを用いる方法や，フィルム以外に EPID を用いる方法があります．

＜手順＞
① 金属球が中心に封入されたジグを壁面レーザとジグの中心で一致させる（図 53-1）．
② ガントリにフィルムフォルダを取り付け，フィルムをフォルダに取り付ける（図 53-2）．
③ 金属球を通過しコリメートされた放射線束を様々な角度からフィルムに照射する（表 53-1）．
④ 照射領域の影が中心にある場合，レーザ，ガントリ，寝台のアイソセンタの一致精度が確認される（図 53-3）．

解析結果のように，照射野の中心に金属球が配置された状態で照射されている場合，壁面レーザによるアイソセンタの指示が，放射線アイソセンタと一致していることになります．また，今回の例では，定位照射用コーンが 7.5 mm 直径であり，中心に配置した金属球が 5.0 mm であるので，照射野内に金属球による円形の影が完全に確認することができる場合，±1.25 mm 以内〔(7.5−5.0)/2＝1.25 mm〕で壁面レーザによるアイソセンタの指示と照射した方向の線束中心が一致していることを示し

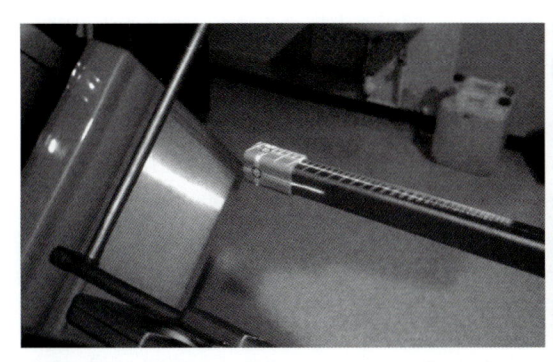

図 53-1 壁面レーザを用いたジグの配置

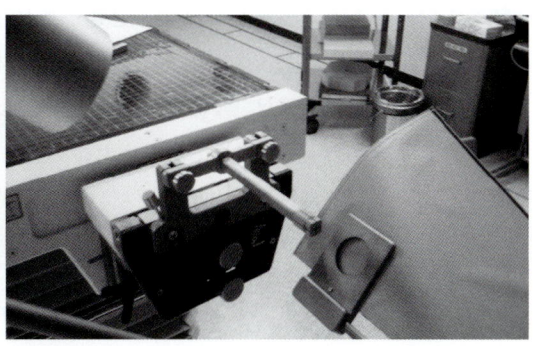

図 53-2 フィルムホルダとフィルムの配置

表 53-1 Winston-Lutz 試験を実施する照射角度の一例

（定位照射用円形コーンを用いる時のコリメータ回転を含まない場合）

方向	ガントリ角度	カウチ角度
1	110	0
2	30	0
3	310	0
4	230	0
5	250	270
6	330	315
7	50	45
8	110	90

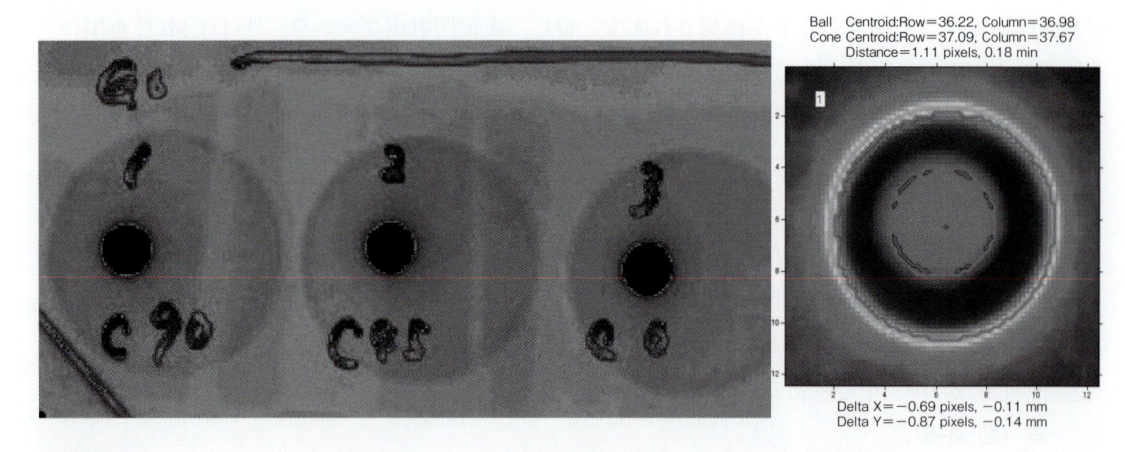

図 53-3 Winston-Lutz 試験の結果をフィルム解析装置（RIT113）で解析した例

ます．治療装置によりますが，ガントリ0°と180°では，頭尾方向（ガン-ターゲット方向）で誤差が大きくなります．これは，ガントリ自体の重みによるダレの影響によるものです．このダレの影響を考慮し，頭尾方向のダレの重心がアイソセンタとなります．

　MLCを用いて本試験を実施する場合，MLCの位置精度が試験結果に影響を及ぼすため，MLCの位置精度を担保した上で試験を実施する必要があります．また，解析を実施する場合，フィルム，EPIDなどでは，高解像度の画像を用いることが必要です．

　装置導入時の試験結果は，今後の試験の基準となり，定期的な試験により精度の確認を実施します．TG-142[2]では，年毎の試験として記載されていますが，ガントリ，コリメータ，寝台の動作系の部品交換時や，ガントリと寝台の接触時などには，定期的な試験以外のタイミングで確認が必要です．

■参考文献
1) Lutz W, Winston KR, Maleki N. A system for stereotactic radiosurgery with a linear accelerator. Int J Radiat Oncol Biol Phys. 1988; 14(2): 373-81.
2) Klein EE, Hanley J, Bayouth J, et al. Task Group 142 report: quality assurance of medical accelerators. Med Phys. 2009; 36: 4197-212.

（遠山尚紀）

Q54 スプリットフィールド法の検証結果に対する評価法を教えてください

A スプリットフィールド法で確認できるビームアライメントのズレのパターンとしては4種類あり，得られた結果と必要に応じて他の精度管理結果からその原因を特定することができます．

解説

ビームアライメントのズレを引き起こす要因として以下の4つがあります．

① 加速電子の入射位置のズレ
② コリメータの非対称性
③ コリメータ回転軸とガントリ回転軸のズレ
④ ガントリのダレ

スプリットフィールド法は，このすべての問題を検出することができ，かつ，方法もシンプルであり精度管理で利用されます．

ガントリ0°と180°の対向照射においてスプリットフィールド法で検出できるズレの例を図54-1に示します．(a)は，正しいアライメント，(b)から(e)は，ズレが生じている例です．(b)から(d)は，寝台方向から見た図で，(e)は，側方から見た図です．

ここで，スプリットフィールド法の手順を以下に示します．

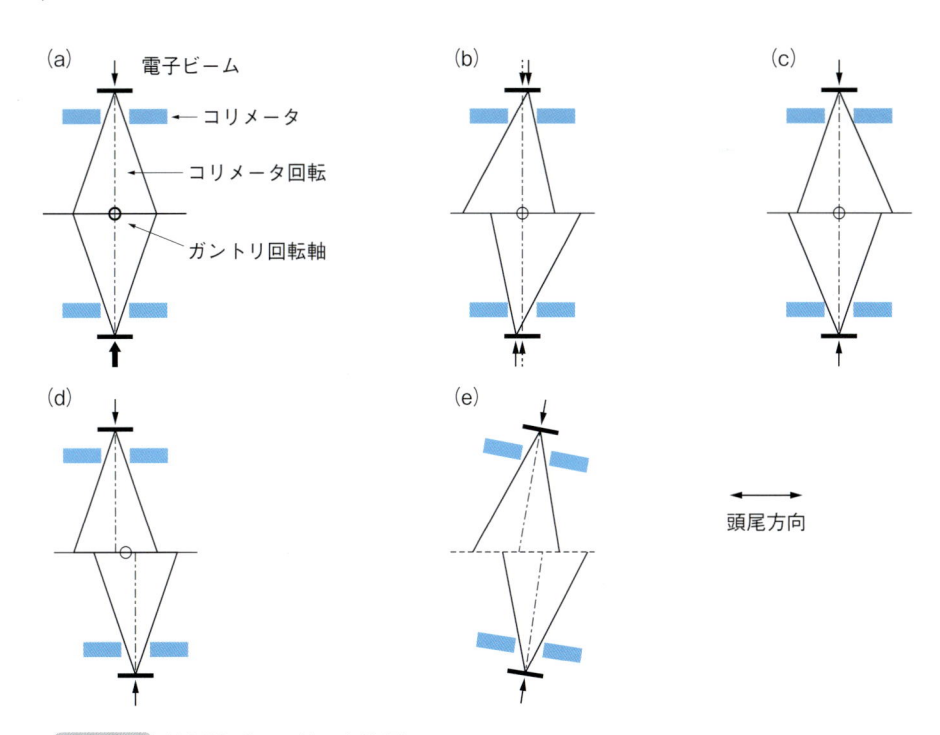

図54-1 放射線ビーム軸の変位例
(a) 正しいアライメントの例，(b) lateral方向に電子ビームの焦点がずれた例，(c) 非対称なコリメータの例，(d) コリメータとガントリの回転軸が不一致の例，(e) ガントリのダレにより頭尾方向にずれた例[1]

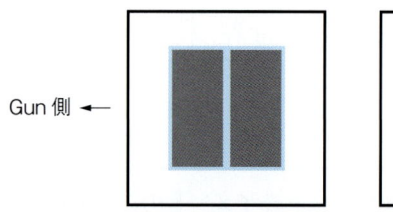

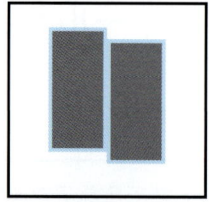

図 54-2 スプリットフィールド法で得られるフィルムの模式図
左は，正確なアライメントでの結果．右は，図 54-1（b）から（d）の中のどれかのアライメントの問題がある時の結果[1]

① ガントリ 0° において照射野 10 cm×10 cm に設定する．
② フィルムをビルドアップ厚相当のアクリル樹脂板の間にビーム軸に対して垂直なアイソセンタ面に設置する．
③ 照射野の半分を鉛ブロックで覆い，X 線を照射する．
④ 鉛ブロックを動かさずにガントリ角度を 180° に回転させ，X 線照射する．
⑤ フィルムを現像し 10 cm×10 cm の照射野になっているかを確認する．

（b）から（d）のズレが生じた場合は，図 54-2 に示すフィルムのようなズレが生じます．鉛ブロックの向きを変え同じように照射することにより，今度は（e）の long 方向にズレが生じるガントリのダレの影響を見ることができます．また，0° と 180° 以外にも 90° と 270° で行うことにより詳細に解析を行うことができます．

また，図 54-2 のような結果が得られた場合，（b）から（d）のどれかが疑われますが，この試験からは原因特定は難しいです．その中のどの原因であるかは他の精度管理の結果から原因を追究する必要があります．まず，（b）と（c）に関しては，ガントリ 0° においてビームプロファイルを取得し，ビームの対称性を見ることで確認できます．（b）と（c）が問題ないと確認できれば，（d）が原因だとわかります[1]．

■参考文献
1) Lutz WR, Larsen RD, Bjarngard BE. Beam alignment tests for therapy accelerators. Int J Radiat Oncol Biol Phys. 1981; 7: 1727-31.

〈角谷倫之〉

Q55 寝台の精度管理について教えてください

A 寝台の精度管理項目は，①寝台位置指示値，②寝台回転中心，③天板のたわみ，④天板の角度，⑤各軸方向の天板の最大可動域，などがあげられます．定期的にこれらの項目を管理する必要があり，6軸の寝台など特殊な寝台を使用する場合は，追加の精度管理を行う必要があります．

解説 寝台の精度管理における必要な精度管理項目を以下に示します[1]．

① 寝台位置指示値
② 寝台回転中心
③ 天板のたわみ
④ 天板の角度
⑤ 各軸方向の天板の最大可動域での位置の変位
⑥ 通信系の確認（6軸制御の場合）

①は月毎，②から⑤は年毎に実施することが推奨されています[1]．それぞれの具体的な実施方法は，①はQ40を参考にして下さい．②に関しては，スポークショットを用いて算出します．方法としてガントリ角度0°，寝台角度0°でフィルムまたはイメージングプレートをビーム中心軸に垂直に設置します．1mm程度の幅のスリット状のビームを照射します．寝台角度を0°，30°，60°，90°，300°，330°に回転させ同様に照射します．詳細はQ52を参照して下さい．

③の天板のたわみ試験については，IEC60976やJIS Z4714において推奨されている方法では，図55-1に示すように天板の先端から2mの間に135kgの荷重を均等に配置します．天板を引き出し，アイソセンタが天板の先端から1mの位置に設置し，光学距離計を使用してVertical方向のたわみを測定します．ただし，この時光学距離計の精度を確認しておく必要があります．光学距離計を使わずに校正された定規を使用して測定することも可能です（金属定規についてはJIS B7514で記述しています）．定規を用いたたわみ試験結果の一例を図55-2に示します．次に図55-1に示すように天板の先端から1mの間に30kgの荷重を均等に配置します．アイソセンタを天板の先端にします．その位置

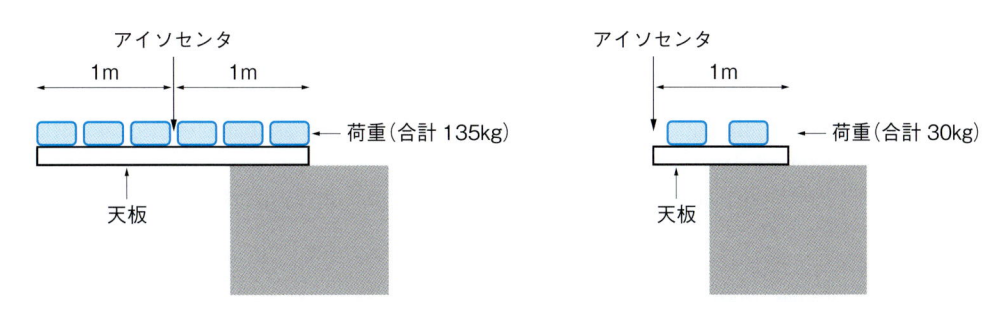

図 55-1 荷重試験方法（左，荷重 135 kg，右，30 kg）

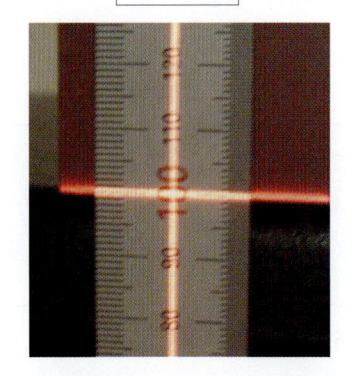

| 荷重負荷前 | 荷重負荷後 |

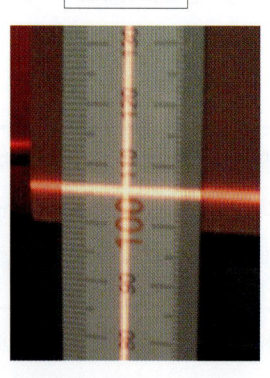

図 55-2 荷重 135 kg を負荷する前と後の定規での測定値

でたわみを計測します[2,3]．装置導入時には 30 kg の荷重の結果と 135 kg の荷重の結果が 5 mm 以内であることが要求されています[4]．また，TG-142 においては年毎の精度管理項目として，天板のたわみは基準値から 2 mm 以内であることが推奨されています．

④の天板の角度については，ガントリ角度 0°，コリメータ角度 0°，寝台角度 0° に設定し，天板の高さをアイソセンタに設定し，角度計を使用して天板の Vertical 方向, Lateral 方向の角度を測定します．TG-142 においては，年毎の精度管理項目としており，許容値は 1° です．この際に使用するデジタル水準器（角度計）は JIS B7510 に準拠したものを使用することを推奨します[5]．

⑤の各軸方向の天板の最大可動域については，lateral，longitudinal，vertical の各方向に天板を限界まで移動させたときの位置を計測します．TG-142 においては年毎の精度管理項目として，許容値は±2 mm です．

近年ではより正確な患者ポジショニングを行うためにコンピュータ制御により 6 軸（X, Y, Z, Roll, Pitch, Yaw）の自由度をもった補正が可能な寝台も利用されています[6-8]．6 軸寝台では，従来の寝台の精度管理項目に加えて，Roll, Pitch 回転の精度管理が必要になります．校正された角度計を用いて，指示した角度と実際の寝台角度が一致していることを確認します．6 軸寝台は X 線画像や赤外線カメラを用いた患者位置決め装置と組み合わせて使われていることから，システム全体の動作や患者位置補正精度を確認することも必要になります．この際，6 軸寝台は Bluetooth による遠隔制御で行われるシステムもあるため，通信系の確認も重要です．また，現在利用されている 6 軸寝台はカーボンファイバー天板を使用しており，5% 程度の X 線減弱が生じることが報告されています[9-10]．そのため，天板による X 線減弱を補正することも考慮する必要があります．

■参考文献

1) Klein EE, Hanley J, Bayouth J, et al. Task Group 142 report: quality assurance of medical accelerators. Med Phys. 2009; 36: 4197-212.
2) IEC 60976: Medical electrical equipment. Medical electron accelerators. Functional performance characteristics. 2007.
3) 日本工業規格，JIS Z 4714 医用電子加速装置—性能特性．JIS ハンドブック 39 放射線（能）．日本規格協会; 1379-486. 2004.
4) IEC 60977: Medical electrical equipment. Medical electron accelerators. Guidelines for functional

performance characteristics. 2008.
5) 日本工業規格，JIS B7510.
6) Jin JY, Yin FF, Tenn SE, et al. Use of the BrainLAB ExacTrac X-Ray 6D system in image-guided radiotherapy. Med Dosim. 2008; 33: 124-34.
7) Meyer J, Wilbert J, Baier K, et al, Positioning accuracy of cone-beam computed tomography in combination with a HexaPOD robot treatment table. Int J Radiat Oncol Biol Phys. 2007; 67: 1220-8.
8) Guckenberger M, Meyer J, Wilbert J, et al. Precision of image-guided radiotherapy (IGRT) in six degrees of freedom and limitations in clinical practice. Strahlentherapie Onkol. 2007; 183: 307-13.
9) Hayashi N, Shibamoto Y, Obata Y, et al. Megavoltage photon beam attenuation by carbon fiber couch tops and its prediction using correction factors. J Radiat Res. 2010; 51: 455-63.
10) Njeh CF, Raines TW, Saunders MW. Determination of the photon beam attenuation by the BrainLAB imaging couch: angular and field size dependence. J Appl Clin Med Phys. 2009; 10: 16-27.

〈角谷倫之，宮部結城，林　直樹〉

Q56 非物理ウェッジの特徴と精度管理項目を教えてください

A 非物理ウェッジは，物理ウェッジと比べて MU 値の減少や線質不変，皮膚線量の低下，ウェッジ落下の回避などが特徴としてあげられ，動作機構はメーカごとに異なります．精度管理項目としてはプロファイルやウェッジ係数・ウェッジ角の確認などがあります．AAPM TG-142[1]にあげられている精度管理項目，頻度，許容値は以下の通りです．

解説

非物理ウェッジの主な特徴[2]として，以下のものがあげられます．

① 物理ウェッジでみられるビームハードニングによる線質変化が少ない．
② 金属フィルタによる X 線吸収がないため，照射 MU を減少できる．
③ 機器によりウェッジの方向が制限され，MLC 形状の自由度が制限される（Enhanced Dynamic Wedge）．
④ 物理ウェッジと比較して，線束内に物理的散乱体がないため照射野外への線量が低下し，健常組織の皮膚線量が低下する（照射野内では物理ウェッジのほうが皮膚線量は下がる）．
⑤ 患者に対してウェッジ落下の危険性を回避できる．

※ただし Elekta Universal Wedge では基本的に物理ウェッジを使用しているため，上記の特徴は必ずしもあてはまらない．

ここからは非物理ウェッジについてメーカごとに解説します．

1．Enhanced Dynamic Wedge（Varian 社製）について[2,3]

Varian 社製の非物理ウェッジは EDW（Enhanced Dynamic Wedge）とよばれ，上絞りである Y ジョウ（Upper Jaw）を利用しています（図 56-1）．照射中に，停止している Y ジョウに向かってもう一方の Y ジョウが経時的に近づいていくことにより線量勾配を作成します（図 56-2）．EDW は動作するジョウの位置と線量の関係を表す Segmented Treatment Table（STT）によって定義されます．また，

表 56-1 非物理ウェッジの精度管理

項目		許容値		
		Dynamic	Universal	Virtual
毎日	ウェッジ動作の確認	動作確認		
毎月	全エネルギーのウェッジ係数	45°もしくは 60°のウェッジを使用し，ビーム中心軸において 2% 以内	45°もしくは 60°のウェッジを使用し，ビーム中心軸において 2% 以内	ウェッジ係数が 1.0 から 5% 以内，もしくは基準値から 2% 以内
毎年	60°ウェッジにおいて照射野全開とした場合と，中間のウェッジ角度の照射野を抽出し，確認	10 cm 深での照射野サイズの 80% 以内の領域で，軸外線量比の変化が 2% 以内		

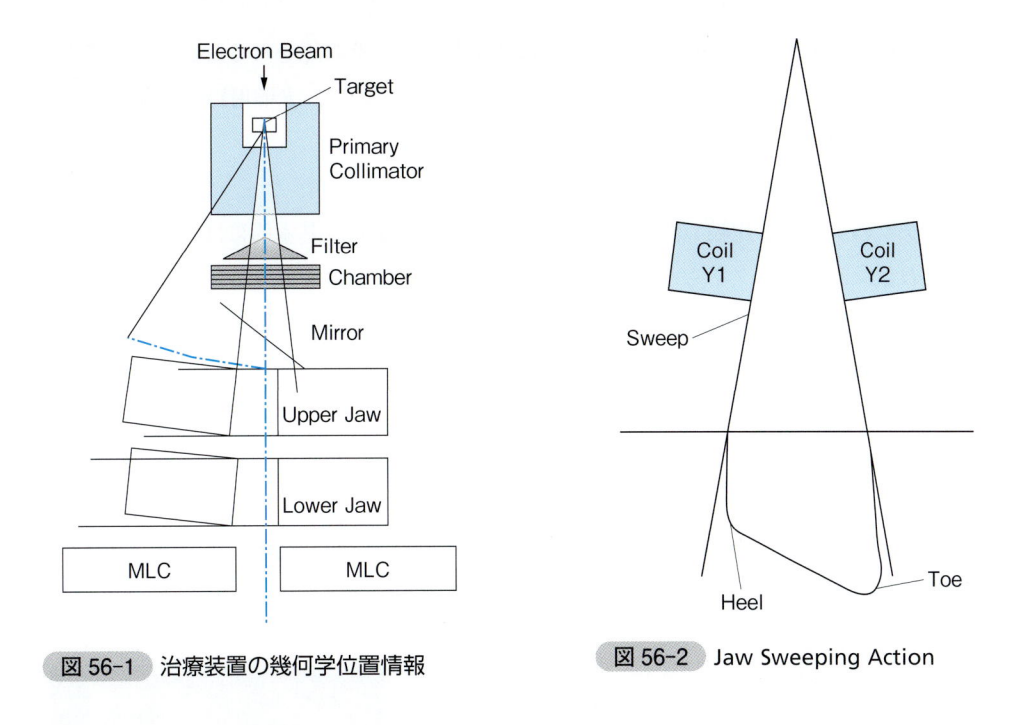

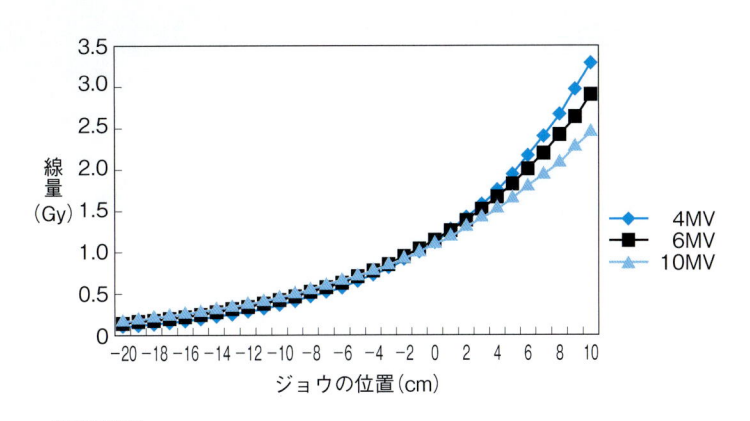

図 56-1 治療装置の幾何学位置情報

図 56-2 Jaw Sweeping Action

図 56-3 Golden Segmented Treatment Table（GSTT）の例

　ウェッジ角 60°の STT を Golden Segmented Treatment Table（GSTT）とし，他のすべてのウェッジ照射野（すべての照射野サイズ，ウェッジ角）は，この GSTT とオープン照射野の中心軸線量により制御を行っています．図 56-3 は，Varian から与えられた GSTT の表をもとに，横軸をジョウの位置，縦軸を線量（比）としてグラフ化したものです．

　精度管理項目として，始業点検ではまずジョウが動作するかを確認します．また，ジョウのスタート位置と停止位置を Morning Check Out Log の値と比較します．

　月毎点検としては，線量プロファイルの測定，ウェッジ係数の確認を行います．線量プロファイルは過去のデータと重ね合わせて変化がないかを確認します．水ファントムと電離箱線量計などを使用してもよいですが，簡易的にプロファイルを測るなら 2 次元検出器やフィルムを利用すると便利です．ウェッジ係数の測定は，水ファントムと電離箱線量計を使用して行います．ビーム中心軸上の 10 cm

深, MU 固定で行い, オープン照射野も同じように測定します. その比をとることによってウェッジ係数を求めます. また, EDW ではジョウの位置精度も重要ですので, 光照射野と放射線照射野の一致, 光照射野とジョウの設定値の一致も確認します.

年毎点検では, 全角度, 全エネルギー, 全照射野においてウェッジ角, ウェッジ係数の確認を行い, コミッショニングのデータと比較し問題ないかを確認します. また, 基本的には, 初期コミッショニングや受け入れ試験時のデータをもとに, そのとき使用した測定機器を使うことをお勧めします.

2. Universal Wedge (Elakta) について

Elakta 社製の非物理ウェッジは Universal Wedge[4] とよばれており, ヘッド内に内装された 60°の物理ウェッジを機械的に出し入れします. このウェッジ照射野とオープン照射野を適切な割合で組み合わせて照射することにより, 0°から 60°までの任意の角度の照射野を利用できるため, 様々な症例に対し最適な線量分布を利用可能です.

Universal Wedge の精度管理項目としては, ウェッジ動作が自動で制御されるため, その動作に問題がないか, 停止位置とウェッジ係数の確認が必要となります.

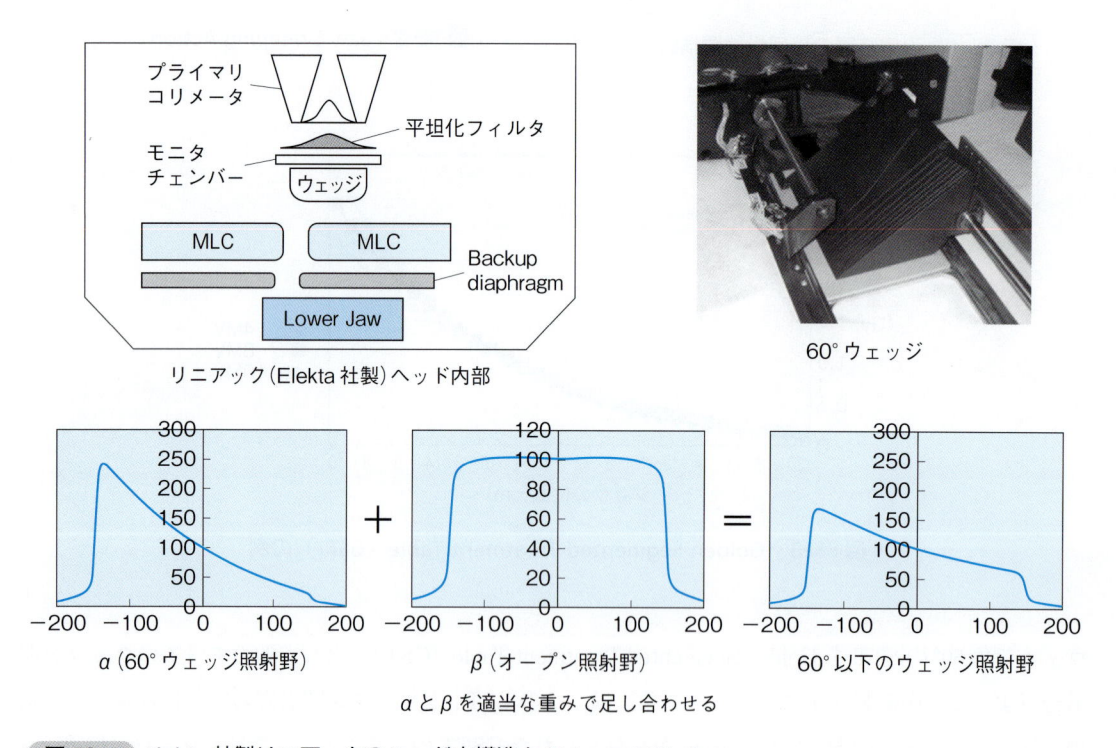

図 56-4 Elekta 社製リニアックのヘッド内構造と Universal Wedge

表 56-1 の日常・月毎の精度管理と共に行う方法の一例としては, 始業前にオープン照射野の出力測定を行う場合と同じセットアップ (電離箱+水ファントム, または, 固体ファントム+簡易型出力確認用検出器) を用いて, オープン照射野とウェッジ照射野 (60°) を適切な MU 比で照射した場合の出力の比をチェックする, などがあげられます.

3. Virtual Wedge（Siemens）について

　Siemens 社製の非物理ウェッジは Virtual Wedge とよばれ[5]，上絞りである Y ジョウを利用しています．照射開始時点では Y ジョウは全て閉じている状態で，片側の Y ジョウのみ一定の速度で駆動し，要求される線量勾配となるように線量率を徐々に変えながら照射します（図 56-5 参照）．

　ウェッジ係数は，どの角度や照射野でもアクセプタンス時に 1.00±0.05 以内となるようにソフトウェア上で係数が調整されています（表 56-2）．ただしサービスモードには本来の意味での Wedge 係数に相当する Calibration Factor をエネルギーと角度ごとにもっており，6 cm×6 cm および 20 cm×20 cm 照射野を基にして以下の式から決めています．

$$\text{Calibration Factor} = \frac{\text{Virtual Wedge Field での測定値}}{\text{Open Field での測定値}}$$

ユーザが Wedge 係数の検証をする時は Calibration Factor は用いず，ビームコミッショニング時のウェッジ係数を基準とし，その値から 2.0% 以内（TG-142 参照）を許容値として管理します[1]．

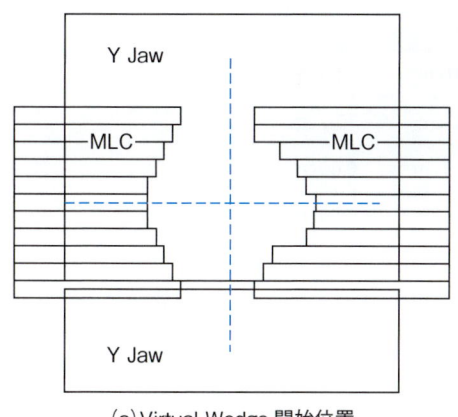

(a) Virtual Wedge 開始位置　　(b) Virtual Wedge 動作中

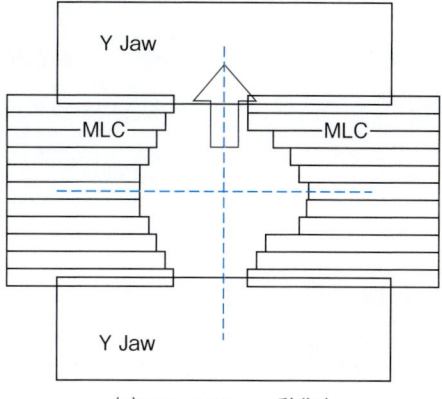

図 56-5 Virtual Wedge の動作方向
Virtual Wedge は，Y ジョウが最初ほぼ閉じた状態から開始し，一定速度で片側の Y ジョウのみが駆動する．必要な線量の傾斜を生成している間は線量率も低くなり，開度が所定位置まで達したら，線量率は基準値に戻り残りの MU を照射する．

表 56-2 ウェッジ係数の例（ONCOR Impression Plus 6 MV）

	Field Size（cm）	Wedge Factor
VW15	6×6	0.996
	20×20	0.999
VW30	6×6	0.994
	20×20	0.995
VW45	6×6	0.988
	20×20	0.988
VW60	6×6	0.987
	20×20	0.995

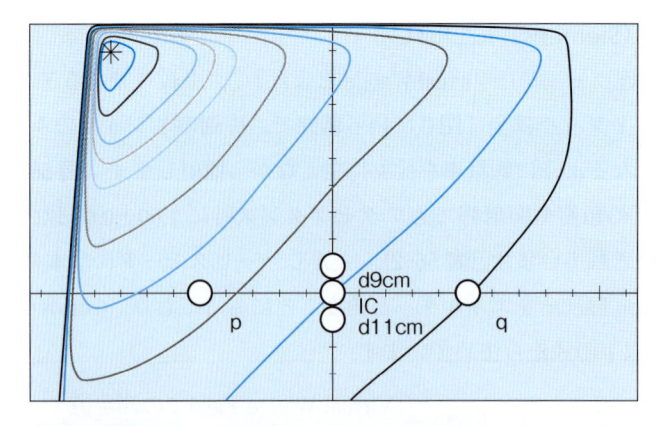

図 56-6 ウェッジ角度算出のための測定点

表 56-3 各ウェッジ角度における測定点

角度	p （Off Axis）	q （Off Axis）	Δd
15°	−5.0 cm	5.0 cm	10.0 cm
30°	−5.0 cm	5.0 cm	10.0 cm
45°	−3.33 cm	3.33 cm	6.66 cm
60°	−3.33 cm	3.33 cm	6.66 cm

Virtual Wedge 角度は，メーカアクセプタンス試験時には以下の式に基づき，電離箱線量計で4点（図56-6参照）の測定値から算出します．

$$\text{Wedge Angle} = \tan^{-1}\left(\frac{\frac{\Delta \text{dose (lateral)}}{\Delta \text{width}}}{\frac{\Delta \text{dose (depth)}}{\Delta \text{depth}}}\right) = \tan^{-1}\left(\frac{\frac{|D_p - D_q|}{\Delta d \text{ cm}}}{\frac{(D_9 - D_{11})}{2.0 \text{ cm}}}\right)$$

ここで，D_p は深さ 10 cm で表 56-3 に掲載された距離だけ軸外に移動した点における線量，D_q はその反対の位置における線量，Δd は p と q の距離，D_9 および D_{11} は中心軸上で深さ 9 cm および 11 cm の点における線量です．p と q はウェッジ角度ごとに距離が決まっています．

■参考文献

1) Klein EE, Hanley J, Bayouth J, et al. Task Group 142 report: Quality assurance of medical accelerators. Med Phys. 2009; 36: 4197-212.
2) 吉野慎一．非物理ウェッジと呼吸同期照射法の併用についての検証．駒澤大学大学院医療健康科学研究科論集．2008; 1: 35-48.
3) Vaian Medical Systems. Enhanced Dynamic Wedge Implementation Guide. 2002
4) Petti PL, Siddon RL. Effective wedge angles with a universal wedge. Phys Med Biol. 1985; 30: 985-91.
5) Siemens Medical Solutions USA, Inc.. ONCOR Impression PLUS リニアアクセラレータユーザーマニュアル．2007.

〈大友結子，黒河千恵，木藤哲史〉

Q57 頻度別安全管理項目について教えてください

A 安全管理は放射線治療装置の精度管理における重要な項目のひとつです．日々の照射において，患者の安全を担保することに視点をおき，重大な事故を防ぐための安全機構やコミュニケーションデバイスなどの動作確認を実施します．

解説

安全管理は，日々の照射において患者の安全を担保することに視点をおき，実施すべき内容をピックアップします．始業点検では，主に重大な事故を防ぐための安全機構やコミュニケーションデバイスなどの動作確認を実施します．装置の安全機構としては，照射中断ボタン，ドアの開閉やインターロック，リニアック接触センサーなどの動作確認を，患者とのコミュニケーションデバイスではモニタや音声などの動作確認を行います．また，放射線が照射されていることを表示する照射灯やエリアモニタが作動していることもチェックします（表57-1）[1]．

AAPM TG-142レポートの月毎点検に記載されているレーザガイドインターロックは，ガントリ回転時に患者や寝台との接触を避けるためのレーザを用いたインターロック機構であり，メーカからの点検方法に従って動作確認を実施します[1]．

メーカとメンテナンス契約を結んでいる場合には，定期点検において装置に異常がないことを確認し，装置の状態を把握することが大切です[1]．また，定期点検を自施設で実施する場合には，メーカの定期点検項目に準じて，安全管理のチェックを行うことを推奨します．

表57-1 装置の安全管理項目

ドアインターロック（ビームオフ）
照射中断ボタンの動作確認（ビームオフ）
リニアック接触センサーの動作確認
ドア開閉時安全性
モニタ，音声の動作確認
エリアモニタ（使用している場合）
照射灯

■参考文献

1) Klein EE, Hanley J, Bayouth J, et al. Task Group 142 report: quality assurance of medical accelerators. Med Phys. 2009; 36: 4197-212.

（辰己大作）

マルチリーフコリメータ関連の精度管理項目◆Q58→Q65

Q58 スリット試験の実施・評価方法を教えてください

A フェンス試験には，MLCで作った細いスリットのピーク位置やFWHMを解析する方法と，短冊上の照射野を隙間なく照射し，そのつなぎ目の位置やホットスポット・コールドスポットを確認する方法などがあります．TG-142ではMLCの位置精度管理をフェンス試験などで，視覚的な評価で週に一度，定量的な解析は月に一度実施することが推奨されています．

解説 フェンス試験の方法は複数ありますが，大きく分けると，MLCで細いスリットを形成してそのピークを解析する方法と，短冊状の照射野を隙間なく照射しそのつなぎ目を解析する方法とがあります（表58-1参照）[1-4]．文献によって名称が異なることがありますが[3,4]，ここでは前者をスリットフェンス試験，後者をピケットフェンス試験とします．

スリットフェンス試験では，MLCで形成した細いスリットを等間隔に照射し，フィルムで取得した画像からスリット幅の変化を視覚的に評価します．あるいはソフトウェアを用いることによりピーク位置，FWHMなどを定量的に解析します[1,2,6]．MLCの停止位置のばらつきが少ない装置では，この試験で0.5 mm程度のずれを視覚的に確認できるとされています（図58-1参照）．一方，停止位置のばらつきが大きいMLCで細いスリットの試験をすると，視覚的な判断がつきにくいことがあります（図58-2参照）．このようなMLCでは，解析ソフトウェアを用いて定量的に評価し，ばらつきの傾向を確認したほうがよいでしょう．また，スリットの幅を広めにするとある程度結果を安定させることができます．ただしスリット幅に反比例してエラーの検出感度が低下しますので，使用MLCの特性を把握したうえで実用的なスリット幅を決定する必要があります．

ピケットフェンス試験はスリット照射野のつなぎ目の位置や線量を評価する方法で，MLCのdosimetric leaf gap，off-set値を決定するための評価試験としても用いられます（図58-3参照）．この方法では，スリット照射野のつなぎ目の線量を評価することでMLCのleaf end transmissionの影響（Q63参照）を加味してMLCの停止位置を評価することができますので，IMRTの線量分布への影響をより把握しやすくなります．TG-142[5]では視覚的な評価で週に1度，定量的な解析は月に1度が推奨されています．

フェンス試験はフィルムの代わりにEPIDでも実施できます（図58-4a参照）[8,9]．EPIDを用いる利

表58-1 フェンス試験の分類

フェンス試験	試験方法	評価法
スリットフェンス試験（ガーデンフェンス試験とよぶ場合もある）	数mm以上の幅の細長いスリット照射野をMLCで作成し，等間隔（5 cm）に照射する．	スリットのピーク位置の評価，ピーク幅のばらつきの評価
ピケットフェンス試験	5 cm幅の短冊状の照射野をMLCで作成し，隙間なく照射する．	つなぎ目位置の評価，平坦部の平均線量に対するつなぎ目部の過大・過小線量の割合を評価

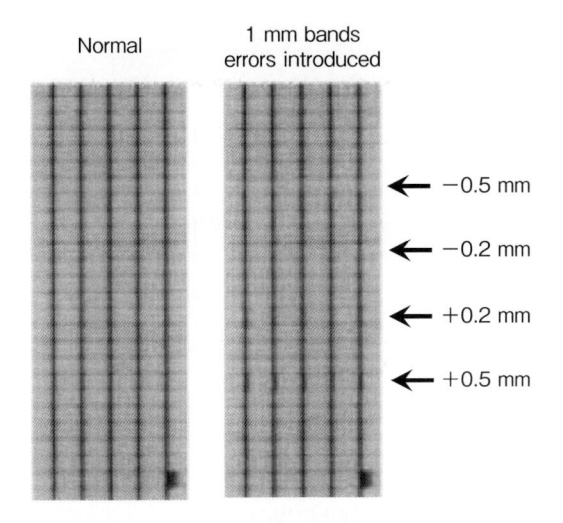

図 58-1 MLC 停止位置のばらつきの小さい装置でフィルムに照射した 1 mm ギャップ幅による MLC スリットパターン
左側は正常状態を示し，右側は人為的にエラーを加えている[2]．

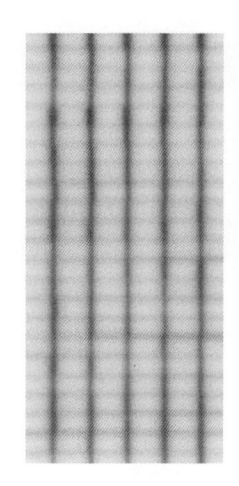

図 58-2 MLC 停止位置のばらつきが大きい装置での正常時のスリットフェンス試験（ギャップ幅 2 mm）を照射した例

図 58-3 フィルムで取得したピケットフェンス試験の例

点は，フィルムに比べて低 MU 値の照射で十分な画像が得られ，迅速にデジタル化したデータを得られることや，何度でも繰り返して測定し直せることです．欠点は，得られる輝度値が線量と比例するとは限らないため，フィルムでの解析値と異なる場合があることと，フラットパネルの解像度に依存することです．そのため EPID を用いてフェンス試験をする場合は，必ず MLC のコミッショニング段階でフィルムなどの測定器でその停止位置を決定し，その時に EPID を用いてフェンス試験も行って基準データを取得する必要があります．

　MLC の停止位置精度は IMRT の線量分布に影響を与えます．DMLC-IMRT では，MLC の停止位置がランダムに変化するよりも，システマティックに変化したほうが出力への影響が大きい傾向があると報告されており[10]，SMLC-IMRT も同様と考えられます．

　装置によっては MLC の停止位置が経時的に変化するものもありますので（図 58-4b 参照），その場合は MLC の精度管理の結果から，適切なタイミングで MLC のスケーリングができるようにメンテナンススケジュールを組む必要があります．

a) EPID で取得したスリット
フェンス試験画像

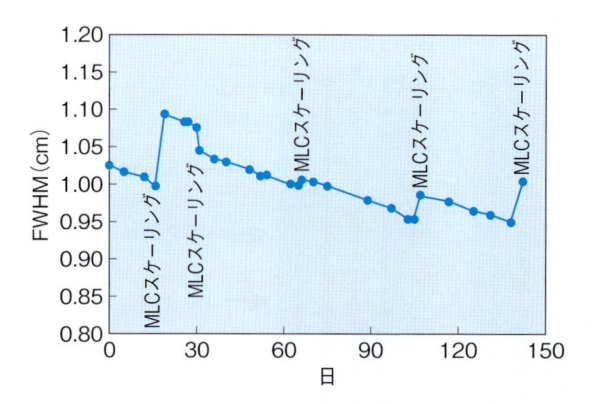

b) EPID によるスリットフェンス試験で解析した
FWHM の平均値の経時的な変化

図 58-4 EPID によるガーデンフェンス試験で解析した MLC の静止位置の変化
EPID で得た 1 cm のスリット画像をスタックし，スリット幅の FWHM をリーフごとに解析し，それらの平均値を求めた値の経時的な変化を追っている．MLC のスケーリングをした時に解析値が大きく変化している．

■参考文献

1) LoSasso T, Chui CS, Ling CC. Physical and dosimetric aspects of a multileaf collimation system used in thedynamic mode for implementing intensity modulated radiotherapy. Med Phys. 1998; 25: 1919-27.
2) LoSasso T. Acceptance testing and commissioning of IMRT. In: Fuks Z, Leibel SA, Ling CC, editors. A practical guide to intensity-modulated radiation therapy. Madison: Medical Physics Publishing; 2003. p. 123-46.
3) Venencia CD, Besa P. Commissioning and quality assurance for intensity modulated radiotherapy with dynamic multileaf collimator: Experience of the Pontificia Universidad Católica de Chile. J Appl Clin Med Phys. 2004; 5: 37-54.
4) Ling CC, Zhang P, Archambault Y, et al. Commissioning and Quality Assurance of Rapid Arc Radiotherapy Delivery System. Int J Radiat Oncol Biol Phys. 2008; 72: 575-81.
5) Klein EE, Hanley J, Bayouth J, et al. Task Group 142 report: Quality assurance of medical accelerators. Med Phys. 2009; 36: 4197-212.
6) JSTRO QA 委員会．多分割コリメータによる強度変調放射線治療の機械的精度確保に関するガイドライン．2004.
7) 日本放射線技術学会, 編．外部放射線治療における保守管理マニュアル．京都: 日本放射線技術学会出版委員会．
8) Samant SS, Zheng W, Gopal A, et al. Verification of multileaf collimator leaf positions using an electronic portal imaging device. Med Phys. 2002; 29: 2900-12.
9) Yang Y, Xing L. Quantitative measurement of MLC leaf displacements using an electronic portal image device. Phys Med Biol. 2004; 49: 1521-33.
10) Parsai H, Cho PS, Phillips MH, et al. Random and systematic beam modulator errors in dynamic intensity modulated radiotherapy. Phys Med Biol. 2003; 48: 1109-21.

〈木藤哲史〉

Q59 リーフ駆動速度，駆動安定性の確認のためには，どのような試験を行えばよいですか？

A この試験は Varian 装置のみユーザで実施することができます．

Elekta 装置では，サービスエンジニアによりコミッショニング時に最大リーフ速度などの各パラメータ設定が行われるため，ユーザは最大リーフ速度で安定動作が行われていることを確認します．

Varian 装置では，リーフ駆動速度の計測方法はストップウォッチを用いてリーフ動作時間を計測する方法と市販のソフト（Argus）を用いてリーフ駆動速度を確認する方法があります．

駆動安定性の確認は臨床で用いる線量率と代表されるガントリ角度（0°, 90°, 180°, 270°）およびコリメータ角度（0°, 90°）の組合せに対してリーフ駆動速度を変化させ，リニアック付属の MLC 解析ソフト MLC Dynalog File Viewer（DFV, V7.0.1.17, Varian Medical Systems, Palo Alto, CA）を用いてログファイルを解析することでリーフ駆動速度と平均リーフ位置誤差との関係から求めることができます．また，beam hold-off の頻度を測定することでリーフ位置許容値とリーフ速度の関係を求め，最大リーフ速度を導き出すことができます[1]．

解説 Elekta 装置ではユーザが実施できる試験として最大リーフ速度安定動作確認があります．この試験では，ユーザは照射なしのリーフのみを動作させるパターンを作成し，コミッショニング時にサービスエンジニアにより設定された最大リーフ速度が安定して動作するかを確認します．この時に，ガントリ角度 0°, 90°, コリメータ角度 0°, 180°, リーフ X1, X2 でも実施し重力による影響に関しても確認します．必要であれば，ここで得られた結果をパラメータ設定に反映させることも可能です．また，この時には厳しい臨床パターンでも照射が正常に動作していることを確認することを推奨します．

次に Varian 装置の試験方法について解説します．

リーフ駆動速度試験は受入試験でベンダー提供のファイルを用いて行います．この受入試験では，標準のリーフ速度 2.5 cm/s を満足していることを確認する目的で行われ，得られた Dynalog file を DFV で解析します．解析結果の合格基準を以下に示します．照射条件は一定の速度を維持させるために線量率 400 MU/min と 373 MU で実施します．

- リーフポジションのインターロックが点灯せず治療が完了すること
- 全駆動リーフにおける最大 RMS エラーが 0.35 cm を超えないこと
- 各リーフにおけるエラーヒストグラムでエラーカウントの 95％以上が 0.35 cm 以内であること
- 1 cm を超えるエラーカウントがないこと

簡易的な方法として線量率 300 MU/min，リーフ移動距離 10 cm 一定とした場合，リーフ駆動速度（2.5 cm/s）を計測するにはリーフを 4 秒間で 10 cm 移動させることができればいいので，設定 MU 値は 300 MU/60s×4s＝20 MU となります．

図 59-1 にリーフ駆動距離 140 mm，上記の照射条件で実施したリーフ駆動試験の DFV による解析

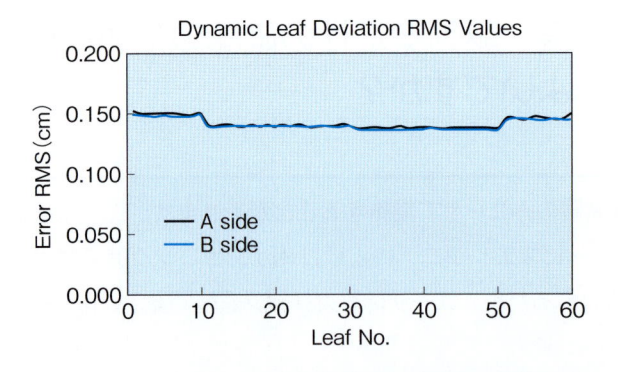

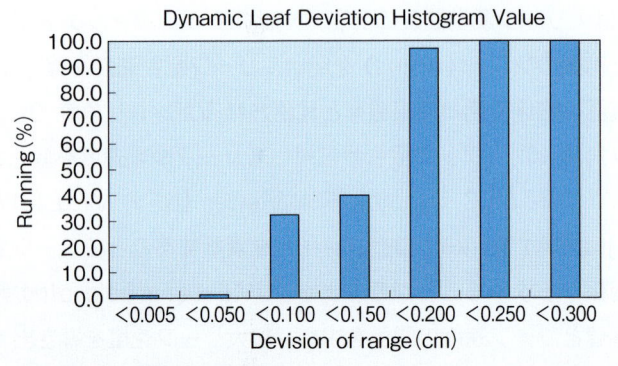

図59-1 受け入れ試験時でのDFVを用いたリーフ駆動速度試験の解析結果

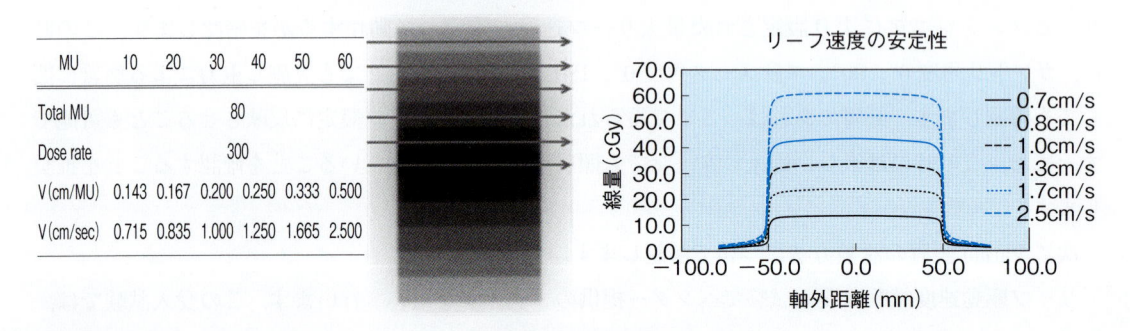

図59-2 リーフ速度安定性の照射パターンと線量プロファイル

結果を示します．全駆動リーフにおけるRMSエラーは0.159 cm，エラーヒストグラムでのエラーカウントはすべて0.3 cm以内です．

リーフ駆動速度の安定性試験はDMLCの出力に影響するリーフ速度の安定性を確認することです．40組の対向する5 mmリーフを10 cm移動させて，線量率300 MU/minでMU値を80 MUと設定し0.71 cm/s〜2.5 cm/sの6種類のリーフ速度で照射するリーフモーションパターンを作成します（図59-2）．このパターンはフィルムまたはEPIDを用いて照射を行います．その後，各リーフ対のプロファイルを解析して，線量プロファイルの変動係数が受入試験時に実施した結果（ベースライン）から±2.0％以内であることを確認します．この試験の頻度はTG-142に準じて実施します．

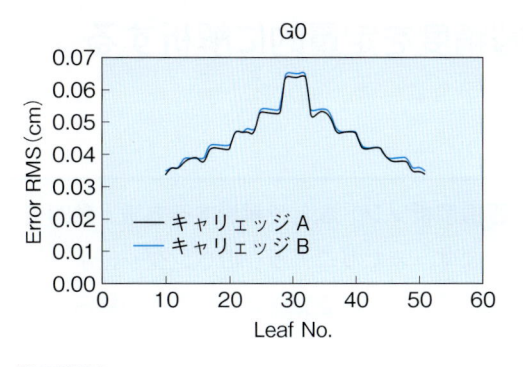

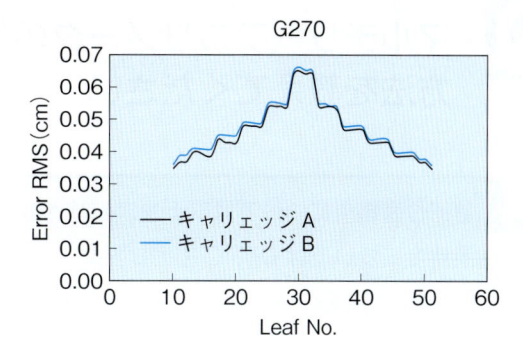

図 59-3 Dynalog File Viewer を用いたリーフ速度解析結果

　リーフ駆動安定性の確認は各リーフの絶対的位置誤差と相対的位置誤差を解析するためにVarian MLCでは位置情報を記録したログファイルを用いた解析が可能です．ログファイルには約1/1000 mm単位での監視，動作が可能なパルスエンコーダ内蔵モータ制御で50 ms毎にMLCモータの信号による検出位置が記録されます．DFVによるリーフ速度解析結果を**図59-3**に示します．DFVはリーフ位置誤差を定量的に解析することができ，各リーフの駆動中の最大誤差ならびに平均誤差をRMS (cm)で示す機能を有しています．RMSはMLCが動作中に50 msごとに抽出された，それぞれのリーフの計画位置$P_i^{expected}$と実際の位置P_i^{actual}の誤差の二乗を合計してサンプル数nで除算し平方根したもので，以下の式で示されます．式中のnは50 msごとに記録されたリーフ位置のサンプル数です．

$$\mathrm{RMS} = \left[\frac{1}{n}\sum_{i=1}^{n}\{P_i^{expected}-P_i^{actual}\}^2\right]^{0.5}$$

　リーフ速度が速くなる（2.5 cm/s）と安定しない上にリーフ（Leaf 29-32）位置誤差も大きくなります．また，ガントリ角度による重力の影響が，リーフ速度の不安定性の原因になることも確認できます（Q62参照）．

　DMLCでは照射中のリーフ速度は一定でないため，リーフは絶えず加速・減速を繰り返しています．そのため，リーフの加速と減速による線量プロファイルへの影響を確認するためにリーフの加減速試験を行う必要があります[2]．リーフ駆動速度の安定性試験と同様のリーフモーションパターンを使用して，照射中にオペレータの操作によってビームオン・オフを故意に数回繰り返した線量プロファイルとリーフ駆動速度の安定性試験での線量プロファイルを比較し，異常のないことを確認します．ビームを停止するとリーフは推進力によって瞬時に停止できないため，実際のリーフ予定位置よりもわずかに超えた位置で停止します．もし，この影響が有意ならば線量プロファイルは変動し影響が現れます．許容される線量プロファイルの変動係数は受入試験時に実施した結果（ベースライン）から±2％以内で，この試験の頻度はTG-142に準じて実施してください．

■参考文献

1) Litzenberg DW, Moran JM, Fraass BA, et al. Incorporation of realistic delivery limitations into dynamic MLC treatment delivery. Med Phys. 2002; 29: 810-20.
2) Chui CS, Spirou S, LoSasso T. Testing of dynamic multileaf collimation. Med Phys. 1996; 23: 635-41.

〈山田　聖〉

Q60 マルチリーフコリメータの位置精度を定量的に解析する方法を教えてください

A 静的位置精度についてはフェンス試験[1]の結果を画像解析ソフトなどで解析する方法，動的位置精度については DMLC 出力比試験[1,2]などがあります．またリニアックのベンダーによっては，MLC 駆動のログファイルを解析することで，MLC の位置を定量的に評価できる場合があります[3]．

解説 Q15 と Q58 でも述べられているように，MLC の静的位置の精度管理では，フェンス試験を実施します．一般的には，故意に MLC 位置に誤差をもたせて取得したフィルムなどの画像との視覚的な比較によって評価を行いますが，画像解析ソフトなどを利用することで，MLC の静的位置精度を定量的に解析することが可能になります．図 60-1 として自作ソフトウェアによるフェンス試験の解析例を示します．この他にも商用のフィルム解析ソフト（精度管理用機器の表を参照）には，定期的な精度管理試験で取得したフィルムを定量的に解析する機能が搭載されていることがあります．

　動的位置の精度管理には DMLC 出力比試験を実施します．DMLC 出力比とは，任意の大きさのオープン照射野と，それと同じ大きさのコリメータ照射野内を任意のギャップ幅のスリット状 MLC 照射野をダイナミックに照射した時のそれぞれの線量計読み値の比のことです．既定のギャップ幅に任意の誤差をもたせたダイナミック照射野によってギャップ幅誤差と出力比変動の関係を取得しておくことにより，毎回の精度管理試験で得られる出力比からギャップ幅誤差に変換し，定量的な解析が可能になります．DMLC 出力比試験の詳細については Q15 および Q61 で詳説されています．

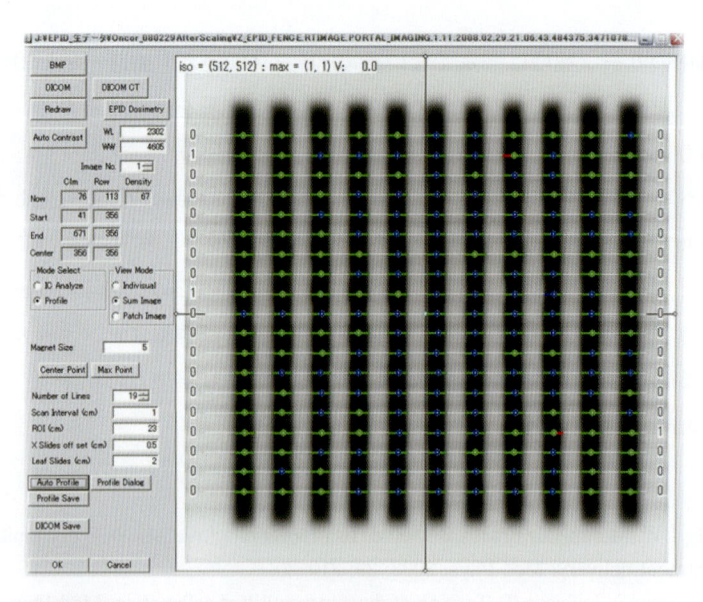

図 60-1 フェンス試験の画像解析ソフトによる解析
（東京都立駒込病院　木藤氏より）

またリニアックの中には，照射中のMLCの位置を数msec間隔でモニタリングし，治療計画でのMLC位置と照合した結果をログファイルとして記録し，それを用いて照射中のMLCの位置精度を定量的に解析できるものがあります．このログファイルを用いた解析では，MLC位置誤差の発生頻度やRMS（Root mean square）による評価が可能であり，TG-142[4]においてもSegmental IMRT（Step and shoot）とMoving window IMRT（four cardinal gantry angles）の試験として採用されています．ログファイルを用いたMLCの精度管理については，Q59に詳説されていますので，そちらを参照してください．

■参考文献
1) LoSasso TJ. In: Palta JR, Mackie TR. Intensity-Modulated Radiation Therapy: State of the Art. Wisconsin: Medical Physics Publishing; 2003. p. 561-91.
2) LoSasso TJ, Chui C-S, Ling CC. Comprehensive quality assurance for the delivery of intensity modulated radiotherapy with a multileaf collimator used in the dynamic mode. Med Phys. 2001; 28: 2209-19.
3) Stell AM, Li JG, Zeidan OA, et al. An extensive log-file analysis of step-and-shoot intensity modulated radiation therapy segment delivery errors. Med Phys. 2004; 31: 1593-602.
4) Klein EE, Hanley J, Bayouth J, et al. Task Group 142 report: Quality assurance of medical accelerators. Med Phys. 2009; 30: 4197-212.

（黒岡将彦）

Q61 DMLC出力比試験について教えてください

A DMLC出力比試験とは，ダイナミック方式のIMRTで必要となる精度管理試験で，MLCのギャップ幅や配列の歪みといった，MLCの相対的位置精度を定量的に評価することが可能です．

解説 図61-1に示すように，MLC位置には，アイソセンタからMLCまでの距離を表す絶対位置と，左右のMLC対の間隔を表す相対位置があります[1]．ダイナミック方式のIMRTでは，MLCの相対位置精度が，最終的な投与線量に大きく影響します[2,3]．

MLCの相対位置精度に影響を及ぼすものとしては，左右のMLC対のギャップ幅と，MLC配列の歪み（skew）があげられます（図61-2）．これらを定量的に評価するための精度管理試験として，Q15およびQ60でも述べられているDMLC出力比試験[3,4]があります．DMLC出力比試験の具体的な試験方法はQ15で述べられていますので，そちらを参考にしてください．

DMLC出力比試験は，通常はガントリ角度0°で実施しますが，重力によるMLC相対位置の変化を確認するためには，定期的にガントリ角度90°，270°としてMLC駆動方向に重力負荷をかけて試験を実施する必要があります．ガントリ角度90°および270°の試験では，各角度の出力比をガントリ角度0°の出力比で正規化します．簡易的な試験として，アイソセンタのDMLC出力比を測定するだけで

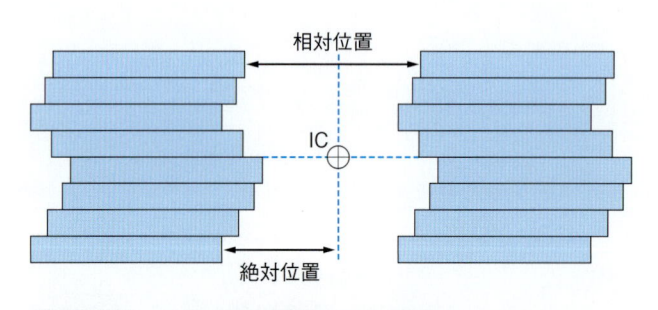

図61-1 MLCの絶対位置と相対位置[1]

a）ギャップ幅（gap）　　b）歪み（skew）

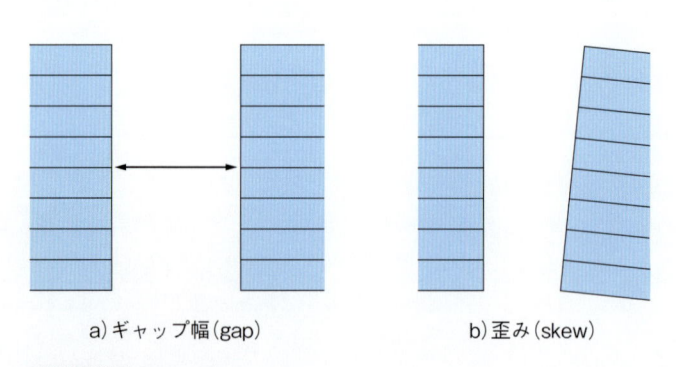

図61-2 MLC gapとskew

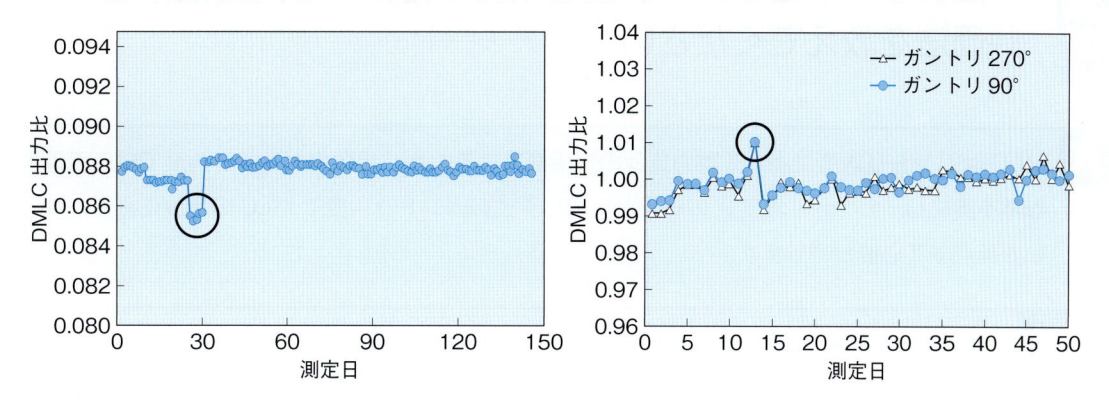

図 61-3 DMLC 出力比試験の結果
グラフ中の○で囲まれたデータが異常値と考えられる．

充分であると考えられますが，定期的にアイソセンタ以外の DMLC 出力比を測定することで，skew の有無を発見しやすくなります．

ガントリ角度 0°，ガントリ角度 90°および 270°での試験による DMLC 出力比の経時的変動をそれぞれ図 61-3a，b として示します．図 61-3a をみると，試験開始後しばらくの期間は出力比が安定していますが，ある時点の出力比が，それまでの傾向から大きく外れる値となっています．この例では，他の MLC の精度管理試験を実施した結果，わずかに skew が生じていることが判明したため，skew を制御するパラメーターを調整しました．図 61-3b でも同様にある時点で DMLC 出力比が傾向から大きく外れています．この時，ガントリ角度 0°での試験では問題はみられなかったため，MLC に重力荷重がかかったことによって，MLC 相対位置が変動したことが疑われます．この例では，MLC キャリッジのモーターの劣化が発見され，部品交換により現象が回復しました．

■参考文献
1) 小島　徹．In: 遠山尚紀，幡野和男，監修．詳説 強度変調放射線治療—物理・技術的ガイドラインの詳細．東京: 中外医学社; 2010. p. 28-9.
2) LoSasso TJ, Chui C-S, Ling CC. Physical and dosimetric aspects of a multileaf collimation system used in the dynamic mode for implementing intensity modulated radiotherapy. Med Phys. 1998; 25: 1919-27.
3) LoSasso TJ. In: Palta JR, Mackie TR. Intensity-Modulated Radiation Therapy: State of the Art. Wisconsin: Medical Physics Publishing; 2003. p. 561-91.
4) LoSasso TJ, Chui C-S, Ling CC. Comprehensive quality assurance for the delivery of intensity modulated radiotherapy with a multileaf collimator used in the dynamic mode. Med Phys. 2001; 28: 2209-19.

〈黒岡将彦〉

Q62 マルチリーフコリメータ位置精度のガントリ角度依存性の評価法を教えてください

A MLCはガントリ角度によって重力負荷の影響が異なるため，複数のガントリ角度で精度管理試験を実施し，ガントリ角度0°の結果と比較して他のガントリ角度でMLCの精度に影響がないか確認する必要があります．

解説

MLCの位置精度はガントリ角度による重力負荷の影響を受けます．MLCモータやキャリッジモータなどの劣化により，0°の場合と比較してMLC駆動部に重力負荷をかけた状態でMLCの位置精度が変化する事例が報告されています（第2章参照）．例として，図62-1にキャリッジモータの劣化によりMLCの位置精度が変化してしまった事例を示します．図の例は，ガントリ角度を変更してDMLC出力比試験を実施し，0°での測定値に対する90°および270°での測定値の比を測定日毎にプロットしたグラフです．キャリッジモータの劣化により，ガントリ角度90°および270°でMLCの位置精度が変化しているのがわかります．この現象はキャリッジモータの交換により改善されました．実際の治療ではガントリ角度0°以外での照射がほとんどですので，実際の治療を想定したガントリ角度を変更しての精度管理を行う必要があります．AAPM TG-142では主要な4つのガントリ角度で行うことを推奨しており[1]，ガントリ角度0°，90°，180°，270°で精度管理を実施していくことが一般的と考えられます．MLC位置精度のガントリ角度依存性試験の評価は，0°の測定結果に対する各ガントリ角度での測定結果の比をモニタリングしていくことでMLC駆動部に重力負荷をかけた状態でのMLC位置精度を確認していきます．また，この精度管理項目を実施することによって駆動系に関する部品の劣化を早期発見することも可能と考えられます．

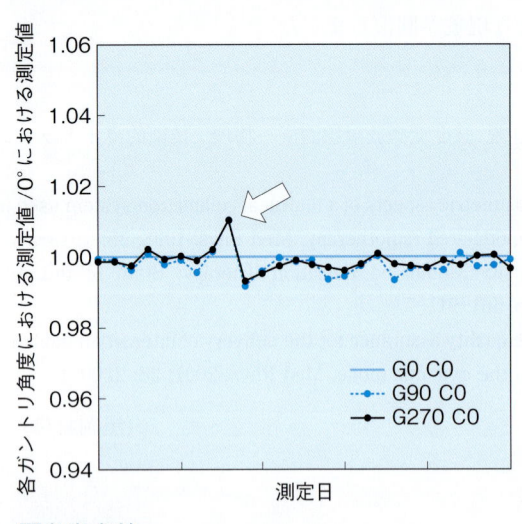

図62-1 キャリッジモータの劣化によるMLC位置精度の変化

ガントリ角度を変化させて重力負荷による影響が異なる状態で精度管理を実施したところ，MLCの位置精度低下がみられました．キャリッジモータ交換により，現象は改善されました．

■参考文献
1) Klein EE, Hanley J, Bayouth J, et al. Task Group 142 report: quality assurance of medical accelerators. Med Phys. 2009; 36: 4197-212.

（畑中星吾）

Q63 マルチリーフコリメータの透過線量の評価方法を教えてください

A MLC の透過線量の評価は，ファーマ形電離箱（0.6 cm^3）を用いてオープン照射野での線量と MLC 遮蔽下での線量との比を測定する方法があります．また，inter-leaf transmission や tongue and groove 効果の評価は，フィルムを用いてそのプロファイルを評価する方法があります．

解説 MLC の透過線量（transmission）は，大きく 3 つに分けられます．リーフ自体の遮蔽を示す intra-leaf transmission，リーフ間の漏洩を示す inter-leaf transmission，リーフ先端部の設計から生じる leaf end transmission があります．また，IMRT 時に発生する tongue and groove 効果もあります．これらの概要は Q13 を参照ください．ここでは，leaf end transmission を除くそれらの透過線量の測定法の例を紹介します．

1．電離箱による平均 MLC 透過線量の測定

MLC 透過線量を電離箱で測定する場合，電離箱の設置位置によって結果が影響されるため，信頼のある結果を得るには注意が必要です．また，intra-leaf transmission と inter-leaf transmission を個別に測定するには極小サイズの測定器が必要です．そこでファーマ形電離箱（0.6 cm^3）のようなある程度有感体積の大きな測定器を用いて，10 cm×10 cm において，MLC を全開させたときの線量と MLC を全閉させたときの線量の比を測定する方法が TG-50 で紹介されています[1]（**図 63-1 参照**）．あるいは治療計画装置のベンダーから提供された推奨測定条件（**表 63-1 参照**）を用いる方法もありますので，施設の判断で再現性のある方法を採用してください．TG-142[2]が推奨している MLC 透過線量の精度管理の許容値は基準値からの差分として，0.5 % 以内です．

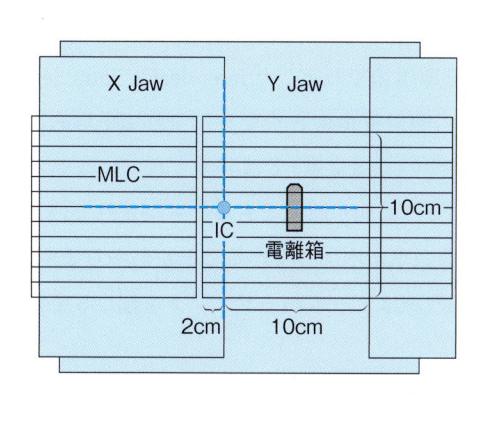

a) TG-50 の MLC 透過線量測定法[1]

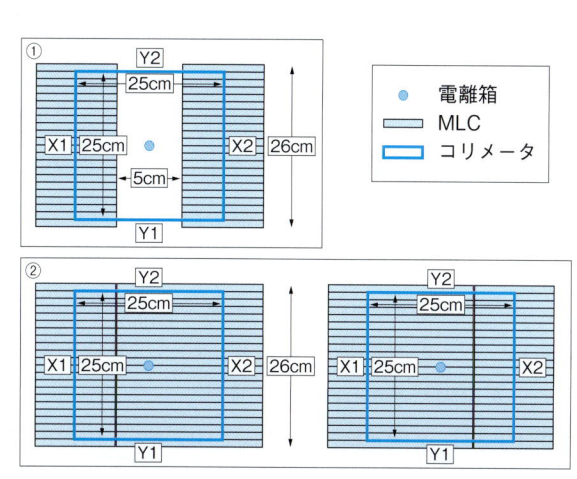

b) 治療計画装置 XiO における Varian 社製 MLC 透過線量測定法[4]

図 63-1 MLC 透過線量の測定時の電離箱と照射野の配置例

表 63-1 MLC 透過線量測定推奨の例

治療計画装置	測定法
TG-50[1]	10 cm×10 cm の off center した MLC 照射野の中心で測定
治療計画装置 XiO（Elekta 社）[3]	ジョー照射野を 25 cm×25 cm，MLC で 5 cm×26 cm の照射野を作り，MLC を右，または左に閉じて IC（10 cm 深）で測定し，両者の平均値を得る．
治療計画装置 Eclipse（Varian 社）[4]	ジョー照射野はシンメトリック，推奨の矩形照射野（Varian HD120 MLC で 10 cm×15 cm，Varian Millennium MLC で 10 cm×20 cm）で MLC を右，または左に閉じて IC（10～15 cm 深くらい）で測定し，両者の平均値を得る．
治療計画装置 Pinnacle³（Philips 社）[5]	MLC 照射野プロファイルからのオートモデリングで決定．あるいは，他の治療計画装置と同様の測定法で MLC 透過線量を測定する．

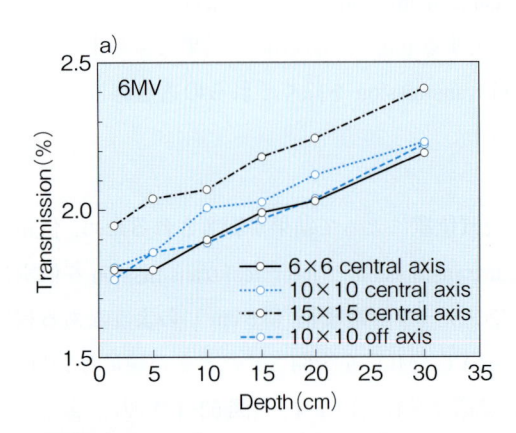

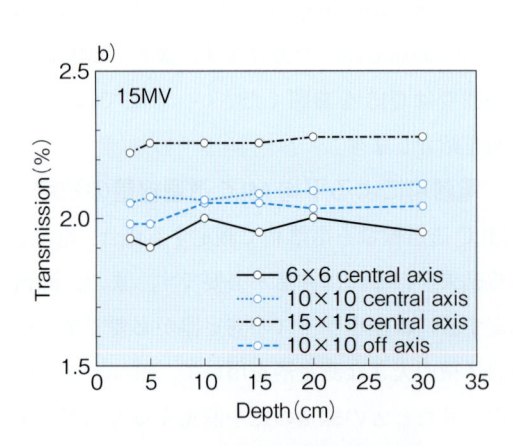

図 63-2 測定深および照射野を変化させたときの直径 2.5 cm の平行平板型電離箱で測定した a）6 MV，b）15 MV の inter-leaf および intra-leaf の平均的な MLC 透過率の結果[6]

　また，治療計画装置に登録する MLC 透過線量は，対象となる IMRT 照射野の大きさによって変化することもありますので，治療計画装置のコミッショニングを終えた段階の測定値を基準として管理することが望まれます．

　図 63-2 に，各測定深および各照射野における，平行平板型電離箱で測定した inter-leaf と intra-leaf の平均的な MLC 透過率の変化を示します[6]．この図からは，照射野が大きくなるにつれて平均的な MLC 透過率が増加していることがわかります．この原因については文献[6]では詳述されていませんが，照射範囲が増加することでヘッド部から流入する散乱成分の増加が原因であると考察されています．また，より深い位置で測定することでも平均的な MLC 透過率が増加していることがわかります．これは，オープン照射野の 1 次線に比べ，MLC を通過した漏洩線はビームハードニングを起こしていることが原因と考えられています[6]．

　図 63-3 は，2 次元検出器（MapCHECK2, SUN NUCLEAR 社製）で測定した 10 cm×25 cm のオープン照射野に対する MLC 遮蔽下部分の平均的な MLC 透過率の経時的変化を示しています．この装置では，MLC 透過率の経時的な変化はあまりありませんが，MLC に関わる装置のメンテナンスや仕様の変更の際には MLC 透過線量を確認したほうがよいでしょう．

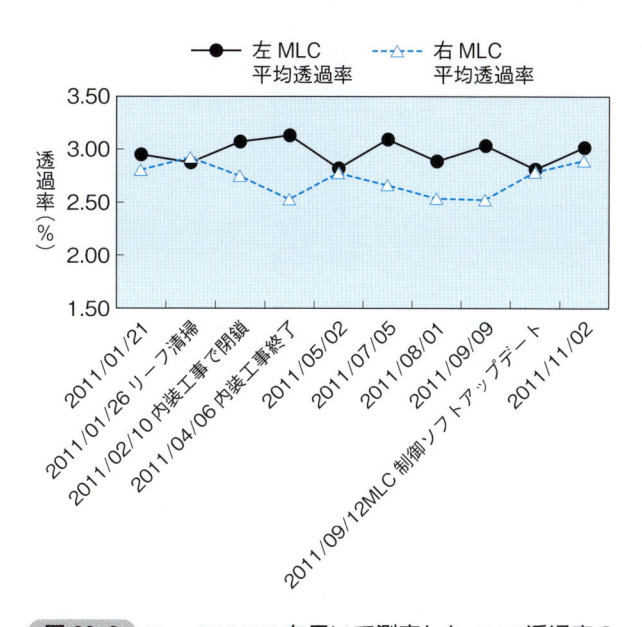

図 63-3 MapCHECK2 を用いて測定した MLC 透過率の経時的変化

Varian 社製 Clinac 21EX Millennium MLC 10 MV の 10 cm×25 cm のオープン照射野に対する MLC 遮蔽下部分（10 cm off center 位置の Y プロファイル）の MLC 透過率の平均を求めた．

2．フィルムによる MLC 透過線量の測定

表 63-1 と同じ状況で MLC を全開で測定した時と全閉させたときの線量を測定し，適切な線量変換をかけてプロファイルをそれぞれ求め，全閉させたときの線量プロファイルを全開させたときのプロファイルで割ることで求めます．フィルムを用いる利点は，電離箱に比べて分解能が高く連続的なプロファイルを測定できるため，intra-leaf transmission や inter-leaf transmission のプロファイルを確認しやすいことです[7]．一方で，フィルムのノイズや現像条件に結果が左右されやすいために，個々の測定線量が電離箱に比べてばらつきが多くなり，プロファイル中の数箇所の点の値の平均を取って評価する必要があります．また，マイクロ型線量計を用いて数箇所評価することで，結果の信頼性を確認できます．

3．tongue and groove 効果の測定

一般的なリニアックの MLC は，隣接した MLC が tongue（凸状）と groove（凹状）の構造をもち，直接線の漏洩線を防ぐデザインとなっています[8-10]．隣接するリーフの位置が異なるとき，MLC の側面によって照射野辺縁を形成する箇所が発生します．例えば図 63-4b のような状況の辺縁付近では，A 側リーフの tongue 構造によってある程度減弱させられた X 線束が通過することになります．次に図 63-4c の状況では，B 側リーフの groove 構造によってやはり X 線束が減弱します．結果として，両方のリーフが開いた状態で照射されたときよりも，照射野が分割されたときのリーフ間隙部分で線量低下が生じます（図 63-4d）．IMRT のような多数の照射野（セグメント）を用いる状況で，このように隣接リーフの互いのリーフ位置に大きな違いがある領域で帯状に線量が大きく低下することがあります．このような MLC の設計に由来した状況あるいは線量への影響を tongue and groove 効果とよ

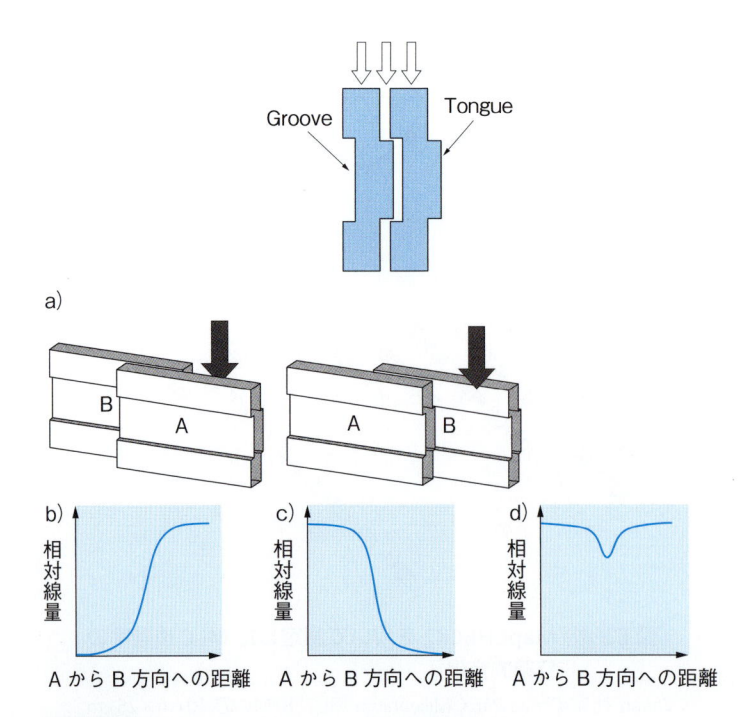

図 63-4 tongue and groove 効果の概要
a）は MLC を走査方向からみたときの tongue and groove の構造．b）は上流側リーフが閉じたときの線量プロファイル，(c) は下流側リーフが閉じたときの線量プロファイル，(d) は (b) と (c) を足し合わせた線量プロファイルであり，つなぎ目部で線量低下を生じている[9]．

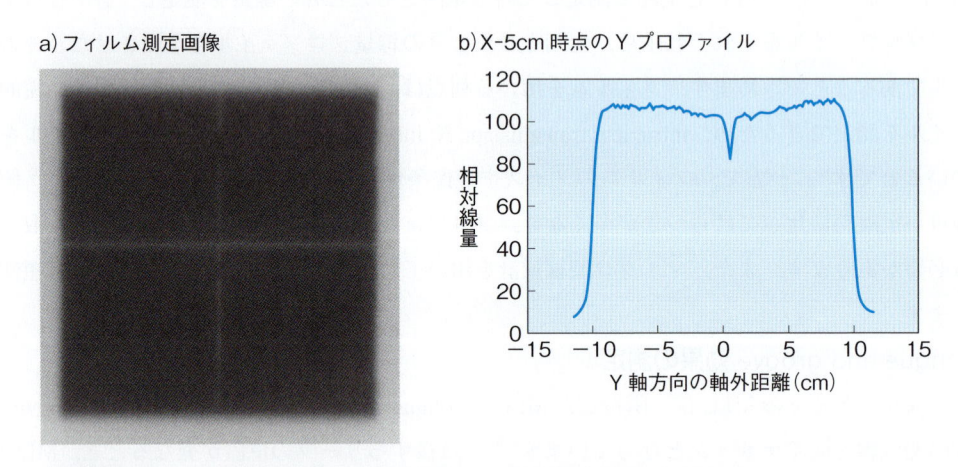

図 63-5 MLC 照射野の組合せで時間的に上下の照射部分にずれを生じさせ，tongue and groove 効果を確認（Siemens 社製 ONCOR 6 MV）
tongue and groove 効果が発生している位置では線量が大きく低下している．

びます．この効果は，SMLC IMRT でも DMLC IMRT でも発生します．

　tongue and groove 効果の簡単な測定法としては，フィルムを用いて図 63-5 のように時間的に照射位置をずらすことで確認できます．IMRT の分布に対して評価する場合は，tongue and groove 効果が大きく発生するようなプランを定期的にフィルムなどで評価する方法が考えられます．

■参考文献

1) Boyer A, Biggs P, Galvin J, et al. Basic Applications of Multileaf Collimators: AAPM TG-50. Madison: Medical Physics Publishing; 2001.
2) Klein EE, Hanley J, Bayouth J, et al. Task Group 142 report: quality assurance of medical accelerators. Med Phys. 2009; 36: 4197-212.
3) エレクタ株式会社．XiO ビームデータ登録の手引き　第2巻　光子線．www.elekta.co.jp/software/download/xio.html（参照 2011-8-23）．
4) VARIAN medical systems 株式会社．Eclipse Algorithms Reference Guide; Aug 2010.
5) Philips Medical Systems. Physics Pinnacle^3 Release 9; Oct 2009.
6) LoSasso TJ, Chui C-S, Ling CC. Physical and dosimetric aspects of a multileaf collimation system used in the dynamic mode for implementing intensity modulated radiotherapy. Med Phys. 1998; 25: 1919-27.
7) 遠山尚紀, 幡野和男, 他．詳説　強度変調放射線治療―物理・技術的ガイドラインの詳細―．東京: 中外医学社; 2011.
8) Kim JO, Siebers JV, Keall PJ, et al. A Monte Carlo study of radiation transport through multileaf collimators. Med Phys. 2001; 28: 2497-506.
9) Deng J, Pawlicki T, Chen Y, et al. The MLC tongue-and-groove effect on IMRT dose distributions. Phys Med Biol. 2001; 46: 1039-60.
10) Que W, Kung J, Dai J. Tongue-and-groove' effect in intensity modulated radiotherapy with static multileaf collimator fields. Phys Med Biol. 2004; 49: 399-405.

〈木藤哲史〉

Q64 マルチリーフコリメータのモータ交換やソフトバージョンアップ時に行うべき精度管理項目を教えてください

A MLCのモータ交換後やバージョンアップ・メンテナンス前後でMLCの動作精度が変化する事例が報告されています（第2章参照）．MLC関連装置に対して何らかの介入が生じた際には，それに伴って動作精度が変化する可能性のある部分の精度管理項目を実施する必要があります．

解説 メンテナンスなどのMLC関連装置に対する介入が生じた際は，それに伴って動作精度が変化する可能性のある部分の精度管理項目を実施する必要があります．例えばMLCのモータ交換後において，モータを固定するネジがゆるんでいたりネジを締める際にケーブルを巻き込んでしまっていたりと，モータ交換時のミスによるMLCの動作不良や位置ずれが報告されています．モータは突然動かなくなる場合が多く，患者照射中に起こることもあります．患者照射中にインターロックが生じた場合，モータ交換後には速やかに治療を再開したいかと思いますが，再開前にはMLCの動作確認および光照射野の目視による確認やスリット試験（Q58参照）[1,2]などによる動作精度の確認を行ったほうがよいと考えられます．

また，ソフトウェアのバージョンアップ，メンテナンス時の部品交換などに伴ってMLCのリーフギャップやアライメントに変化が生じる事例が報告されています．図64-1のようにMLCのリーフギャップや歪みなどは装置のソフトウェア上で調整されていますので，ハードウェアに問題がなくともバージョンアップやメンテナンスの前後で変化してしまう可能性があります．LoSassoら[1]は，IMRTにおける線量誤差を1.0%未満とするためMLC開度を0.2mm以内で管理することを許容水準として推奨していますが，MLC関連装置に対する介入前後でリーフギャップが0.2mm以上変化する事例も報告されています．したがって，MLC関連装置に対する介入が生じた後にはリーフギャップやアライメント，歪みといった機械的調整精度の確認を行う必要があります．リーフギャップの確認

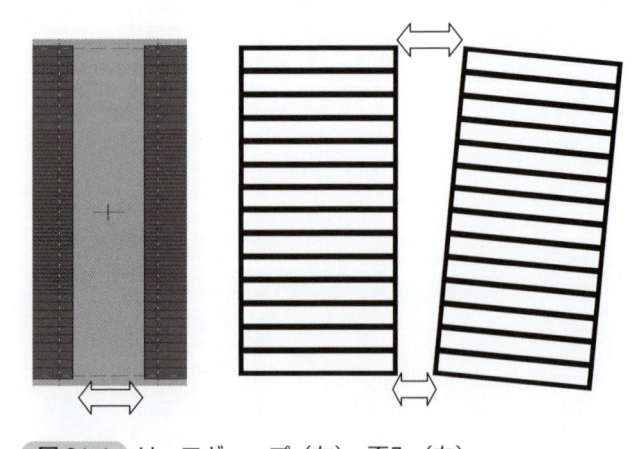

図64-1 リーフギャップ（左），歪み（右）

にはDMLC出力比試験[1,2]，アライメントや歪みの確認にはキャリッジアライメント試験[1,2]が有効と考えられます．DMLC出力比試験は一定のリーフギャップを保ちながらダイナミック照射を行い，その出力量からギャップ幅の精度を確認する試験です（Q15, 61参照）．キャリッジアライメント試験はアイソセンタに対称なMLC照射野を2つ作成し，コリメータ角度90°と270°でフィルムに照射して目視で確認するのが一般的です．フィルムに照射したキャリッジアライメント試験結果を図64-2に示します．この例では上下左右に対称な形状となり，キャリッジの位置精度に問題はないと考えられます．

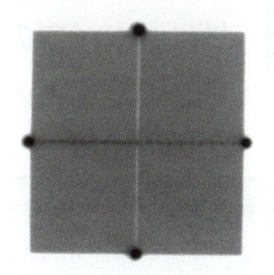

図64-2 キャリッジアライメント試験の実施結果例

この例では上下左右に対称な形状となり，キャリッジの位置精度に問題はないと考えられます．

■参考文献
1) LoSasso T. Acceptance testing and commissioning of IMRT. In: Fuks Z, Leibel SA, Ling CC, editors. A practical guide to intensity-modulated radiation therapy. Madison: Medical Physics Publishing; 2003. p. 123-46.
2) 遠山尚紀，幡野和男，他．詳説 強度変調放射線治療―物理・技術的ガイドラインの詳細．東京: 中外医学社; 2010.

〈畑中星吾〉

Q65 外付けタイプのマルチリーフコリメータでは，他のマルチリーフコリメータと違って注意するべきことはありますか？

A 外付けタイプの MLC では，アイソセンタから装置までの間隔（クリアランス）が狭くなるため，患者や寝台との干渉に注意が必要です．また，外付け MLC 特有の精度管理としては，外付け MLC の取付け精度や外付け MLC の重量負荷がアイソセンタ精度に及ぼす影響を確認する必要があります．

解説 外付けタイプの MLC の精度管理は，使用目的が定位照射に特化したものか（DMLC, Accuknife），もしくは IMRT も実施するのか（m3），その用途に応じて通常の MLC に準じた精度管理を行います[1-3]．ガントリヘッドに取付ける外付け MLC ではクリアランスが狭くなるため，患者や寝台との干渉に注意が必要であり，照射開始前にドライランを実施することが必要です．外付け MLC 特有の精度管理としては，外付け MLC の取付け精度や重量負荷がアイソセンタ精度に及ぼす影響を確認する必要があります[2,3]．

外付け MLC の取付け精度では，リニアックのコリメータ回転軸と外付け MLC の照射野中心が一致することを確認します．定量的に評価する場合には，外付け MLC にて矩形照射野を作成し，コリメータ角度を 0°，90°，180°，270°の 4 方向（もしくは，0°，180°の 2 方向）で Q53 の Winston-Lutz 試験を実施し[2-4]，コリメータ回転による照射野中心の変位を確認します．ここで，コリメータ回転時には外付け MLC の電源供給ケーブルの断線に注意する必要があります．コリメータ回転軸と外付け MLC の照射野中心が乖離している場合には，図 65-1 に示すように照射野中心の変位は大きくなり（調整前），両者が一致する場合には変位は小さくなります（調整後）．取付け位置を簡易的に評価するに

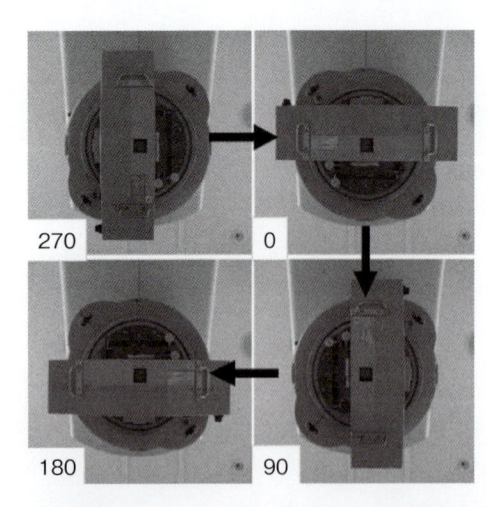

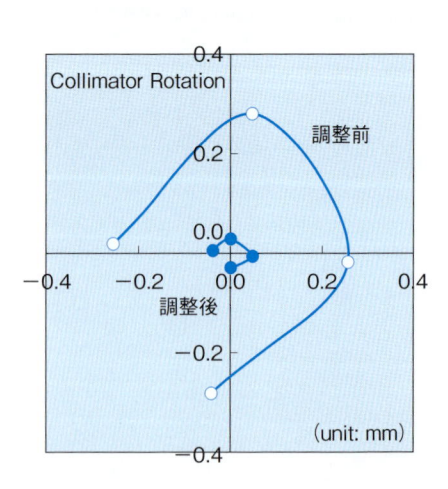

図 65-1 外付け MLC 取付け時の位置精度確認
コリメータ回転軸と外付け MLC の照射野中心が乖離している場合には，照射野中心の変位は大きくなり（調整前），両者が一致する場合には変位は小さくなります（調整後）．

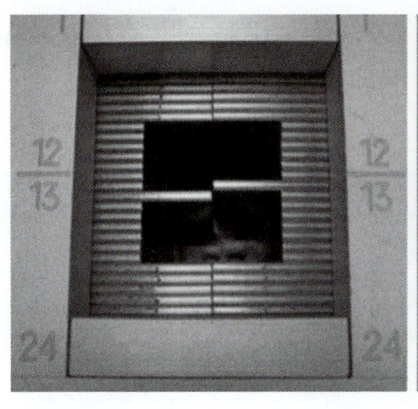

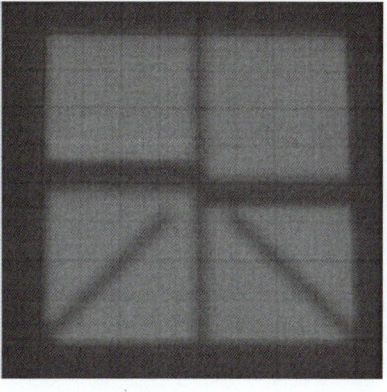

図 65-2 外付け MLC 取付け位置の簡易チェックの一例
中央リーフを 1 枚ずつ閉じ,方眼紙を用いて光照射野を確認します.中央のリーフ幅が均等に投影されていれば取付け位置は正しく,取付け位置がずれていれば,十字ラインとの関係でリーフ幅が不均等に見えます.この場合,取付け位置が GT 方向にずれている可能性があります.また,同時に十字ラインに対して照射野サイズが正しいことも確認します.

は,光照射野を利用して取付け位置を確認します.一例として,図 65-2 に示すように中央リーフを 1 枚ずつ閉じ,方眼紙を用いて中央のリーフ幅が均等に投影されていることを確認します.また,同時に十字ラインに対して照射野サイズが正しいことも確認します.なお,外付け MLC の取付け位置の調整ができない装置では,導入時に取付け位置精度の再現性を把握することを推奨します.

次に,MLC の重量負荷がアイソセンタ精度に及ぼす影響については,Q53 の Winston-Lutz 試験により,アイソセンタ精度の確認を実施します[2-4].定位照射を実施する場合には,各回転軸の機械的回転精度は半径 1 mm の球内に収まる必要があります[5,6].また,あらかじめ,外付け MLC の着脱によるアイソセンタ位置の変位量を把握しておくことを推奨します.

■参考文献
1) Klein EE, Hanley J, Bayouth J, et al. Task Group 142 report: quality assurance of medical accelerators. Med Phys. 2009; 36: 4197-212.
2) 辰己大作, 中田良成, 堤 真一, 他. マイクロ MLC を用いた定位放射線照射システムの機械的精度評価. 日放技学誌. 2011; 67: 1267-74.
3) 辰己大作, 家永晃功, 中田良成, 他. 定位放射線照射における放射線アイソセンタの定量的管理手法の構築. 日放技学誌. 2012; 68: 1333-9.
4) Lutz W, Winston KR, Maleki N. A system for stereotactic radiosurgery with a linear accelerator. Int J Radiat Oncol Biol Phys. 1988; 14: 373-81.
5) Hartmann GH, Bauer-Kirpes B, Serago CF, et al. Precision and accuracy of stereotactic convergent beam irradiations from a linear accelerator. Int J Radiat Oncol Biol Phys. 1994; 28: 481-92.
6) AAPM Report No. 54. Stereotactic radiosurgery. Reports of AAPM Task Group 42. 1995.

〈塩田泰生,辰己大作〉

VMATの精度管理項目 ◆Q66→Q67

Q66 Varian VMATのコミッショングと精度管理法について教えてください

A Volumetric Modulated Arc Therapy（VMAT）では照射中にガントリ位置，線量率，ガントリ回転速度，リーフ位置などのパラメータをダイナミックに変動させ強度分布を変調させる照射法です．そのため，これらの変動するパラメータの安定性と精度を調べ，正しく同期し，照射が計画通りに適切に行われているかについて実測により確認する必要があります．リニアックのパラメータに関するログファイル（リニアックおよびMLCコントローラ）を解析することでプランと実際の照射の相違を定量的に評価することも可能です．

解説 VMATのMLC動作はDMLC方式が基本となるため，使用するガントリ角度の範囲（ガントリ角度を0°，90°，180°，270°，コリメータ角度を0°，90°などで）において固定した状態でのリーフ位置精度としてピケットフェンス試験，Sliding Window試験，Slide and Shoot試験などを行います[1]．ピケットフェンス試験（以下，フェンス試験）では1 mm，Sliding Window試験，Slide and Shoot試験ではinter-leaf leakage未満を許容値として月毎の頻度で定期的に確認します．

次にVMATにおけるMLCの位置精度管理には大きく分けて，ガントリ回転中のMLCの動作確認とVMAT動作中の総合的な動作と照射精度の確認をする必要があります．ガントリ回転中の位置精度を確認する方法として，ガントリマウントにブロックトレイなどを挿入してフィルムや2次元検出器を固定しガントリ角度を179°～181°まで反時計回り（CCW）および181°～179°まで時計回り（CW）に回転させながらフェンス試験を行う方法とEPIDをSDD＝100 cm（SDD: Source to Detector Distance）に設定し同様にフェンス試験を実施する方法があります．重力によるダレなどにより中心がシフトする可能性があるので，2次元検出器やEPIDを使用する場合はガントリ角度による検出器のシフト量を事前に確認する必要があります．Jørgensenらの報告[2]ではEPIDを用いた回転中のフェンス試験でガントリとEPIDのダレを相対評価した結果，頭尾方向に1.6 mm，左右方向に1.2 mmの変位が生じたと報告しています．鳥取大学病院での方眼紙を用いた簡易的な測定でも頭尾方向1.8 mm，左右方向1.3 mmという同様の結果でした．VMAT動作中の総合的な動作と照射精度確認は，市販のソフト（Argus, Varian Medical Systems社）によるログファイル解析から行うことができ，VMATの強度変調パラメータであるガントリ角度毎のリーフ位置，速度およびギャップ幅と照射MU値が正しく同期していることを確認します．治療装置側からのログファイルを解析した結果を図66-1に示します．治療装置側のログファイルにはコントロールポイント毎のガントリ角度とMU値のプランデータと照射データが保存されています．ArgusでMLCログを解析した場合，50 msecの遅延が存在するためリーフの位置誤差としては比較的大きな値となります（図66-2）．しかし，この遅延時間を考慮して解析すればリーフ位置誤差およびリーフギャップ幅誤差は0.1 mm未満とほとんど検出されません．参考に，自作のソフトで，MLCコントローラから取り出したリニアックのパラメータに関するログファイルを解析した結果を示します．リーフギャップ幅，リーフ位置誤差とも0.1 mm以内で制御されていることがわかります（図66-3）．

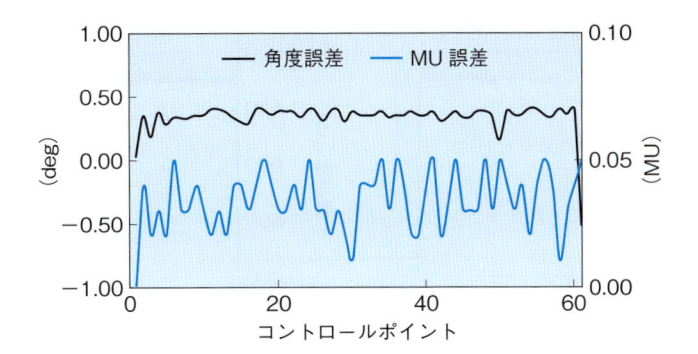

図 66-1 コントロールポイント毎のガントリ角度と MU 値におけるプランデータとの相違

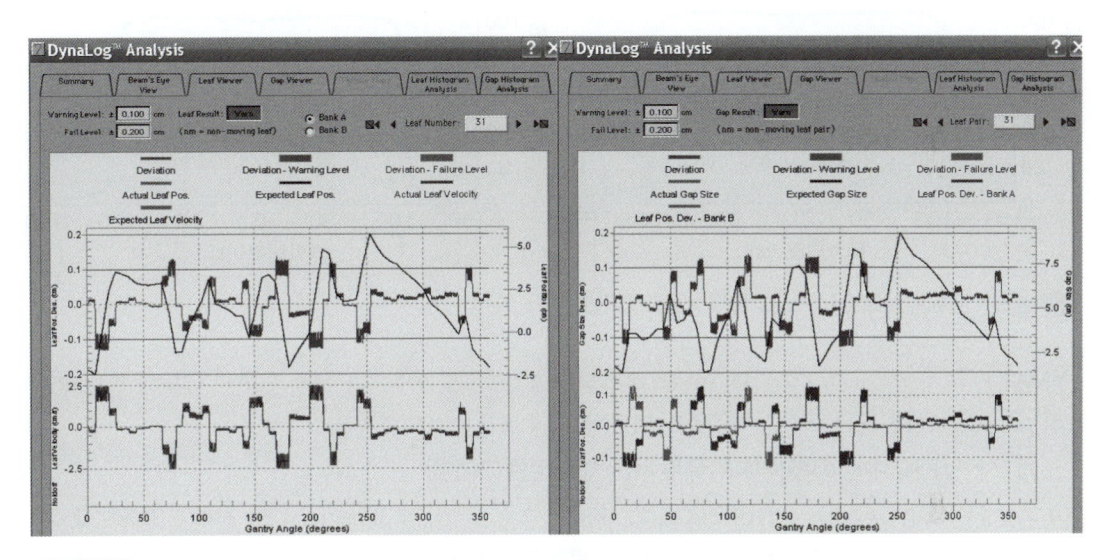

図 66-2 Argus を用いたガントリ回転中のリーフ速度と MLC 位置精度解析結果

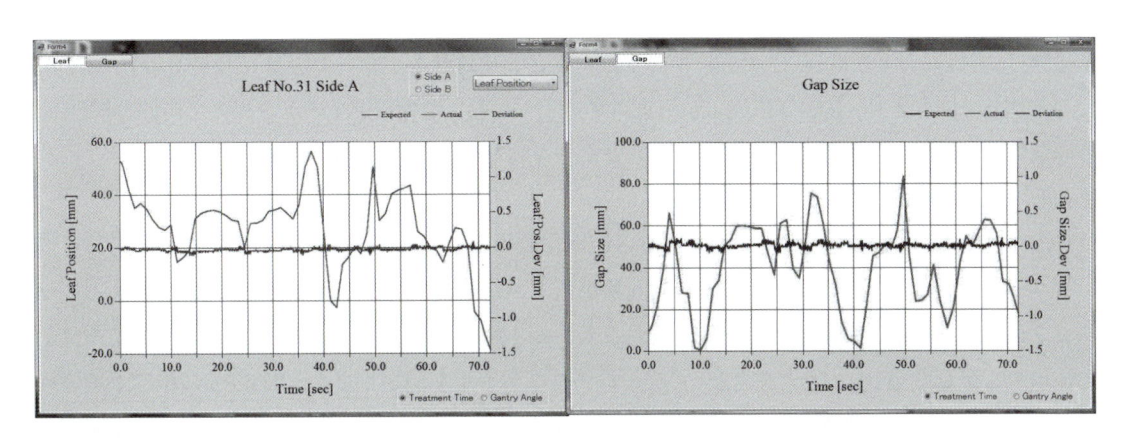

図 66-3 自作ソフトを用いたガントリ回転中の MLC 位置精度とギャップ誤差の解析結果

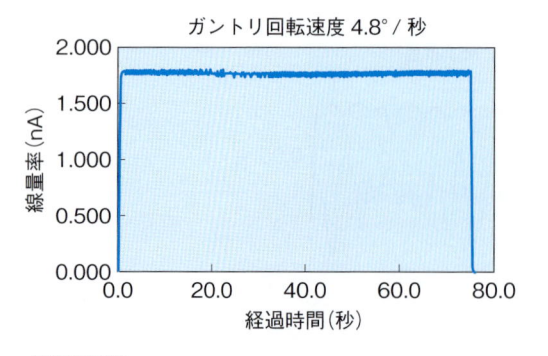

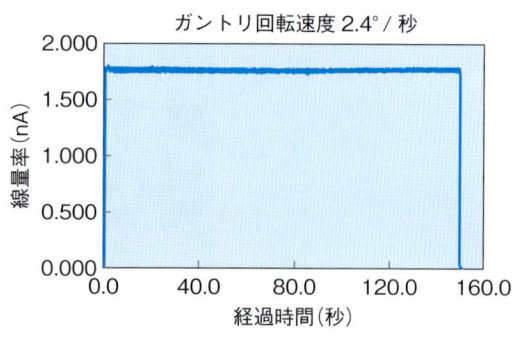

図66-4 ガントリ回転中の出力安定性

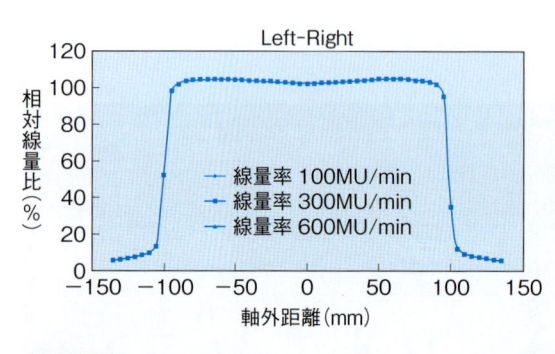

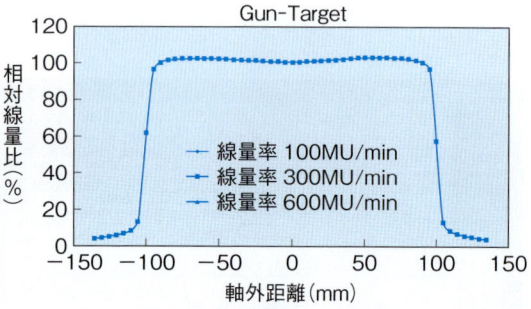

図66-5 回転照射時のビームプロファイルの不変性

VMATのコミッショニングではVarianから提供されたQCテンプレートを用いてLingらの報告[3]に準じた試験項目を行います．内容として以下に示す項目について実施します．

1．ガントリ回転中心の幾何学的精度と出力安定性の確認

ガントリ回転中心の幾何学的精度確認は，スポークショットやWinston-Lutz試験を実施することで，ガントリ回転精度を評価することが可能です．詳細はQ52，Q53を参照してください．

次に，ガントリ回転中の出力安定性の確認は，アクセサリマウントに電離箱線量計を固定する方法もしくはミニファントムを用いて治療寝台に固定する方法で行います．図66-4にガントリ回転速度を高速（4.8°/s）および低速（2.4°/s）に設定し，ガントリ角度を179°～181°まで反時計回り（CCW）に一定速度で回転させ，RAMTEC Smart（東洋メディック社）の線量率モードを用いて時間分解能0.1秒間隔で回転照射中に取得した線量率の出力安定性を示します（Q43，48参照）．

2．ビームプロファイルの不変性試験

VMATで使用する線量率とガントリ角度の範囲におけるビーム平坦度と対称性を確認します．ガントリマウントに固定したフィルムや2次元検出器，あるいはEPIDによりガントリ回転中のビームプロファイルを測定します．もしくは代表するガントリ角度（0°，90°，180°，270°）に対してVMATで使用する線量率（最小と最大を含む）でビームプロファイルを測定します．図66-5に線量率を100，300，600 MU/minと変化させ回転照射を行った時のビームプロファイルを示します．その許容値はガントリ角度0°における通常使用する線量率のビームプロファイルを基準として±1%以内とされています．

正常時　　　　既知のエラー

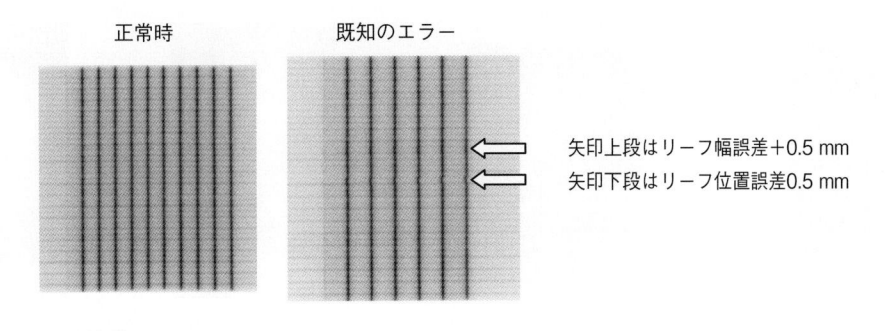

矢印上段はリーフ幅誤差＋0.5 mm
矢印下段はリーフ位置誤差0.5 mm

図66-6 ガントリ回転中の MLC 位置精度試験

3．ガントリ回転中の DMLC 位置精度確認試験

VMAT 動作中の DMLC 位置精度評価では，1 mm ギャップのスリットを 1.5 cm ずつ移動させながら，10 個のフィールドのフェンス試験を行います（**図66-6**）．各フィールドではガントリ回転速度と線量率は一定で照射します．フェンス試験によるエラー検出感度確認法として 1 mm ギャップのスリットを 2.0 cm ずつ移動させながら 6 つのフィールドの照射を行い，既知のエラー（ギャップエラー：Leaf 35 ＋0.5 mm，リーフポジションエラー：Leaf 30 0.5 mm）を検出できることを確認します．

4．ガントリ回転中の線量率とガントリ速度の制御確認試験

VMAT 動作中の線量率とガントリ速度の精度評価では 1.8 cm×20 cm の短冊状の照射野を 2 cm ずつ移動させながら 7 つのフィールド照射のストリップ試験を行います．各フィールドでは，ガントリ回転中にガントリ速度が一定で，線量率を 105～655 MU/min（ただし装置の最大線量率を超えた場合はガントリ速度が減速）と変化させて一定の MU を照射します．この試験では線量率，ガントリ速度を変化させた時の各フィールドの強度の均一性を評価します．均一性を評価する際に，プロファイルの平坦度，対称性が影響するため，14 cm×20 cm のオープン照射野で正規化することで，平坦度，対称性の影響を排除します（**図66-7**）．各フィールド強度の均一性は次式で表わされ，その許容値は±2％以内とされています．

$$R_{corr}\ (x) = R_{DR\text{-}GS}\ (x) / R_{open}\ (x) \times 100 \cdots\cdots\ (1)$$
$$diff\ (x) = R_{corr}\ (x) / \overline{R_{corr}} \times 100 - 100 \leq 2\% \cdots\ (2)$$

$R_{DR\text{-}GS}\ (x)$：短冊状の照射野の強度

$R_{open}\ (x)$：オープン照射野の強度

$R_{corr}\ (x)$：正規化後のフィールド強度

$\overline{R_{corr}}$：正規化後のフィールド強度の平均値

$diff\ (x)$：各フィールド強度の均一性

5．ガントリ回転中の MLC リーフ速度制御確認試験

VMAT 動作中の MLC リーフ速度の精度評価では 3 cm×20 cm の短冊状の照射野をダイナミックに動かし 3 cm ずつ移動させながら 4 つのフィールド照射のストリップ試験を行います．各フィールドでは，ガントリ回転中にリーフ速度が 0.4，0.8，1.6，2.4 cm/s と変化して一定の MU 値で照射します．この試験では線量率，ガントリ速度を変化させた時の各フィールドの強度の均一性を評価します．均一性を評価するために，12 cm×20 cm のオープン照射野で正規化することで，平坦度，対称性の影響

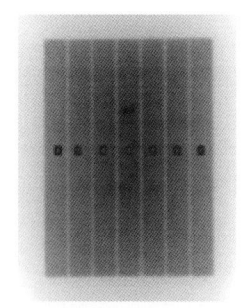

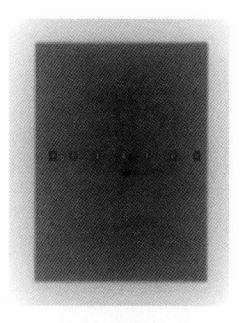

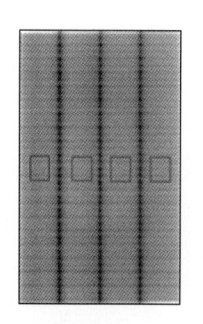

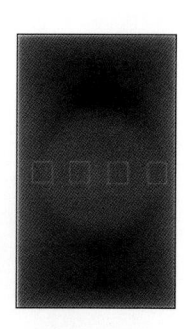

図66-7 ガントリ回転中のガントリ速度と線量率のstrip試験（左図）とオープン照射野（右図）

図66-8 ガントリ回転中の線量率とリーフ速度のstrip試験（左図）とオープン照射野（右図）

を排除します（図66-8）．各フィールド強度の均一性は次式で表わされ，メーカのCustomer Acceptance Procedure（CAP）ではその許容値は±2％以内とされています．

$R_{corr}(x) = R_{LS}(x) / R_{open}(x) \times 100$ ………… (1)

$diff(x) = R_{corr}(x) / \overline{R_{corr}} \times 100 - 100 \leq 2\%$ … (2)

$R_{LS}(x)$：短冊状の照射野の強度

$R_{open}(x)$：オープン照射野の強度

$R_{corr}(x)$：正規化後のフィールド強度

$\overline{R_{corr}}$：正規化後のフィールド強度の平均値

$diff(x)$：各フィールド強度の均一性

6．VMAT異常終了時からの回復の確認

　最大ガントリ速度，最大リーフ速度などのパラメータの設定値およびエラー許容値に適正な値が登録されていることを確認します．次に，その設定環境において，VMAT動作中に照射の中断や停止が発生せず，安定に動作することを確認します．また，あらかじめ故意に照射を中断させ，引き続き残りを照射し，絶対線量と線量分布が正常に照射されたものと一致していることを確認します（図66-9）．その許容値は絶対線量で1％未満，線量分布では3 mm/3％のガンマ値のパス率で99％以上とされています[1]．この確認頻度は患者プラン毎に行う必要があります．また，その復帰方法について確認しておくことも重要です．

　現時点ではVMATに関する品質管理および線量検証方法に関して未だ確立したものがありません．また，ユーザが独自にQCテンプレートを作成してフェンス試験などを実施することができず，現在のところメーカから提供されているQCテンプレートだけでしか検証を行うことができません．そのため，装置性能を十分に検証できるというものではありません．ガントリ回転角度，MLC位置，線量率，積算MU値の4者間の連動が最大限可変するような臨床模擬プランを作成して，定期的にその不変性を確認することをお勧めします．

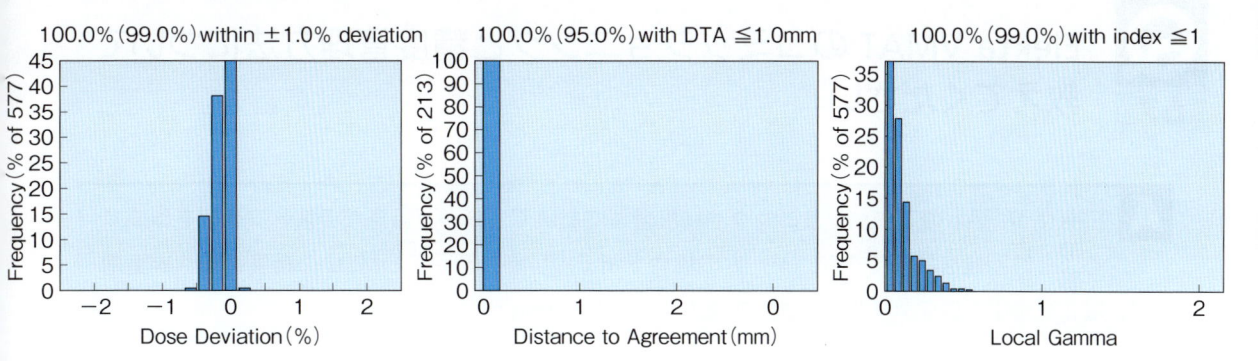

図 66-9 前立腺 VMAT 照射時の Delta 4（ScandiDos 社）を用いて正常動作時の検証結果に対する複数回照射を中断させ継続した検証結果の相違　1 mm/0.5% のガンマ値ヒストグラム（右図）

■参考文献

1) Bedford JL, Warrington AP. Commissioning of volumetric modulated arc therapy (VMAT). Int J Radiat Oncol Biol Phys. 2009; 73: 537-45.
2) Jørgensen MK, Hoffmann L, Petersen JBB, et al. Tolerance levels of EPID-based quality control for volumetric modulated arc therapy. Med Phys. 2011; 38: 1425-34.
3) Ling CC, Zhang P, Archambault Y, et al. Commissioning and quality assurance of RapidArc radiotherapy delivery system. Int J Radiat Oncol Biol Phys. 2008; 72: 575-81.

〈山田　聖〉

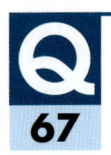

Q67 Elekta VMATのコミッショニングと精度管理方法について教えてください

A Elekta VMATのコミッショニングや精度管理において，ユーザ自身がテストプランを作成することは困難な状況ですが，メーカの協力を得て，可能な範囲でDMLCの精度管理や線量率変化が線量プロファイルに与える影響などについて検証を実施します．

解説 Volumetric modulated arc therapy（VMAT）は，ガントリ回転中に線量率，ガントリ速度，リーフポジションが連続的に変化するため[1]，それらの動作中のビームの安定性を確認する必要があります．また，VMATは，Dynamic IMRT（DMLC-IMRT）の拡張版であるため，事前にDMLC-IMRTのガントリ固定における精度を担保しておく必要があります[2-4]．その上で，VMAT特有のガントリ回転，線量率，ガントリ速度の変化に対するコミッショニングや精度管理を実施します．VMATは，Elekta社とVarian社から提供されていますが，ここでは，Elekta社から提供されるVMAT（Elekta VMAT）のコミッショニングと精度管理方法について解説していきます．

Elekta VMATでは，VMAT開始前にその動作設定がサービスエンジニアにより実施されます．現在のところ，メーカからはコミッショニングに関する情報提供はなく，ユーザは，動作設定完了後の安定動作を臨床プランにより確認します．Elekta VMATはDynamicにMLCが動作（DMLC動作）しますが，ユーザにおいてDMLC動作のテストプランを作成することは困難な状況です．しかしながら，VMATで必要とされるMLC位置精度はDMLC-IMRTと同等レベルであり，MLCの管理の重要性に違いはありません[5]．Elekta VMATのコミッショニングについては，Bedfordらにより報告されています[6]．しかしながら，このテストプランはin-houseで作成されたものであり，一般のユーザーが同じコミッショニングを実施することはできません．各施設は，この文献を参考にコミッショニングや精度管理方法を検討することになります．また，Elekta VMATのMLCの精度管理に関しては辰己らにより報告されています[7]．この報告では，市販の治療計画装置Ergo++を用いてテストプランが作成されているため，他施設でも実施することが可能です．以上のことを踏まえて，強度変調放射線治療における物理・技術的ガイドライン2011[8]に記載されているVMATの確認事項に沿って，精度管理方法について解説していきます．

1．IMRTとしての基本性能の確認

VMATのコミッショニング開始前に，対象となる装置が実施可能なIMRTの方式において，その基本性能を確認します．また，VMATの治療計画や線量検証が良好でない場合のバックアップとして，IMRT実施環境を整備することが推奨されます．

2．VMAT動作の安定性と異常終了時の復帰方法の確認

最大ガントリ速度，最大リーフ速度などのパラメータの設定値およびエラー許容値に適正な値が登録されていることを確認します．次に，その設定環境において，VMAT動作中に照射の中断や停止が発生せず，安定に動作することを確認します．また，あらかじめ故意に照射を中断させ，その復帰方法について確認しておくことが重要です．

3．線量率変化に対するビーム特性の確認

VMAT照射中の線量率変化に対する出力や線量プロファイルの平坦度，対称性の不変性を評価します．

Elektaリニアックでは，左右方向の線量プロファイルはサーボ制御ではないため，線量率変化に伴い線量プロファイルの対称性がやや低下すると報告されています[6]．それゆえ，ビームデータ取得時には，線量率変化に対する線量プロファイルの対称性を測定し，許容範囲内であることを把握することが望ましいと考えられます．

4．ガントリ回転中心の幾何学的精度および出力安定性の確認

VMATはガントリ回転を基本とする照射法であるため，ガントリ回転中心の精度およびガントリ回転時の出力安定性を確認します．Elektaリニアックでは，コーンビームCT（CBCT）に付属されているボールベアリング（BB, Ball bearing）を用いてMVアイソセンタを求め，その位置にレーザおよびCBCT画像中心を合わせ込むように調整します．また，BBを用いてWinston-Lutz試験（Q53参照）を実施することで，ガントリ回転精度を評価することが可能です．

5．ガントリ回転中のMLCの動作確認

ガントリ回転中にMLC動作させるテストプランの作成は，現在のところ治療計画装置Ergo++のみで作成が可能です．シャドウトレイなどにフィルムや二次元検出器を固定すれば，ガントリを回転させながらフェンス試験などを実施することができます[7]．また，Elekta VMATでMLC位置精度を担保するには，VMAT開始前にMLCキャリブレーションの実施が必要となります．

6．寝台の吸収

VMATは回転照射であるため，寝台によりビーム強度が減弱されます．治療計画装置側で仮想寝台やCT装置で撮像した寝台画像を用いて線量計算ができる場合には，寝台を考慮して線量計算することを推奨します．治療計画装置で対応できない場合には，あらかじめ，寝台による減弱の程度を把握しておく必要があります．

7．VMAT動作中の総合的な動作と照射精度の確認

リニアック装置の精度管理とは別に，患者プランごとにファントムを用いた線量検証を実施する必要があります．また，ログファイル解析を行えば，VMATの強度変調パラメータであるガントリ角度ごとのリーフ位置と照射MUの同期が適切であるかを検証することができます[9]．

■参考文献

1) Otto K. Volumetric modulated arc therapy: IMRT in a single gantry arc. Med Phys. 2008; 35: 310-7.
2) Ezzell GA, Galvin JM, Low D, et al. Guidance document on delivery, treatment planning, and clinical implementation of IMRT: report of the IMRT Subcommittee of the AAPM Radiation Therapy Committee. Med Phys. 2003; 30: 2089-115.
3) Ling CC, Zhang P, Archambault Y, et al. Commissioning and quality assurance of RapidArc radiotherapy delivery system. Int J Radiat Oncol Biol Phys. 2008; 72: 575-81.
4) Klein EE, Hanley J, Bayouth J, et al. Task Group 142 report: quality assurance of medical accelerators. Med Phys. 2009; 36: 4197-212.
5) Tatsumi D, Hosono MN, Nakada R, et al. Direct impact analysis of multi-leaf collimator leaf position errors on dose distributions in volumetric modulated arc therapy: a pass rate calculation between measured planar doses with and without the position errors. Phys Med Biol. 2011; 56: N237-46.

6) Bedford JL, Warrington AP. Commissioning of volumetric modulated arc therapy (VMAT). Int J Radiat Oncol Biol Phys. 2009; 73: 537-45.
7) Tatsumi D, Nakada R, Yomoda A, et al. Minimum requirements for commissioning and long-term quality assurance of Elekta multi-leaf collimator for volumetric modulated arc therapy. Radiol Phys Technol. 2013; 6: 98-106.
8) IMRT 物理 QA ガイドライン専門小委員会．強度変調放射線治療における物理・技術的ガイドライン 2011．日本放射線腫瘍学会; 2011.
9) Haga A, Nakagawa K, Shiraishi K, et al. Quality assurance of volumetric modulated arc therapy using. Elekta Synergy Acta Oncol. 2009; 48: 1193-7.

〔辰己大作〕

Q68 呼吸同期照射システムの精度管理項目を教えてください

A ビーム出力不変性，ビームエネルギー不変性および位相/振幅同期時間正確性などがあげられます．

解説 現在，さまざまな呼吸同期照射システムが存在します（Q16 参照）が，患者の呼吸に同期して治療用 X 線を照射するという原理に違いはありません．呼吸同期照射システムのコミッショニングでは，間欠照射におけるビーム出力およびビームエネルギー不変性や模擬呼吸波が再現可能な動体ファントムを用いた呼吸同期下における照射位置精度を確認することが推奨されています．表 68-1 および表 68-2 に AAPM TG-142 に明記されている定期的に実施すべき呼吸同期照射システムの精度管理項目を示します[1]．

表 68-2 の位相/振幅同期時間正確性の許容値に関する根拠は Q16 を，ビーム出力不変性およびビームエネルギー不変性に関しては Q69 および Q70 を参照ください．

表 68-1 呼吸同期照射システムの精度管理項目（月毎）

月毎	許容値
ビーム出力不変性	2%
位相/振幅ビーム制御	動作する
室内呼吸監視システム	動作する
同期インターロック	動作する

表 68-2 呼吸同期照射システムの精度管理項目（年毎）

年毎	許容値
ビームエネルギー不変性	2%
位相/振幅同期時間正確性	予測値からの変位が 100 msec
位相/振幅サロゲートの校正	予測値からの変位が 100 msec
インターロック試験	動作する

■参考文献
1) Klein EE, Hanley J, Bayouth J, et al. Task Group 142 report: Quality assurance of medical accelerators. Med Phys. 2009; 36: 4197-212.

（中村光宏）

Q69 呼吸同期照射時の線量検証法を教えてください

A 線量検証は，人体の呼吸が再現可能なファントムを用いて測定を行う必要があります．また，呼吸同期幅をフィルムやEPIDで確認を行います．

解説 呼吸同期照射法は動体に対して間欠的に照射を行うため，出力の再現性や安定性さらに標的に対して的確な位置で照射が行われているかを検証する必要があります．AAPM TG-76では呼吸同期照射時の線量検証に用いる精度管理用機器として以下のものが推奨されています[1]．

① 人体の呼吸性移動を再現可能な動体ファントム
② 外部信号に基づく呼吸同期照射が可能な動体ファントム
③ 電離箱線量計や半導体検出器が装着可能で，線量測定が可能な動体ファントム
④ 各呼吸同期照射法（Q16参照）に対応し，十分に許容値を満たすことが可能な動体ファントム

①は模擬腫瘍がフィルムまたはEPIDで観察でき，同期照射時にビーム回転中心上に存在しているか確認できるものがよいでしょう．②は外部信号に基づく呼吸同期照射方法にはいくつかありますのでQ16を参照してください．③は線量計が可動し，絶対線量測定が可能な電離箱線量計が推奨されています．さらに，肺野など不均質領域の測定を行う場合は不均質ファントムを用います．線量計のサイズは，測定する照射野サイズにより選択が必要です．

呼吸同期システムは同期信号の応答遅延が発生します（Q16参照）．この応答遅延に対する許容値は100 msec（Q16, 68参照）で，これを担保するため出力の再現性は許容値が2%と提示されています[2]．また呼吸同期照射では低MUを使用するため，これに対する線量評価が必要となります．これらに対して検証項目を以下に示します．

① ビーム出力不変性（直線性・再現性）
② 平坦度
③ 対称性

などの確認が推奨されています[3]．国立がん研究センター中央病院における呼吸同期と非同期照射時の3項目を一例として示します．①ビーム出力不変性は具体的に線量再現性や直線性などがあります．変動係数はn回の測定における標準偏差を平均値で除したもので，複数回の照射線量より算出します．

表69-1 呼吸同期と非同期照射時の変動係数

Energy（MV）	変動係数（%）同期	変動係数（%）非同期
6	0.07	0.04
15	0.01	0.03

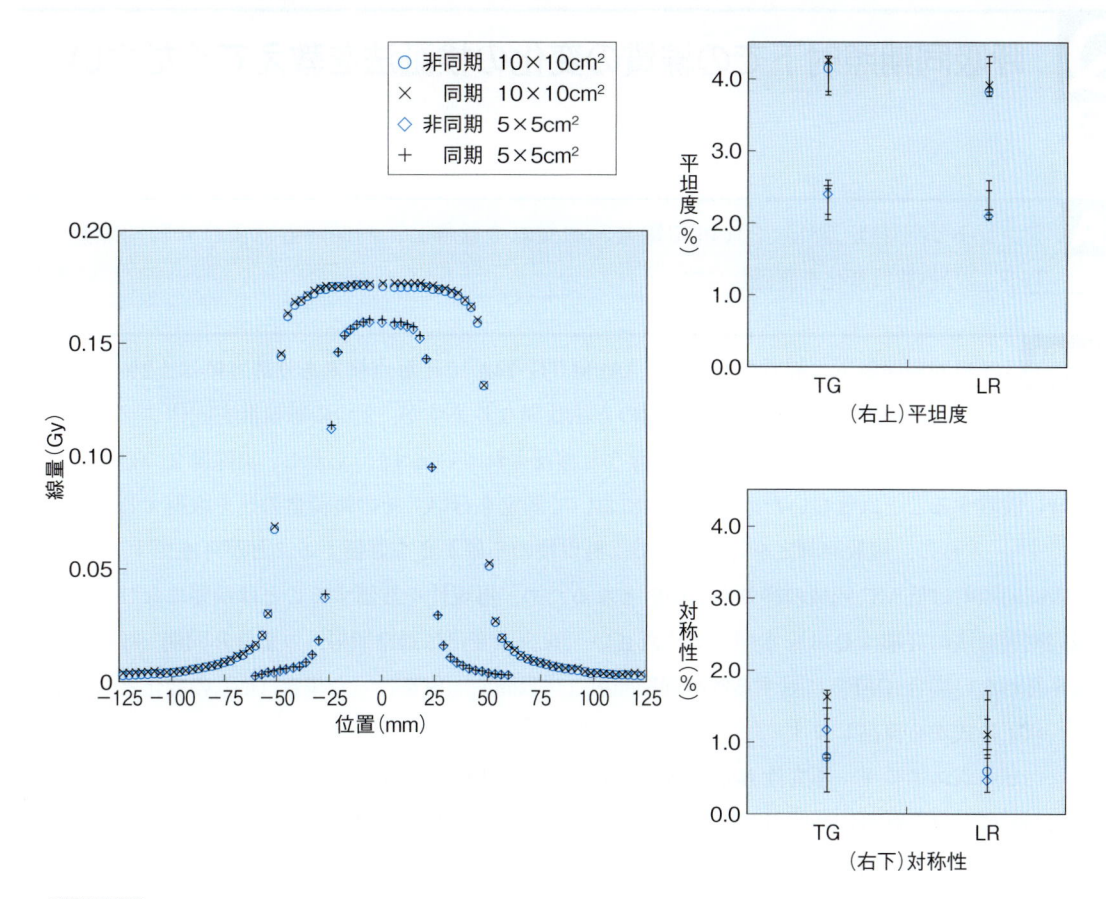

図 69-1 国立がん研究センター中央病院における呼吸同期と非同期時の線量プロファイルおよび平坦度・対称性（TG: target-gun, LR: left-right）

X線 6, 15 MV において 100 MU を 10 回照射したときの，呼吸同期と非同期照射時の変動係数を**表 69-1** に示します．

次に X 線 6 MV 照射野 5×5 cm² および 10×10 cm² での，非同期照射 20 MU に対する同期照射 5 MU ×4 周期：計 20 MU の出力変化と線量プロファイルの結果を**図 69-1** に示します．

呼吸同期と非同期の出力変動は十分に小さいことがわかります．また線量プロファイルは概ね一致し，平坦度および対称性も標準偏差内に収まる結果となりました．このことより呼吸同期における変動が十分に少ないことが確認できます．

■参考文献
1) Keall PJ, Mageras GS, Balter JM, et al. Report of AAPM Task Group 76: The management of respiratory motion in radiation oncology. Med Phys. 2006; 33: 3874-900.
2) Klein EE, Hanley J, Bayouth J, et al. Task Group 142 report: Quality assurance of medical accelerators. Med Phys. 2009; 36: 4197-212.
3) Ramsey CR, Cordrey IL, Oliver AL. A comparison of beam characteristics for gated and nongated clinical X-ray beams. Med Phys. 1999; 26: 2086-91.

〈宮浦和徳〉

Q70 呼吸同期照射下での線質の変化の検証法を教えてください

A ファントムで測定深 10, 20 cm に電離箱線量計を設置し，同期照射および非同期照射の $TPR_{20,10}$ から線質変化を評価します．

解説 呼吸同期照射下の線質の変化は，AAPM TG-142[1]で年毎点検であり許容値は±2％と推奨されています．各メーカにより呼吸同期照射の方法は異なりますが，2つの線量計を固体ファントムの測定深 10, 20 cm に設置し，同時に測定を行うと言及されています[1]．しかし，実際は2つの線量計を同時に設置することは難しいため，各深さにおいて測定を行い，その電荷量の比を取得するのが一般的です[2]．さらに，複数回測定を行うことで，再現性の不確かさを評価することが可能です．これは，呼吸同期照射は低 MU 領域の繰り返し照射となるため，再現性を評価することは重要になります．呼吸同期照射法の詳細は Q16 を参照してください．線質の変化は通常照射，つまり非同期（呼吸同期照射を行わない場合: OFF）に対する呼吸同期照射（呼吸同期照射を行った場合: ON）の変化として評価し，以下の式から算出します．

$$\text{ビームエネルギー不変性 } Beam\ energy\ constancy = TPR_{20,10\_ON}/TPR_{20,10\_OFF}$$

Varian における呼吸同期照射時における呼吸同期照射の一例を図 70-1 に示します．

表 70-1 より 6, 15 MV ともに呼吸同期位の相違によるビームエネルギーの変動は少なく，呼吸同期照射下でのビームエネルギー不変性は約 0.1％以内であることがわかります．また，Varian のリニアック（6, 18 MV）において，1呼吸周期 6 sec 時に呼吸同期位相を 30〜90％に変化させた時のビームエネルギー不変性は最大で 0.3±0.1％と報告されています[2]．また，Siemens のリニアックでは，呼吸同期幅が 500 msec 以上のとき線質の変化は±2％以内と報告されています[1]．

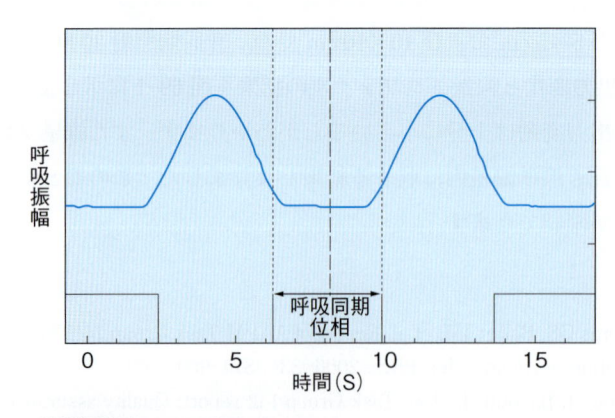

図 70-1 呼吸同期照射の一例

表70-1 呼吸同期照射下でのビームエネルギー不変性
（国立がん研究センター中央病院）

エネルギー（MV）	呼吸同期位相幅（%）	
	50	10
6	0.00%	0.01%
15	0.03%	0.04%

■参考文献

1) Klein EE, Hanley J, Bayouth J, et al. Task Group 142 report: Quality assurance of medical accelerators. Med Phys. 2009; 36: 4197-212.
2) Ramsey CR, Cordrey IL, Oliver AL. A comparison of beam characteristics for gated and nongated clinical x-ray beams. Med Phys. 1999; 26: 2086-91.

〈宮浦和徳〉

画像誘導放射線治療機器関連の精度管理項目◆Q71→Q81

Q71 画像取得装置のスケーリングの確認方法を教えてください

A 画像取得装置のスケーリングは，既知の距離をもつファントムなどを撮影し，その距離をソフトウェアで計測することによって確認できます．

解説 画像取得装置のスケーリングは，位置照合装置の幾何学的精度についての管理項目の一つとして重要です．AAPM TG-142[1]においてその許容誤差は，定位放射線治療では1 mm，それ以外の治療では2 mmとされています．また，スケーリングの確認は，画像の幾何学的ゆがみのチェックにもなります．以下に2次元画像取得装置，および3次元画像取得装置に対するスケーリングの確認方法の一例を示します．

1．2次元画像取得装置（kV-Image）

スケーリングの検証は，ファントムを用いて既知の長さを撮影し画像上の計測値と比較することで簡便に検証を行うことが可能です．図71-1はメーカ（Varian）の定期メンテナンス時に使用するサーキットボードです．このボードには既知の長さ（10×10 cm^2）がプリント基板として埋め込まれており，kVで撮影を行い画像上で長さを測定することで，スケーリングの検証が行えます．

2．2次元画像取得装置（EPID，MV-Image）

図71-2は2次元画像取得装置のスケーリング検証のためのジグの一例です．このジグには，2つのピンが10 cm間隔に埋め込まれています．このジグをSSD＝100 cmのセットアップでEPIDにて撮影します．取得した画像をEPIDソフトウェア，もしくは，ピンの識別が困難であれば画像解析ソフトウェア（ImageJ，MATLABなど）で読み込み，ピン間の距離をピクセル値から求めます．ジグを作成するのが難しい場合は，方眼紙などにCT撮影時に使用される金属マーカを一定の距離に貼りつけて代用することも可能です．このようにして，EPIDなどの2次元画像取得誘導装置のスケーリング精度を検証できます．

3．3次元画像取得装置

コーンビームCT（CBCT）などの3次元画像取得誘導装置では3方向のスケーリングを確認する必

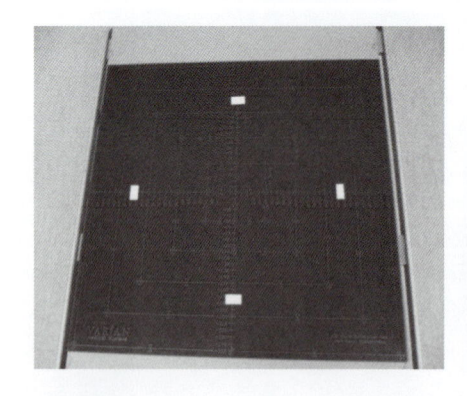

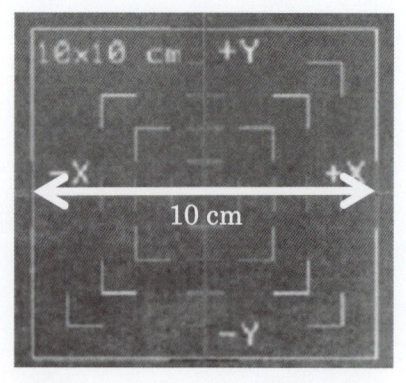

図71-1 （左）サーキットボード，（右）kV画像

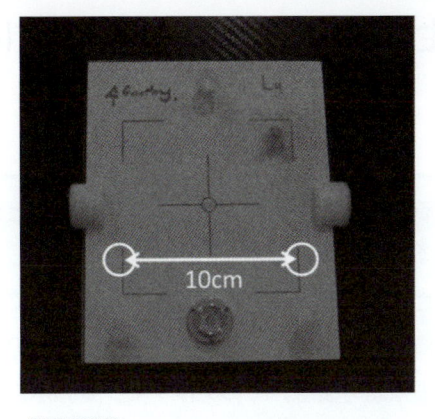

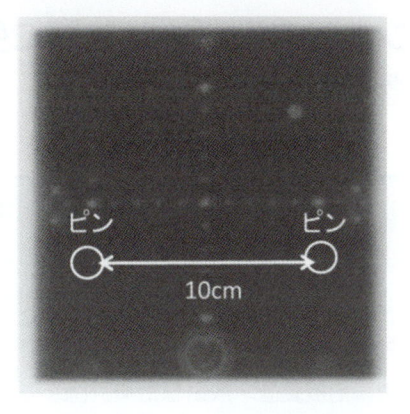

図 71-2 （左）2次元画像取得装置のスケーリングとリニアック放射線照射野サイズ検証用のジグ，（右）EPID で撮影したジグの2次元画像

ジグには 10 cm 間隔でピンが埋め込まれており，これをソフトウェアで計測することでスケーリング精度の検証が可能．また，ジグ平面を水平に保つため，水平器と調節ネジが備え付けられている（フロリダ大学資料より）．

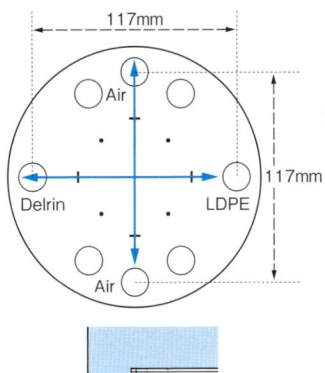

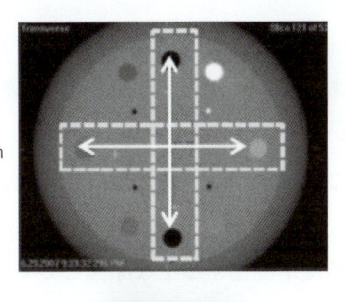

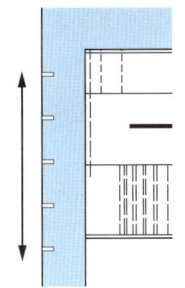

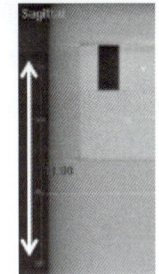

図 71-3 CatPhan（Phantom Laboratory 社）ファントム中の3次元スケーリング確認のためのモジュール

（上段）体軸横断面における垂直方向と水平方向のスケーリングと実際に取得した CBCT 画像，（下段）矢状断面におけるスケーリングと実際に取得した CBCT 画像[2]．

要があります．CatPhan（Phantom Laboratory 社）ファントムを撮影し，その中に含まれるモジュール間の距離を測定することによって，スケーリングの検証が可能です（図 71-3 参照）．

■参考文献
1) Klein EE, Hanley J, Bayouth J, et al. Task Group 142 report: Quality assurance of medical accelerators. Med Phys. 2009; 36: 4197-212.
2) Elekta Synergy®. Customer Acceptance Tests for XVI R3.5 & R4.0. © 2006 Elekta Limited.

〈黒河千恵，宮浦和徳〉

Q72 ガントリを回転させた際に生じる画像誘導装置の自重による影響を教えてください

A ガントリマウント型の画像誘導装置を利用する場合は，画像誘導装置を動作させたときにその自重によるアームのたわみや重心のずれによるガントリのたわみの増大などを誘発し，照合系座標中心と照射系座標中心の乖離を生む可能性があります．日々の品質管理において画像誘導装置を動作させたときのアームのたわみや画像誘導装置併用の際のガントリ回転時の複合座標系（放射線治療装置・放射線治療計画装置・画像誘導装置）でのアイソセンタ指示点の信頼性を評価することが重要です．

解説 画像誘導装置を利用する場合には，放射線治療装置・治療計画装置・画像誘導装置の各座標中心を一致させる必要があります．また，ガントリに画像誘導装置（OBI や XVI など）が搭載されている放射線治療装置においては，ガントリ回転中に各座標中心の一致精度が変化するため注意が必要です．

照合系座標中心と照射系座標中心が一致していない場合，画像照合装置上で誤差が 0 であっても潜在的に位置ずれを生じている可能性があります．また，ガントリを回転させて CBCT を撮像する際に画像照合装置の回転軸が大幅にずれている場合は Blur の発生（画像ボケ）を招くことになります．これらは視覚的な評価を困難にするばかりではなく，照合装置の示す数値の信頼性を大きく低下させます．

ガントリ回転中に各座標中心の一致精度が変化する主な原因として，画像誘導装置のアームのたわみによるものと，アームを動作させることでガントリ自体の重心の位置ずれを生じてガントリのたわみが増大することによるものがあげられます．アームを進展および収納させスプリッドフィールド法を実施しその比較を行うことで，ガントリのたわみの増大による影響を評価できます．次に，それと並行して画像誘導装置を用いて幾何学的アイソセンタと画像中心の一致精度を確認すれば，段階的に評価できます．

照合系座標中心と照射系座標中心の一致は微小金属球（CT 撮影時に使用する金属マーカー）を用いて行うことができます[1]．この手法は，微小金属球をアイソセンタに設置し，任意のガントリ角度で画像取得装置を用いて微小金属球の画像を撮影し，画像中心からの距離を測るというものです（Q73 参照）．各角度で画像を取得して測り，Winston-Lutz 試験によるアイソセンタ指示点の精度試験と比較することによって，ガントリ回転中のアイソセンタと画像中心とのずれを知ることができます．この点検を定期的に行うことによって，経時的なアイソセンタと画像中心とのずれの変化を知ることができます（図 72-1）．また，微小金属球が kV，MV いずれでも画像を取得することができる物質であれば，kV の画像取得装置と MV の画像取得装置との間で座標比較を行うことができます．

以前は微小金属球単体を Winston-Lutz 試験のように取得する方法が報告されていましたが，最近では画像誘導装置の座標校正用キュービックファントムに微小金属球を内蔵して校正時の座標と比較する手法が主流となっています（図 72-2）．また，この方法は原則としてどの画像誘導装置にも適用

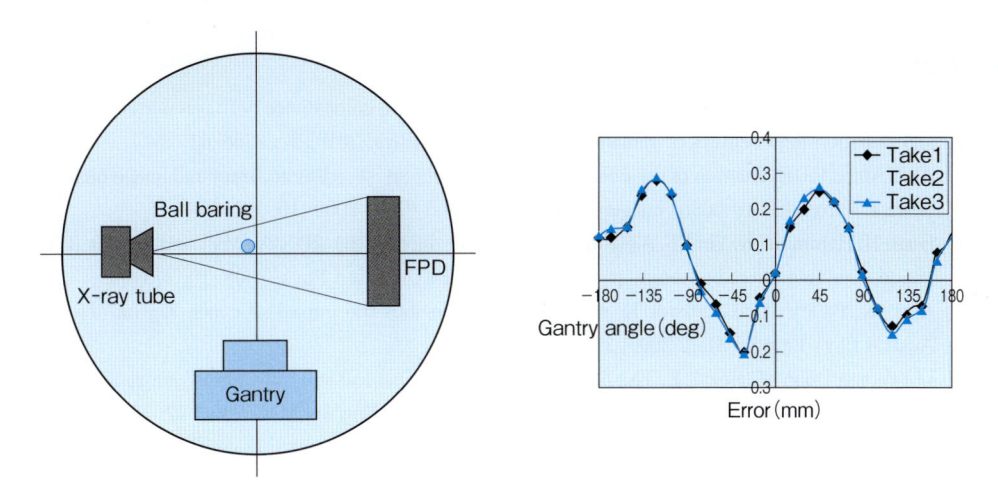

図 72-1 機械的アイソセンタと画像中心の位置のずれの評価試験
左: 座標一致試験の模式図　右: 機械的アイソセンタと画像中心のずれの変化

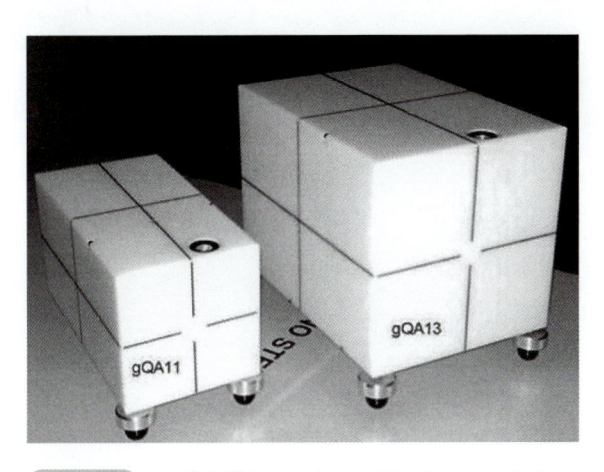

図 72-2 BB が内蔵されたキュービックファントム

できます．この手法を用いて異なる画像誘導機能を有する装置間の座標のずれの比較を行った報告では，ガントリマウント型の装置での座標原点のずれは，スリップリング型の装置のずれよりも大きく，画像誘導装置の自重による影響は大きいとされています．以上のことから，ガントリマウント型の装置でのたわみの影響は定期的に確認し，適宜アイソセンタ指示点を再設定するべきとされています．

　最近では画像照合装置の原点の位置を考慮して放射線治療装置全体の座標の原点を自動的に設定できるアプリケーションも登場しています（Q73 参照）．

■参考文献

1) Du W, Yang J, Luo D, et al. A simple method to quantify the coincidence between portal image graticules and radiation field centers or radiation isocenter. Med Phys. 2010; 37: 2256-63.
2) Ali I, Ahmad S. Evaluation of the effects of sagging shifts on isocenter accuracy and image quality of cone-beam CT from kV on-board imagers. J Appl Clin Med Phys. 2009; 10: 180-94.
3) Guan H, Hammoud R, Yin FF. A positioning QA procedure for 2D/2D (kV/MV) and 3D/3D (CT/CBCT) image matching for radiotherapy patient setup. J Appl Clin Med Phys. 2009; 10: 273-80.
4) Arts JK, Bailey MJ, Bannister K, et al. Investigation into the impact of couch sag on delivered dose. Austral Phys Eng Sci Med. 2006; 29: 241-50.
5) Liu G, van Doom T, Bezak E. The linear accelerator mechanical and radiation isocentre assessment with an electronic portal imaging device (EPID). Austral Phys Eng Sci Med. 2004; 27: 111-7.
6) Chojnowski J, Gajewski R. An automatic method of the isocentre position verification for micromultileaf collimator based radiosurgery system. Austral Phys Eng Sci Med. 2011; 34: 15-21.
7) Skyes JR, Lindsay R, Dean CJ, et al. Measurement of cone beam CT coincidence with megavoltage isocenter and image sharpness using the QUASAR Penta-Guide Phantom. Phys Med Biol. 2008; 53: 5275-93.
8) Mao W, Speiser M, Medin P, et al. Initial application of a geometric QA tool for integrated MV and kV imaging systems on three image guided radiotherapy systems. Med Phys. 2011; 38: 2335-41.

〈林　直樹〉

Q73 照合系座標中心と照射系座標中心のずれを補正するためのキャリブレーションについて教えてください

A Elekta社のコーンビームCT（CBCT）は，照合系座標中心と照射系座標中心のずれをガントリ角度との関数であるフレックスマップを用いて，ソフトウェアで補正しています．したがって，ずれを補正するためのキャリブレーションは，フレックスマップを作成し直すこととなります．

　Siemens社のリニアックでは，あらかじめディテクタ中心の位置ずれを位置照合装置に登録しておき，ソフトウェア上でディテクタの位置補正を行います．

　Varian社のリニアックでは，照合系座標中心と照射系座標中心のずれを補正するためのキャリブレーションには，ディテクタなどのハードウェアの位置を物理的に動かして補正する方法と，ソフトウェア上で撮影した画像の位置補正を行う方法があります．一般に，座標中心ずれを補正するためのキャリブレーションはメーカの点検時に行われますが，ソフトウェアによる補正方法ではユーザ側でもデータ取得し，キャリブレーションを行うことができます．

解説　Elekta社

　フレックスマップの作成はCBCTに付属のボールベアリングファントム（図73-1参照）を用いて，一般的にメーカの点検時に行われます．ユーザ側でフレックスマップを作成し直し，キャリブレーションを行うことはあまりありませんが，現在用いているフレックスマップが妥当であるか検証することは必要です．ここでは，フレックスマップの検証手順[1]の概略を述べます．

① ボールベアリングファントムを寝台に固定し，金属球の入った先端をレーザに合わせる．XVI（X-ray Volumetric Imager）（CBCT画像取得・処理用ソフトウェア）でボールベアリングファン

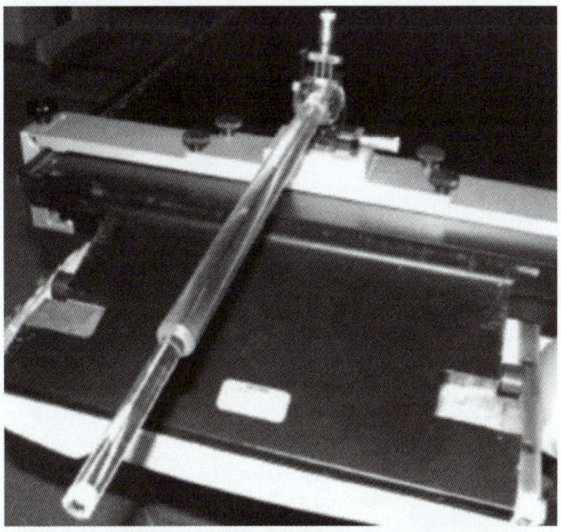

図73-1　ボールベアリングファントム（Ball-bearing phantom）
ファントムの先端に半径4mmの金属球が埋め込まれている[1].

トムの3次元画像を撮影し，あらかじめインポートされたボールベアリングファントムのCT画像と合わせる．ソフトウェアで求められたずれを寝台の移動，もしくはボールベアリングファントムのネジ（微調整用）を回して補正する．これで，ボールベアリングファントムの金属球の中心が，照合系座標中心に位置されたことになる（照合系座標中心は，フレックスマップによって決められている）．

② 次に，MV EPID を用いて，0°，90°，180°，270°のガントリ角度とそれぞれ 90°，−90°のコリメータ角度の計 8 つのボールベアリングファントムのイメージを取得する．この 8 つの画像から，照射系座標の中心位置をガントリ角度とコリメータ角度の平均値として決定する．

③ ②で決定した照射系座標中心を XVI へ転送し，照合系座標中心とのずれを求める．

フレックスマップの作成は，上記②→①の順序で行うことが可能です．まず照射系座標中心を求め，そこからの照合系座標中心の位置ずれをガントリ角度の関数として求めます．

Siemens 社

ディテクタの幾何学的なキャリブレーションにはディテクタの位置変位を物理的に動かして補正する方法とディテクタの位置変位をソフトウェア内のオフセット値によって補正する方法がありますが，Siemens 社の放射線治療装置では後者の方法でディテクタの位置補正を行います．まずはガントリ角度毎（2D 補正: 0°，90°，180°，270°），ディテクタの高さ毎（130 cm，140 cm，150 cm，160 cm）に，図 73-2 に示したように Reticle（十字板）中心とディテクタ（pixel）中心とのずれ量を計測して位置照合装置のソフトウェアにあらかじめ登録します．CBCT が撮影可能な場合には，ディテクタ高さ 145 cm でガントリ角度 45°，135°，225°，315°でも同様な計測をして位置照合装置に登録しておきます．次に，付属品である Ema Phantom（図 73-3）を利用して CBCT を撮影している時に，図 73-4 に

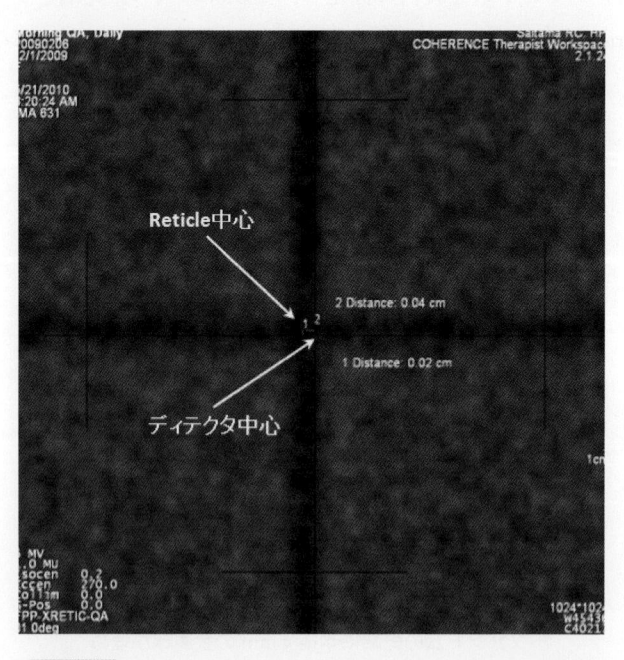

図 73-2 Reticle 中心とディテクタ中心のずれ量の計測例

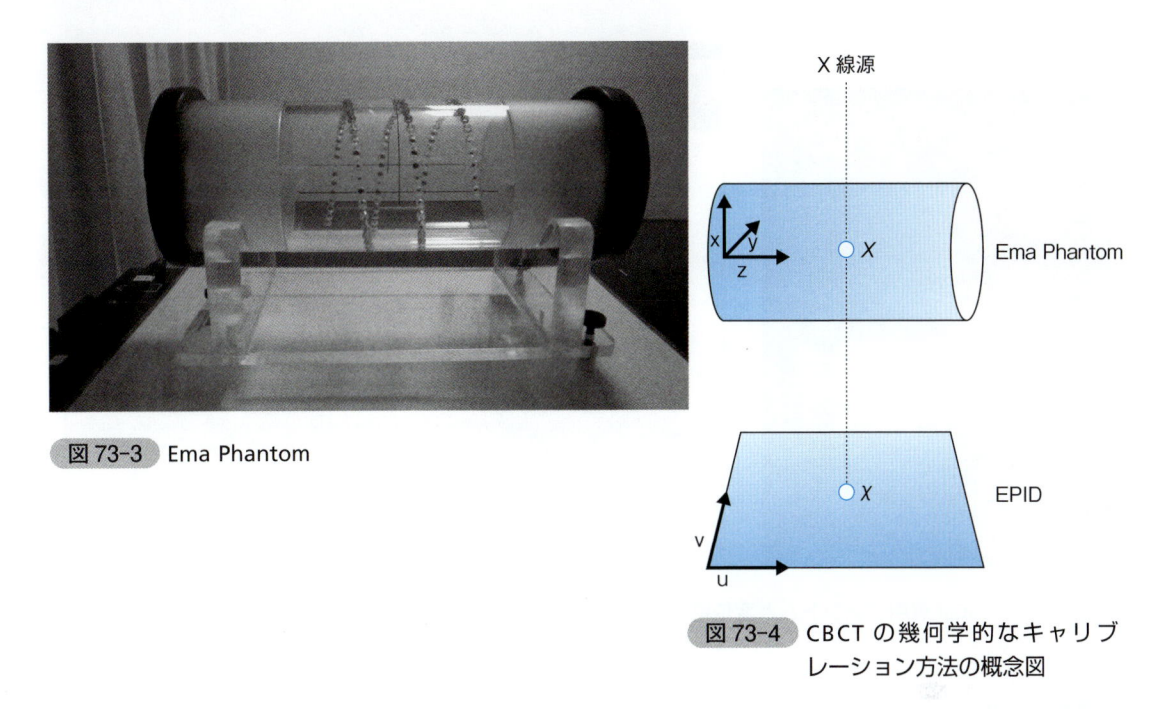

図73-3 Ema Phantom

図73-4 CBCTの幾何学的なキャリブレーション方法の概念図

示したようにファントム内の構造物（微小球）がディテクタに投影される場所は決まっているので，その位置を補正する（ファントム内の微小球の位置 X（x, y, z）と投影されたディテクタ位置 x（u, v）を関連づける）ためのプロジェクションマトリックス係数とよばれる位置補正のための行列を作成します[2]．メーカは CBCT 用の幾何学的なキャリブレーションを半年毎に行うように推奨しています．

Varian 社

Varian 社の On Board Imager（OBI）システムでは，kV-X 線管とディテクタ（FPD）は Exact Arm とよばれる 3 つの可動ジョイントをもつアームに搭載されており，アーム位置を調整して kV-X 線管またはディテクタを物理的に動かすことで座標中心のずれを補正します．装置のスペックは，全ガントリ角度において中心位置のずれが 1.5 mm 以内とされており，誤差がそれ以下になるように Exact Arm の機械的なキャリブレーションにより画像中心のアイソセンタ位置への合わせ込みが行われます．Exact Arm によりディテクタ位置を物理的に動かしてずれを補正するため，Exact Arm の動きと位置をモニタリングする必要がありますが，ソフトウェアの脆弱性によるリスクがないという利点があります．また，OBI では，専用ファントムと解析ソフトウェアから構成される IsoCal というキャリブレーションシステムを用いて，ソフトウェアにより画像中心を位置補正することもできます（図73-5）．16 個のボールベアリングが既知の位置に配置された専用ファントムを撮像，解析することで，照合系座標中心と照射系座標中心の変位量を算出します．IsoCal は，あらかじめ算出しておいた変位量分をオフセット値として取得画像の中心をシフトすることにより補正が行われます．これは Exact Arm により座標中心のずれを補正した上で，さらに高精度にするために補足的に用いられるシステムであり，Exact Arm では補正しきれないサブミリ単位の誤差補正が可能になります[3]．

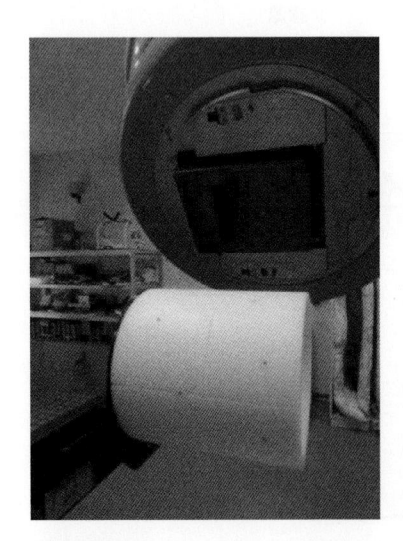

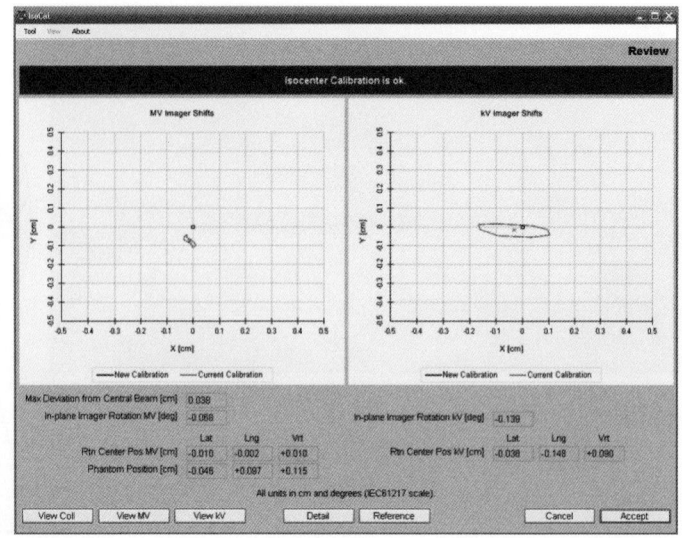

図 73-5 IsoCal 専用ファントムと変位量

■参考文献
1) Elekta Synergy®. Customer Acceptance Tests for XVI R3.5 & R4.0. ©2006 Elekta Limited.
2) Pouliot J, Bani-Hashemi A, Chen J, et al. Low-dose megavoltage cone-beam CT for radiation therapy. Int J Radiat Oncol Biol Phys. 2005; 61: 552-60.
3) Varian Medical Systems. IsoCal: Isocenter calibration for advanced imaging, ©2010 Varian Medical Systems, Inc.

〈黒河千恵，熊崎　祐，宮部結城〉

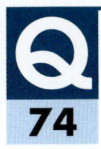

Q74 金属球を用いた照射系座標中心および照合系座標中心を求める際の注意点を教えてください

A 金属球抽出閾値を設定することで，照射系座標中心および照合系座標中心を定量的に算出することが可能です．ただし，メタルアーチファクトがみられる場合は工夫が必要です．

解説

取得画像のウィンドウレベル，ウィンドウ幅を調節して視覚的に評価する方法ではサブミリメートルでの評価が困難です．そこで，照射系座標中心および照合系座標中心を定量的に解析する方法として，フリーの画像解析ソフトウェア[1]を用いて取得画像に対して金属球抽出閾値を設定し，金属球の中心を算出する方法があります[2]．図74-1は異なるモダリティで金属球を撮影した画像です．図74-1左および中央図に対しては，ある一つの金属球抽出閾値を設定すれば信頼性の高い金属球の中心を算出することが可能です（図74-2）が，図74-1右図のようにメタルアーチファクトが見られる場合，ある一つの金属球抽出閾値を適用するだけでは不正な中心が算出される可能性があります．

このような問題を解決する方法として，多重閾値抽出法があります[3]．多重閾値抽出法とは，取得画像に対して金属球抽出閾値を多重に設定し，各金属球抽出閾値における中心からその平均もしくは

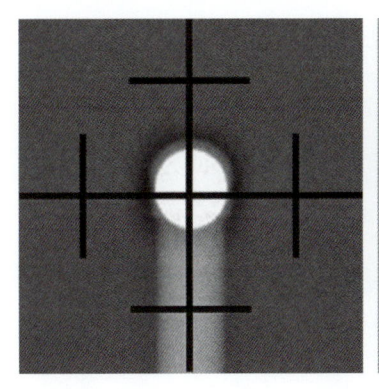

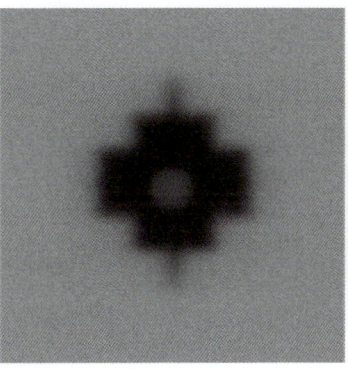

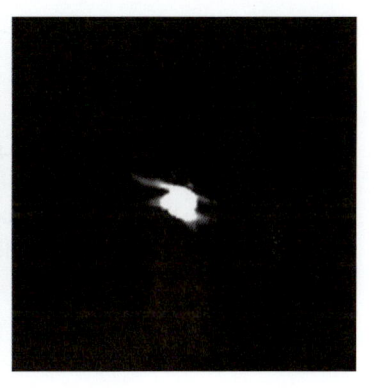

図74-1 異なるモダリティで金属球を撮影した画像
（左）kV-X線，（中央）MV-X線，（右）kV-CBCT

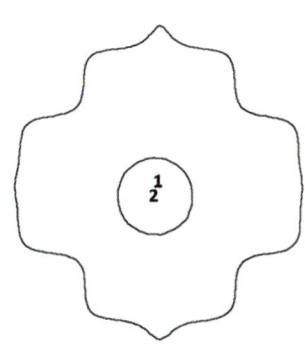

図74-2 図74-1中央の解析結果
図中の1は照射野中心，2は金属球中心を表しており，その距離は0.84 mmである．

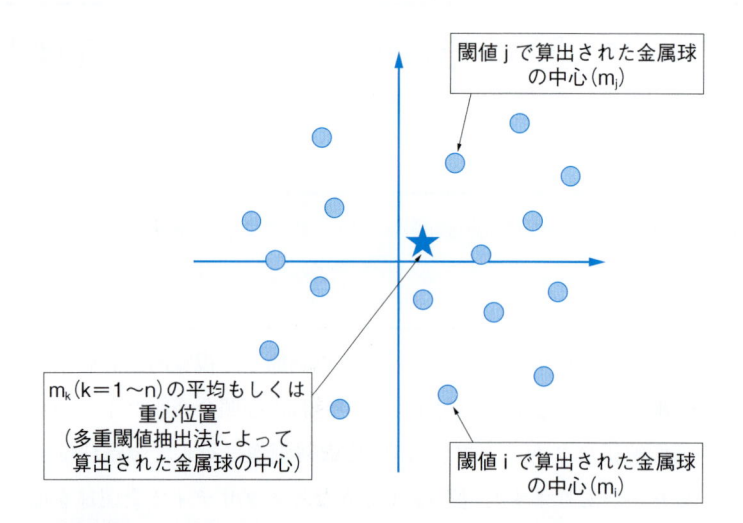

図 74-3 多重閾値抽出法による画像中心算出の概念図

重心位置を算出する手法であり，メタルアーチファクトに対して堅牢性※の高い画像中心の算出が可能です（**図 74-3**）．CBCT 画像を解析する場合は，どのようなメタルアーチファクトが出現するのか予想できませんので，回転方向（時計回り，反時計回り）が異なる画像を複数回取得して，その平均値にて解析することを推奨します．

※堅牢性（けんろう）: 外的要因による変化を内部で阻止する仕組み，または性質のこと．

■参考文献
1) Image J http://rsbweb.nih.gov/ij/ (accessed 2012-5-7)
2) 放射線治療かたろう会会誌．2011; 16: 14-7.
3) Miyabe Y, Sawada A, Takayama K, et al. Positioning accuracy of a new image-guided radiotherapy system. Med Phys. 2011; 38: 2535-41.

〈中村光宏〉

Q75 画像誘導装置における End to end 試験について教えてください

A ここでいう画像誘導装置における End to end（始めから終わりまで）試験とは，画像誘導装置を利用して生じる撮影関連の誤差，解析関連の誤差，治療寝台動作関連の誤差を包括的に評価する試験のことを指します．この試験によって，画像誘導装置を利用した際の総合的な誤差の把握が可能になります．一般的に画像誘導を用いた放射線治療は，患者をセットアップした後の 2D/3D 撮影そして画像照合により求められる患者シフト量の算出，遠隔操作での治療寝台移動という流れで行われますが，その画像誘導下治療の照射位置精度はそれぞれの動作精度が組み合わさって形成されます．

解説

現在の放射線治療は非常に高度な技術が多岐にわたって組み合わさり，複雑な過程を通して遂行されます．各々の機器や操作による精度は，それぞれの機器に対応した精度管理プログラムを実施すれば求めることができますが，それらの機器が組み合わさって利用された場合，求められた精度はお互いに相殺され，良くなる場合もあれば，お互いに強調し合い悪くなる場合も想定できます．End to end 試験では，個々の装置に注目したものではなく，一連の過程の中で生じる精度を総合的に評価する試験です．また，End to end 試験は，その過程の中のある部分が変化した際の全体に対する影響を把握する有効な方法であるともいえます．例えば，治療計画装置のバージョンアップや放射線治療装置の不具合などによって生じる影響が全体としてどの程度なのかを把握することが可能になります．

End to end 試験の例として，CyberKnife で行われているものと IMRT や VMAT の患者プラン検証で行われているものを示します．CyberKnife で行われている End to end 試験[1]は Film targeting test とよばれ，CyberKnife を利用した際のその治療に関連したすべての過程において含まれる誤差を照射誤差（線量および位置）として定量的に評価する試験です．CyberKnife を用いた治療は，患者の CT 撮影（この試験では模擬腫瘍を有する頭部ファントム）から腫瘍への最適化計算および線量計算を含めた計画，計画データの R&V（Record and verify）system への転送，治療寝台上にファントムを設置後の計画データの読み込み，画像撮影と照合，治療寝台の移動，腫瘍への照射という過程で行われます．最終的に出力されるデータは頭部ファントム内に挿入されたフィルムに照射された線量分布になり，その線量分布の解析から線量情報と位置情報が取得できます．それらの情報はその一連の線量誤差および位置誤差を含みます．例えば，CT の座標系と治療装置の座標系が一致しているか，最適化計算や線量計算が期待した通りになっているか（設定処方線量が妥当かなど），計画されたデータが適切にサーバに保存され，また治療端末に受信できたか，照合系座標と照射系座標が一致しているか，画像誘導装置の指示する治療寝台の移動は適切か，照射が目的部位に照射されたか，照射された線量は計画通りか，などの確認項目が含まれています．

IMRT や VMAT の患者プラン検証で行われている End to end 試験[2]とは，ファントムの CT 撮影から最適化計算と線量計算を利用した計画，そして計画データの計画装置から R&V system への転送，

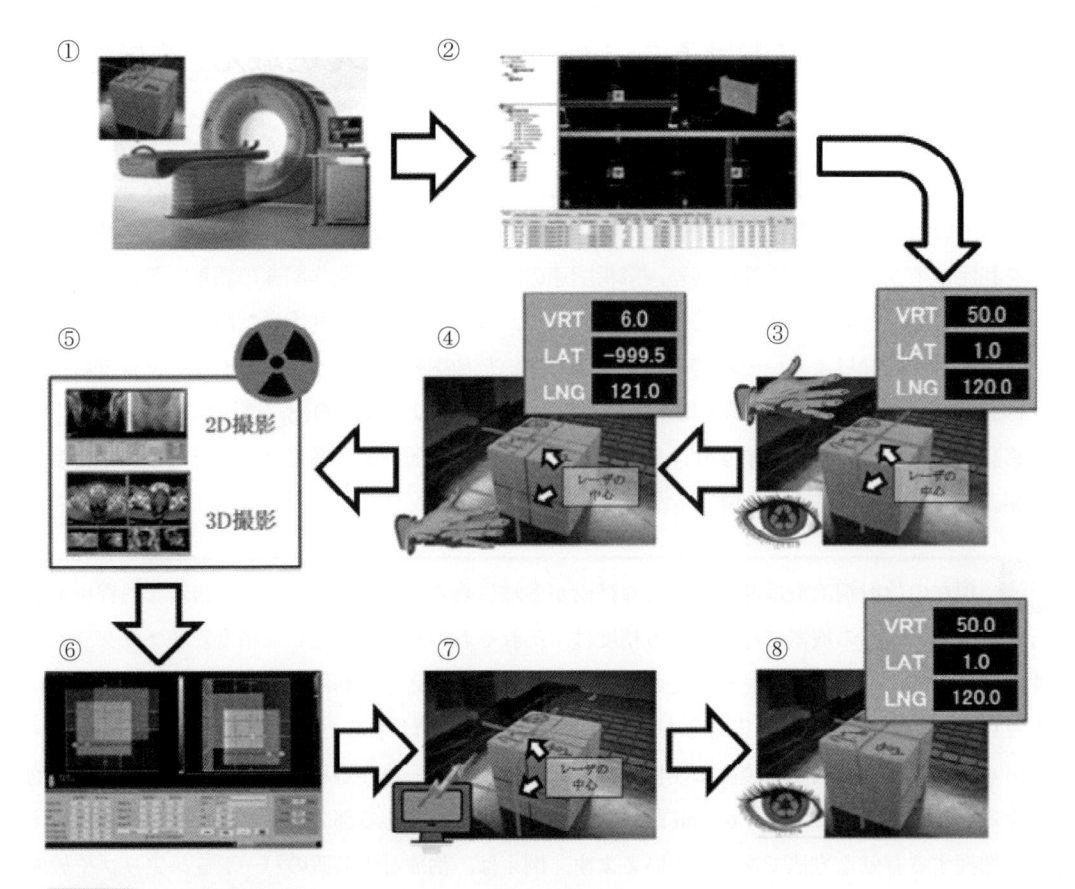

図75-1 画像誘導装置におけるEnd to end試験の流れの一例

計画プランの照射，照射された線量分布の解析および評価といった一連の流れで生じる線量および位置の誤差を定量的に評価する試験のことをいいます．線量測定のみを行っているIMRT線量検証は，本来のEnd to end試験の意味とは異なることを理解しなければなりません．また，独立計算ソフトを用いたモニタ線量のチェックは，End to end試験には含まれません．

　画像誘導装置におけるEnd to end試験（Position/Reposition試験）の流れを図75-1に示します．

① CTシミュレータを利用して，キューブファントムを撮影します．その際，レーザ（アイソセンタ）をキューブファントムの中心に合わせます．

② 治療計画装置を利用して，アイソセンタの設定（治療計画）を行います．キューブファントムの中心にアイソセンタを設定します．本試験は画像誘導装置のための試験であるため，計算された線量分布は本試験では利用しません．計画の終了後，この治療計画した結果を保存（サーバに送信）します．

③ レーザが示す位置が治療座標におけるゼロ座標と定義し，まず，レーザに合わせてキューブファントムの中心をアイソセンタと一致させ，その際の治療寝台の位置を記録しておきます．

④ 治療寝台を意図的に任意量移動させます．移動した量は治療寝台の元の位置から現在の位置の差となります．

⑤ ②で作成した計画を治療端末に読み込み，2Dか3Dでの撮影を行います．2Dでも3Dでも試験

の流れは同じです．
⑥ モニタ上にて，ファントムのセンターにあるマーカや正方形の陰影を利用するなどして，アイソセンタとの照合を行います．その結果，位置照合ソフトウェアが治療寝台の移動量を計算します．
⑦ 計算された移動量を，治療寝台を管理しているシステムに送信し，治療寝台を移動させます．
⑧ レーザの中心とキューブファントムの中心の差を測定します．

最終的な結果として，キューブファントムが元の位置に戻ってきていれば（レーザの中心とキューブファントムの中心が一致していれば），End to end 試験における結果は誤差がゼロとなり，逆に各座標系の中心に差が生じていればその量が End to end 試験で把握できた画像誘導装置関連の全体的な誤差となります．すなわち，その誤差には，治療装置の座標系と画像上の座標系の誤差やファントムの画質に由来する照合の精度，照合ソフトウェアが算出する治療寝台の移動量に対する実際の治療寝台の移動量の誤差，などが含まれおり，これらの誤差が一連の流れによってどのような結果になるかをこの試験によって明らかにすることができます．

■参考文献
1) Sharma SC, Ott JT, Williams JB, et al. Commissioning and acceptance testing of a CyberKnife linear accelerator. J Appl Clin Med Phys. 2007; 8: 119-25.
2) O'Daniel J, Das S, Wu J, et al. Volumetric-Modulated Arc Therapy: Effective and Efficient End-to-end Patient-Specific Quality Assurance. Int J Radiat Oncol Biol Phys. 2011; Article In Press.

〈橘　英伸〉

Q76 画質評価はどのような項目を行えばよいでしょうか？また画像キャリブレーションについて教えてください

A

kV-2D

kV-2D 画像の画質評価項目には，高コントラスト分解能，低コントラスト分解能，均一性などがあり，定期的に確認することが推奨されています[1,2]．フラットパネルディテクタ（FPD）などの検出器の各素子（画素）がもつ感度のばらつきや素子の欠損などによる画像のむら，画質低下を防ぐために，キャリブレーションを行う必要があります．

MV-2D

専用のファントムを使用して，高コントラスト分解能，低コントラスト分解能，直線性などを評価します．FPD による線量評価（portal dosimetry）を行う場合には，EPID の画質評価は重要な精度管理になります．またその際にすべての素子（ピクセル）のレスポンスが均一であることを確認するための画像キャリブレーションが必要になります．

CBCT

コーンビーム CT の画質評価は，幾何学的変形（ゆがみ），低コントラスト・高コントラスト分解能，均一性，HU 不変性，アーチファクトなどの項目の確認を行う必要があります[1-4]．これらは CT 評価用ファントム（CatPhan ファントム；Phantom Laboratory 社製，他）を撮影し，ファントム中の各モジュールをチェックすることで確認可能です．

解説

kV-2D

各項目の内容，評価方法の一例について，以下に示します．

- 高コントラスト分解能（解像度，空間分解能）

    比較的コントラストが高い（X 線吸収係数，減弱係数の差が大きい）物質間を画像上で識別する能力．X 線テストチャートを撮影し，明暗の線対（ラインペア）の像において分解していると認められる最小線対の幅で評価します．

- 低コントラスト分解能（濃度分解能）

    コントラストが低い（X 線吸収係数，減弱係数の差が少ない）物質間を画像上で識別する能力．Burger phantom などを撮影し，埋め込まれた微小陰影を視覚評価により確認します．

- 均一性

    一様な入力信号（線量）を与えた範囲における画素毎の出力の一致性．画素値の最高値と最低値の相違が許容範囲内であることを確認します．

IGRT 装置の画質評価は毎月の精度管理項目として，装置受入時から経時変化がないことを確認することが推奨されています[1,2]．また，温度変化や放射線による損傷，経時変化など様々な要因により検出器の各画素間で読み値の変動が生じることがあります．検出器の各画素の均一性を保つためには，定期的にキャリブレーションを行い系統的な変化を検出して補正する必要があります．キャリブレーションでは，放射線を照射しないで取得した画像や検出器に直接 X 線を照射して取得した画像な

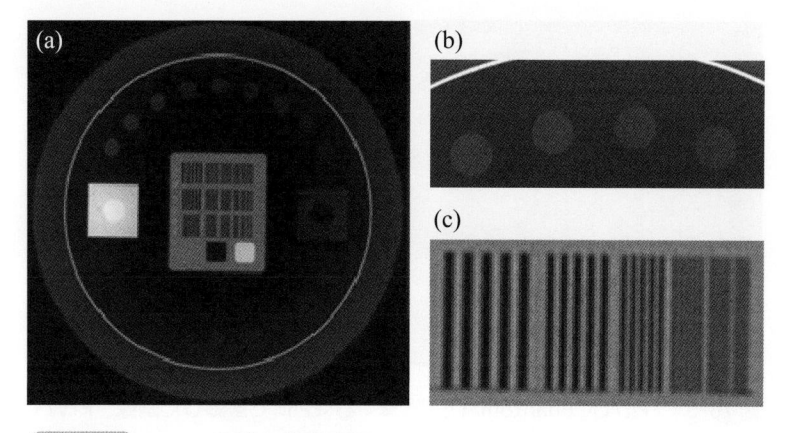

図76-1 kV-2D画像の画質評価
（a）画質評価用ファントム（TOR 18FG, Leeds Test Objects Ltd.），（b）ディスク視認による低コントラスト分解能評価，（c）チャート識別による高コントラスト分解能評価

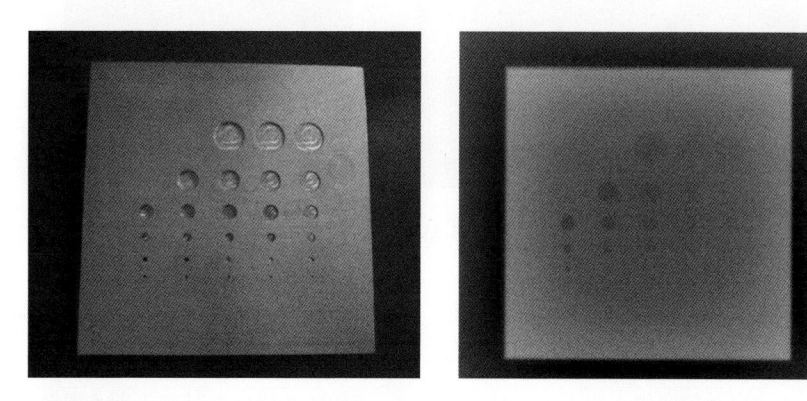

図76-2 LasVegus Phantom（左：写真　右：EPIDで撮影した画像）

どから，各画素における増幅器のオフセットや増幅率（ゲイン）の補正値を取得します．具体的なキャリブレーション方法や推奨される実施頻度などはシステムによって異なります．

MV-2D

使用するファントムの一般的なものに「Las Vegas Phantom」があります．これは，アルミの板に深さ，直径が異なる穴が開いています（**図76-2**）．これを使用して高コントラスト分解能と低コントラスト分解能を確認することができます[5,6]．

また，PTW社製の「EPID QC Phantom」（**図76-3**）は，1枚画像を取得すれば，高コントラスト分解能，低コントラスト分解能，直線性，SNRのチェックが可能です[7-10]．さらに，付属のソフト上ですべてのパラメータが自動的に解析でき，観察者間における評価の誤差をなくすことが可能です．

注意すべき点は，毎回同じ位置だけで評価しないことです．経時変化を評価する場合はもちろん毎回同じ位置での評価が必要ですが，FPDの一部の領域での評価になってしまいます．ファントムを置く位置を変えたり，90°まわして設置したり，FPD全体の評価ができるように工夫しましょう．

また，エラー画像として，**図76-4**の画像が出ることがあります．これらは，ケーブルや基盤の損傷

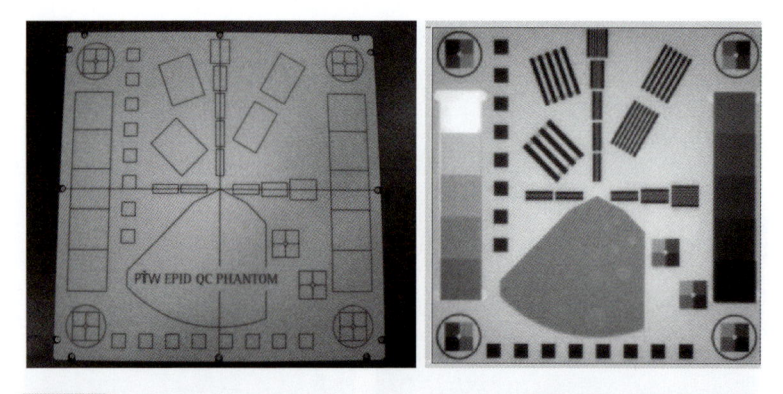

図76-3 EPID QC Phantom（左: 写真　右: EPID で撮影した画像，PTW 社）

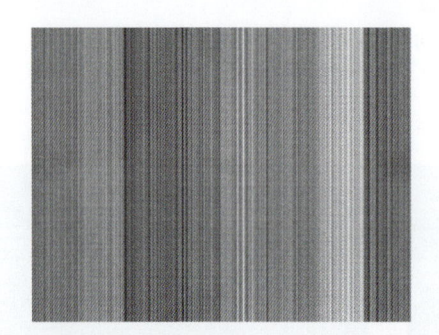

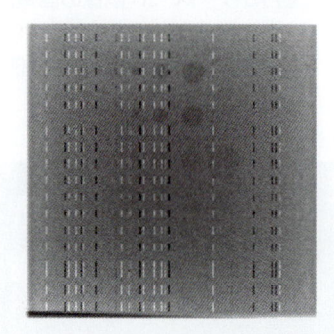

図76-4 EPID のエラー画像の例（Varian Medical Systems 提供）

であることが多いようです．ここにあげるのはあくまで一例ですので，普段見慣れない画像が取得されてしまった時にはベンダーに相談してください．

近年，フィルムや自動現像機をもたない施設が増え，EPID を用いた精度管理も学会発表や論文などで目にすることが多くなりました．EPID の画質評価は TG-58[5]でも推奨されています．定期的に画質評価を行い，経時変化がないか確認しましょう．

CBCT

各項目の評価方法について，以下に一例を述べます．

- 幾何学的変形: スケーリングの確認と同じ方法で検証できます．詳細は Q71 を参照下さい．
- 低コントラスト分解能: X 線吸収係数の差が小さい（低コントラスト）組織間を抽出する性能はノイズ量に影響を受けます．低コントラスト分解能試験では，この性能が受入れ時から劣化していないか確認します．CatPhan 中に異なる電子密度をもったロッドが挿入されたモジュールがあります．この中で電子密度が近いロッド（例: Polystyrene と LDPE）の CT 値の平均と標準偏差を求め，そこから低コントラスト分解能の可視性をチェックします．

　例）XVI（Elekta 社）における低コントラスト分解能の可視性の定義（許容値: 2％）[11]

$$\text{Low contrast visibility} = \frac{5.5}{\frac{(\text{Mean}_{polystyrene} - \text{Mean}_{LDPE})}{(SD_{polystyrene} + SD_{LDPE})/2}}$$

- 高コントラスト分解能: X 線吸収係数の差が大きい組織間を抽出する性能が，受入れ時から劣化

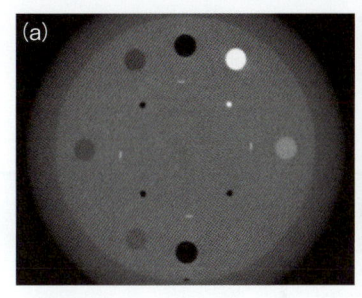

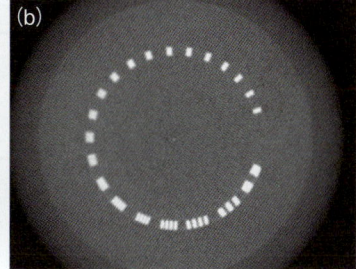

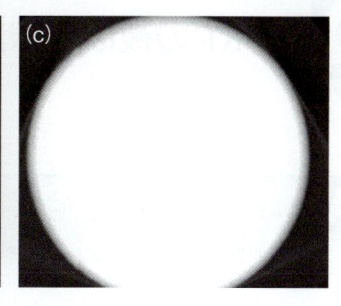

図 76-5 （a）低コントラスト分解能・HU 不変性，（b）高コントラスト分解能，（c）均一性の確認用の CatPhan モジュール

していないか確認します．これは，CatPhan 中のラインペアが含まれたモジュールにおいて，肉眼で確認可能な最大のラインペアから求めることが可能です（XVI では 7 ラインペアまで目視にて確認可能）．

- 均一性: CatPhan 中の一様物質が占めるモジュールにおいて，中心と任意の複数点のピクセル値を求めます．ピクセル値の最高値と最低値の相違が許容値以内であることを確認します．
- HU 不変性: 低コントラスト分解能と同じモジュールを用いて，複数のロッドの HU 値を求め，電子密度との関係を調べます．
- アーチファクト: CatPhan ファントム画像を目視で確認します．

■参考文献

1) Yoo S, Kim GY, Hammoud R, et al. A quality assurance program for the on-board imagers. Med Phys. 2006; 33: 4431-47.
2) Klein EE, Hanley J, Bayouth J, et al. Task Group 142 report: Quality assurance of medical accelerators. Med Phys. 2009; 36: 4197-212.
3) Bissonnette J-P, Moseley DJ, Jaffray DA. A quality assurance program for image quality of cone-beam CT guidance in radiation therapy. Med Phys. 2008; 35: 1807-15.
4) Yin F-F, Wong J, Balter J, et al. The Role of In-Room kV X-Ray Imaging for Patient Setup and Target Localization. Report of Task Group 104 of the Therapy Imaging Committee American Association of Physicists in Medicine. 2009.
5) Herman MG, Balter JM, Jaffray DA, et al. Task Group 58 report: Clinical use of electronic portal imaging. Med Phys. 2001; 28: 16-23.
6) Varian Medical Systems. Portal Vision Rel. 6.5 Customer Acceptance Procedure（CAP）: 2006.
7) PTW FREIBURG. EPID QC Phantom and epidSoft Software User Manual.
8) Das IJ, Cao M, Cheng CW. A quality assurance phantom for electronic portal imaging devices. J Appl Clin Med Phys. 2011; 12: 392-403.
9) PTW 社．EPID QA Solutions. http://www.ptw.de/epid_qc_phantom.html（参照 2011-12-12）
10) 大山正哉，藤崎達也，上田隆司，他．呼吸同期照射法における電子照合画像装置の画像品質管理．日本放射線技師会雑誌．2008; 55: 1254-9.
11) Elekta Synergy®. Customer Acceptance Tests for XVI R3.5 & R4.0. Ⓒ 2006 Elekta Limited.

〔宮部結城（kV-2D），大友結子（MV-2D），黒河千恵（CBCT）〕

Q77 IGRTの被ばく線量の評価方法を教えてください

A AAPM TG-142[1]よりIGRTの被ばく線量評価は，画像線量（imaging dose）として言及され，年毎にベースラインとの比較を行うように推奨されています．

解説 IGRTを実施する場合，画像取得時の被ばく線量を把握することは必須[2]であり，医学における放射線の防護と安全（ICRP Pub. 73）においても放射線による被ばく線量を把握するように勧告しています[3]．また，ALARA（as low as reasonably achievable）の原則に従い放射線防護の最適化に努める必要があります．IGRTの被ばく線量評価は，各モダリティで線量評価を行う必要があり，AAPM TG-75[4]で詳細に述べられています．また，線量管理についても言及されています．IGRT装置のモダリティは，ポータル画像（EPID; kV画像やMV画像），X線透視画像，MV-CBCT，kV-CBCT，放射線治療装置同室CT，その他腫瘍を追跡するものなど多種多様で，線量測定および評価方法が異なります．kV-CBCTはCTDI（computed tomography dose index）やDLP（dose length product）の線量指標を用いることがありますが，コーンビームであるため測定や算出方法が統一されておらず注意が必要です．MV-CBCTは放射線治療計画装置で線量計算が可能です．

被ばく線量の評価として，
① kV皮膚表面線量
② kV等価線量
③ MV皮膚表面線量
④ MV等価線量

などがあげられ，これらをもとに実効線量の評価を行うことが可能です[4]（表77-1）．

以下に，各モダリティの実効線量の一例を示します．

1．ポータル画像（MV画像）

6 MV 18 cm×15.6 cm SSD 88 cmにおけるMUあたりの実効線量（表77-1）．

2．kV-CBCT

Elekta XVI kV-CBCTにおける撮影1回あたりの線量（表77-2）．

kV-CBCTの線量算出や線量分布を取得するため，モンテカルロシミュレーションを用いることでより精度の高い線量算出が可能となります[5]．また，これらの結果と放射線治療計画を足し合わせることによりIGRT一連での線量評価を行うことが可能となります[5]．

3．MV-CBCT

ポータル画像（MV画像）とプロジェクション数を用いて算出が可能です．

また，MV-CBCTは放射線治療計画装置を用いて線量計算することによりIGRT一連での線量評価を行うことが可能となります．

表77-1 MV画像における実効線量[4]

部位	性別	実効線量 E (mSv/MU)
骨盤部（正面）	男性	0.34
	女性	0.52
骨盤部（側面）	男性	0.32
	女性	0.7
胸部（正面）	男性	1.74
	女性	1.8
胸部（側面）	男性	2.56
	女性	2.23
頸部（側面）	N. A.	0.12

表77-2 kV-CBCTにおける線量[4]

パラメータ	頭部	胸部
CAXの平均線量（mGy）	29	16
平均皮膚線量（mGy）	30	23
実効線量（mSv）	3.0	8.1
線量変換係数（mSv/mGy cm^2）	6.0×10^{-5}	16.0×10^{-5}

■参考文献

1) Klein EE, Hanley J, Bayouth J, et al. Task Group 142 report: Quality assurance of medical accelerators. Med Phys. 2009; 36: 4197-212.
2) 画像誘導放射線治療臨床導入のためのガイドライン 2010；日本医学物理会，日本放射線技術学会，日本放射線腫瘍学会．
3) ICRP Publication 73，医学における放射線防護と安全．東京；丸善，日本アイソトープ協会: 1997.
4) Murphy MJ, Balter J, Balter S, et al. The management of imaging dose during image-guided radiotherapy: Report of the AAPM Task Group 75. Med Phys. 2007; 34: 4041-63.
5) Downes P, Kawrakow I, Spezi E, et al. Monte Carlo simulation and patient dosimetry for a kilovoltage cone-beam CT unit. Med Phys. 2009; 36: 4156-67.
6) Spezi E, Volken W, Frei D, et al. A virtual source model for Kilo-voltage cone beam CT: Source characteristics and model validation. Med Phys. 2011; 38: 5254-63.

〈宮浦和徳〉

Q78 放射線治療装置同室CTに特有の精度管理項目を教えてください

A 放射線治療装置同室CTでは，同室CTの画像中心座標と放射線治療装置の座標中心（アイソセンタ）が一致している必要がありますので，日常の点検項目として両者の座標一致の確認を行います．また，CT画像中心やCTガントリ移動精度，寝台移動精度も定期的に確認する必要があります．

解説 始業点検を簡便に行える例として，ISIS QA-1Phantom（Radiation Products Design. Inc）を用いた方法があります．まず放射線治療装置側のレーザ（＝アイソセンタ）にISIS QA-1Phantomの罫書きを合わせ，寝台をCT側に移動し，CT側のレーザが罫書きに一致していることを確認します．次に，その位置からファントムを動かさずに，臨床で使用している撮影プロトコルにてファントムを撮影し，画像処理画面にてCT画像中心と罫書き（＝アイソセンタ）が一致しているかを確認します（図78-1）．

月毎の精度管理では，Cross Wire Phantom（東べ化工株式会社，図78-2）を用いて放射線治療装置側のアイソセンタとの整合性や，CTガントリ移動精度（ガントリ移動型），寝台移動精度（寝台移動型）を確認します．60 kg程度の荷重を加え，Cross Wire Phantomの水平を確認します．ファントムに貼付してあるワイヤを放射線治療装置側のレーザに合わせてアイソセンタ付近と体軸方向にそれぞれ20 cm程度の位置を撮影します．画像上で，各位置においてワイヤがクロスする座標を求めます．Cross Wire Phantomは左右と腹側にワイヤが配置されているので，それぞれ座標を求めれば，CTガントリ移動精度，寝台移動精度を確認することができます．

放射線治療装置側の幾何学的精度管理が担保されていることが前提となるので，放射線治療装置の幾何学的精度管理と同日に行うと効率的です．

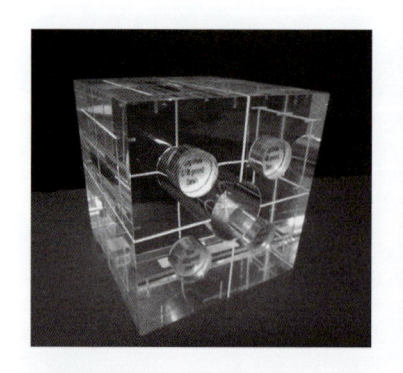

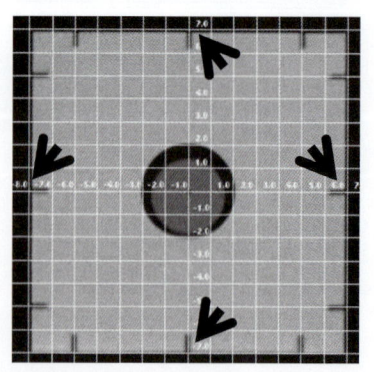

図78-1 （左）ISISファントム，（右）CT画像中心とアイソセンタの一致

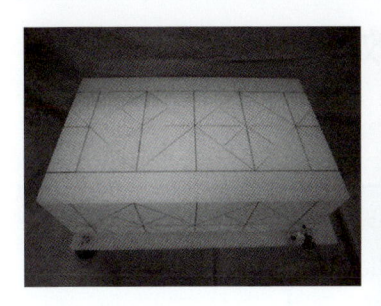

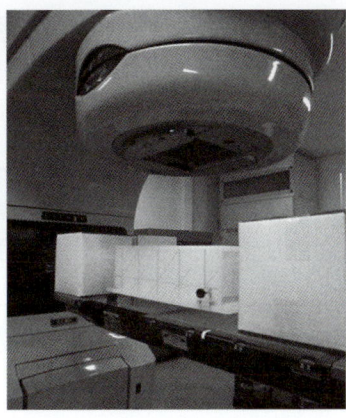

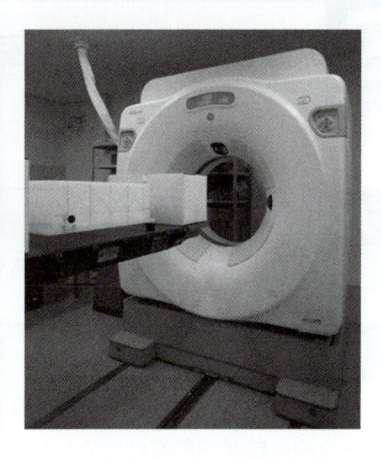

図 78-2 Cross Wire Phantom を設置した様子

■参考文献

1) Klein EE, Hanley J, Bayouth J, et al. Task Group 142 report: Quality assurance of medical accelerators. Med Phys. 2009; 36: 4197-212.
2) Lin PJP, Beck TJ, Borras C, et al. Task Group 39 report: Specification and acceptance testing of computed tomography scanners. 1993; 26-52.
3) Boone JM, Cody DD, Fisher JR, et al. Task Group 74 report: Quality control in diagnostic radiology. 2002.
4) Yin FF, Wong J, Balter J, et al. Task Group 104 report: The role of in-room X-ray imaging for patient setup and target localization. 2009.

〈大友結子〉

Q79 超音波位置照合装置の精度管理項目を教えてください

A 超音波位置照合装置の精度管理項目として，照合系座標中心と照射系座標中心の一致に関する精度管理項目と画質に関する精度管理項目があります．各項目は頻度が設定されています．

解説 超音波位置照合装置は，画像を取得する超音波装置と位置座標を認識する赤外線カメラおよび位置照合を行うソフトウェアなどから構成されます．このため，各機器においての精度管理項目と総合的な精度管理項目に分かれます．各項目を以下に示します．

レーザ位置確認は，始業点検時に実施する項目でQ28を参照してください．装置設置精度は，赤外線カメラにキャリブレーション時に登録されている照合系座標中心を確認するために実施します．日常の精度管理では，ファントムがレーザに一致するよう設置し，赤外線カメラに登録されている照合系座標中心と照射系座標中心の一致を簡易的に確認します．月毎では超音波装置や寝台の相対的な移動量を把握するためのジグなどを取り付け照合系座標中心と照射系座標中心の一致を確認します．さらにファントムの物理的損傷などの経年劣化を4半期ごとに確認するよう推奨しています[1]．

ファントムオフセット試験は位置照合時の移動量確認のための項目です．ファントムをあらかじめ移動させた状態で設置し，位置照合を行います．この時の移動量とあらかじめ移動させた量の差を確

表79-1 超音波装置の精度管理項目一覧[1]

頻度	項目	許容値
日常	レーザ位置	1 mm
	装置設置精度	2 mm
	超音波装置のdepth，gain調整	動作確認
	赤外線カメラのウォームアップ	メーカ仕様
月毎	装置設置精度	2 mm
	ファントムオフセット試験	2 mm
	レーザオフセット試験	2 mm
4半期毎	ファントムの幾何学的安定性	<1 mm
半年毎	画質評価	
年毎	End to end試験	2 mm

表79-2 超音波装置の精度管理項目一覧[1]（画質評価）

項目	許容
空間分解能	基準値との不変性
低コントラスト分解能	基準値との不変性
応答特性	基準値との不変性
装置の劣化試験	縞・筋/アーチファクトの有無

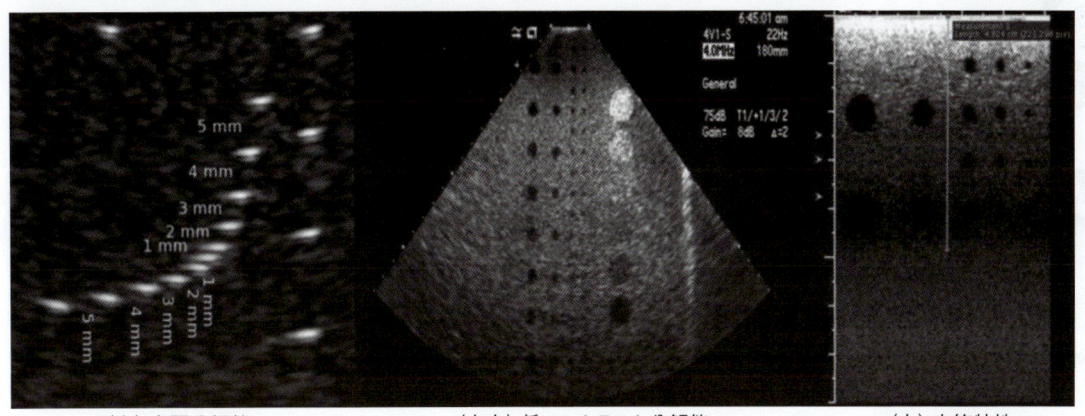

(左) 空間分解能　　　　　(中央) 低コントラスト分解能　　　　　(右) 応答特性

図 79-1　超音波装置の画質評価の一例

認します．レーザオフセットはファントムの CT 撮像時に CT 基準点を既知量移動させ，この移動量と位置照合実施時の移動量の差を確認します．End to end 試験は超音波位置照合装置における総合的な精度管理で，ファントムの撮像から位置照合まで一連の精度を確認します（Q75 参照）．

　超音波装置の画質評価は画像の取得方法や実施者により変動する場合があるので，十分な訓練を行ったものが行うことが推奨されます．詳細は Q80 を参照してください．

　画質評価用ファントムを用いた精度管理の一例を示します（図 79-1）．基準値との不変性は，コミッショニング時の基準値（ベースライン）と比較を行い，結果が変化していないことを確認します．

■参考文献
1) Molloy JA, Chan G, Markovic A, et al. Quality assurance of U. S. -guided external beam radiotherapy for prostate cancer: Report of AAPM Task Group 154. Med Phys. 2011; 38: 857-71.

（宮浦和徳）

Q80 超音波位置照合装置における結果の変動要因について教えてください

A 超音波位置照合装置を用いたIGRTの照合精度では装置自体の精度ももちろんですが、術者依存性が他のIGRT機器と比較して大きいと考えられます。各施設で照合者間のばらつきを低減させるために適切なプロトコル作成やトレーニングが必要です。

解説

本項では超音波位置照合装置を用いた前立腺部位のIGRTについて記載します。AAPM TG-154[1]では、超音波位置照合装置を用いた前立腺部位のIGRTに関する精度管理項目が報告されており、その中で超音波装置使用時の位置照合における不確かさについても報告されています（表80-1）。

本手法では、腹部にプローブを当てて画像を取得し、治療計画装置から転送されたデータと比較して位置照合を行います。実際に照射する際にはプローブを押し当てていませんが、画像取得時には腹部にプローブを当てるため、腹部圧迫による位置の変位が生じると考えられます。TG-154[1]ではその影響は5mm以内と報告されており、小さい力で圧迫すること、短い時間で画像を取得することを推奨しています。また、術者に対しては事前に適切なトレーニングを実施することを推奨しています。

表80-1 超音波装置による位置照合精度の不確かさ[1]

不確かさの要因
超音波プローブを体表にあてる圧力
超音波装置の画像再構成
患者の体動
照合者間変動

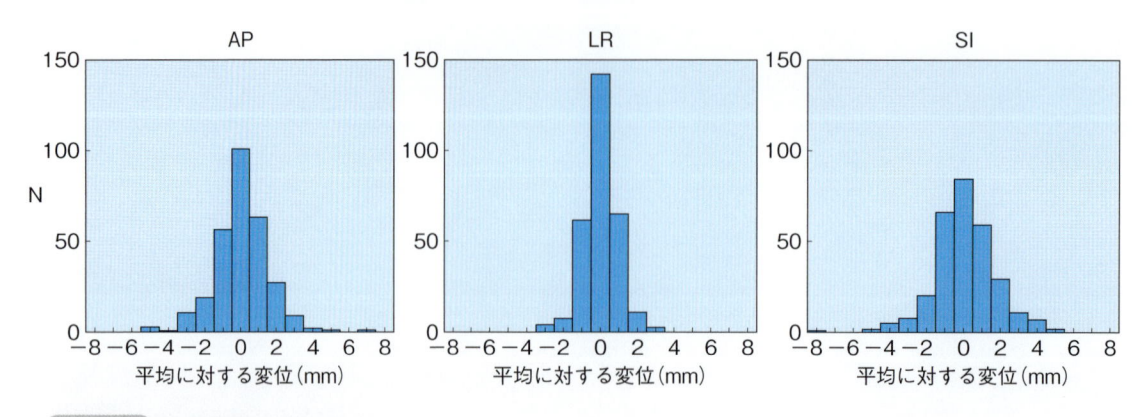

図80-1 照合者間のばらつき

照合者間での照合位置のばらつきを評価するために、聖路加国際病院で同一画像に対して複数人で照合を行い、その平均値からの偏差をプロットしたグラフを示しています。左右方向と比較して頭尾方向と背腹方向ではばらつきが大きくなる傾向がみられます。

また，超音波画像は他のモダリティと比較し画質が低く，辺縁が明瞭でないことから，照合の際にばらつきが大きくなると考えられます．図80-1 は聖路加国際病院で同一画像に対して複数人で照合を行い，照合者間でどれだけばらつきが生じたかを示したものです．ばらつき（1 標準偏差，1 SD）は左右方向で 0.9 mm，頭尾方向では 1.7 mm，背腹方向では 1.5 mm となっています．頭尾方向と背腹方向ではばらつきが大きくなる傾向がみられ，平均に対して 5 mm 以上照合位置が異なるケースもみられました．したがって，単独での照合ではなく複数人での確認が必要と考えられます．

超音波位置照合装置を用いた IGRT を使用する際には上記の特性に注意し，各施設で適切なプロトコル作成とトレーニングが必要と考えられます．

■参考文献

1) Janelle A, Chan G, Markovic A, et al. Task Group 154 report: quality assurance of U. S. -guided external beam radiotherapy for prostate cancer. Med Phys. 2011; 38: 857-71.

〈畑中星吾，宮浦和徳〉

Q81 赤外線カメラの精度管理項目を教えてください

A 赤外線カメラ自体の精度管理では，ウォームアップとキャリブレーションを行う必要があります[1,2]．各装置で方法は異なりますので，メーカが推奨する手順に従ってください．また，測定精度は対象との距離や角度にも依存しますので，赤外線カメラの計測視野を確認しておくことも重要です．IGRTシステムとして，X線撮像装置や超音波装置など，他の装置と組み合わせて用いられる場合は，End to end 試験によりシステム全体の精度を確認しておく必要があります．

解説

赤外線カメラは，対象物に貼り付けた赤外線反射マーカの位置をリアルタイムに追跡，計測することができることから，4D-CT 撮影や呼吸同期照射を行う際の呼吸信号の取得や患者やファントムのポジショニングなどに用いられています[2,3]．呼吸信号の取得では，患者の胸腹壁に置いたマーカの上下運動を呼吸のサロゲート信号として測定します．ポジショニングでは，患者や寝台などに貼り付けたマーカを追跡することで，放射線治療装置やCT装置に対する患者や寝台の位置を決定します．

　赤外線カメラによる位置計測精度は，ウォームアップ時間，計測対象との距離や角度，マーカの配置などに依存します．周辺温度の急激な変化などにより測定値は変動するため，電源投入直後しばらくは出力がドリフトすることがあります．赤外線カメラ起動後から固定したマーカ位置を数分間追跡することでウォームアップドリフトの変動量を調べることができます．起動後最初の80分で測定位置が4mm変動したという結果も報告されています[1,2]．そのため，測定値が安定するまで十分なウォームアップを行う必要があります．ウォームアップに必要な時間は機器により異なるため，各機器の仕様書や説明書に従って実施してください．また，赤外線カメラはそれぞれの機器に固有の計測視野があり，精度よく計測できる範囲が限られています．特に移動式の赤外線カメラを用いる場合は，

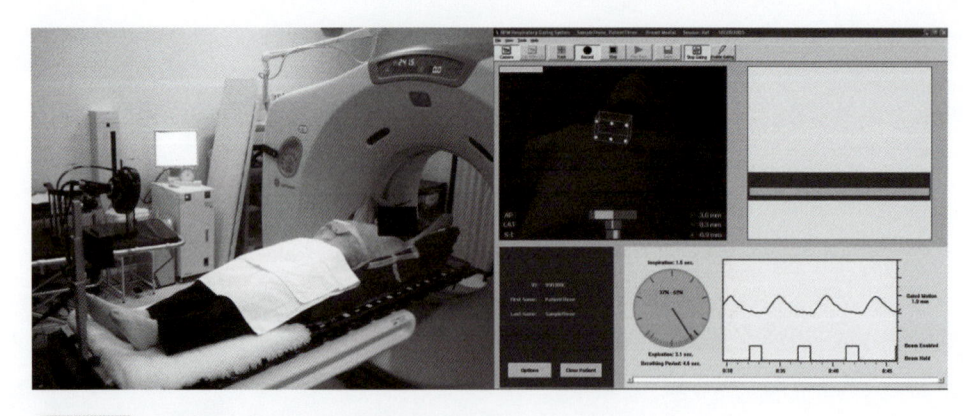

図81-1 赤外線カメラによる呼吸信号の取得
(Real-time Position Management™ (RPM) システム[4], Varian Medical Systems, Inc.)
呼吸のサロゲート信号として，胸腹壁に置いたマーカの上下運動を測定する．

測定対象がカメラの計測可能範囲内にあることを確認する必要があります.

赤外線カメラをポジショニングに用いる場合，キャリブレーションにより赤外線カメラの照合系座標と放射線治療装置の照射系座標を一致させる必要があります．キャリブレーションでは既知の位置に設置したキャリブレーション用マーカを計測することで，カメラ座標と治療室空間座標系の変換行列を取得します．治療室の壁レーザを用いてキャリブレーション用マーカの位置あわせを行うシステムの場合，放射線治療装置のアイソセンタとレーザの位置が一致していることを事前に確認しておく必要があります．IGRT システムとして X 線撮像装置や超音波装置などと組み合わせて用いられる場合は，システム全体の座標系が一致していることを確認することも必要になります．キャリブレーション方法や頻度は，各メーカの推奨に従って実施してください．

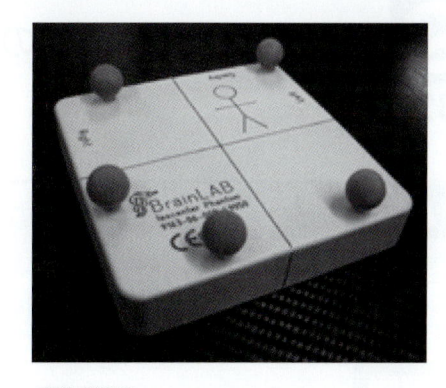

図 81-2　アイソセンタキャリブレーション用ファントム（ExacTrac®, BrainLAB AG.）
リニアックアイソセンタに設置したキャリブレーションファントム位置を赤外線カメラで計測することにより，赤外線カメラの座標を放射線治療装置/寝台の座標に一致させる．

■参考文献
1) Willoughby T, Lehmann J, Bencomo JA, et al. Quality assurance for nonradiographic radiotherapy localization and positioning systems: Report of Task Group 147. Med Phys. 2012; 39: 1728-47.
2) Meeks SL, Tomé WA, Bouchet LG, et al. Patient Positioning Using Optical and Ultrasound Techniques.（Intensity Modulated Radiation Therapy）. The State of the Art; Madison, WI, Medical Physics Publishing; 2003
3) Meeks SL, Tomé WA, Willoughby TR, et al. Optically Guided Patient Positioning Techniques. Semin Radiat Oncol. 2005; 15: 192-201.
4) Real-time Position Management™（RPM）System, ©1999-2011 Varian Medical Systems, Inc.

〈宮部結城〉

Q82 3次元水ファントムの精度管理について教えてください

A 3次元水ファントムを使用する前に，スキャンアームやポンプの動作確認は必須です．項目として，スキャンアームの駆動の直線性，再現性，停止位置精度の確認や，ポンプを使用した自動TMR測定時の水位の精度確認などがあります．

解説 3次元水ファントムを使用する前に，スキャンアームに設置した検出器を長距離走査した際の直線性および再現性を確認する必要があります[1]．スキャンアームに検出器を設置して長い距離を直線走査した際の十字線（クロスヘア）とのずれを見ることで，直線性を確認することができます．図82-1のように，専用のキャップを所持している場合は検出器に装着して十字線とのずれを見るとよいでしょう．

再現性については，左右それぞれの走査方向からOARを測定してプロファイルを比較することにより，スキャンアームのエンコーダのヒステリシス現象（検出器の駆動方向により，測定したプロファイルに位置ずれが生じるなどの現象）の有無などを確認します．

TMRの測定は水位を調整しながらの測定になり，特にポンプを使用して自動で調整を行うシステムの場合，水位の精度が重要となります．そのため，測定を開始する前に水面に位置決めレーザを設定し，定規をレーザと垂直になるようにファントムに固定し，任意の水位を設定して水位を変更した際に，正しい水位になっているかを水面と定規を比較して確認する必要があります．

また，放射線治療装置や治療計画装置と同様に，3次元水ファントムもベンダーによるメンテナンスを受けることができるため，定期的にベンダーによる点検を受けることを勧めます．

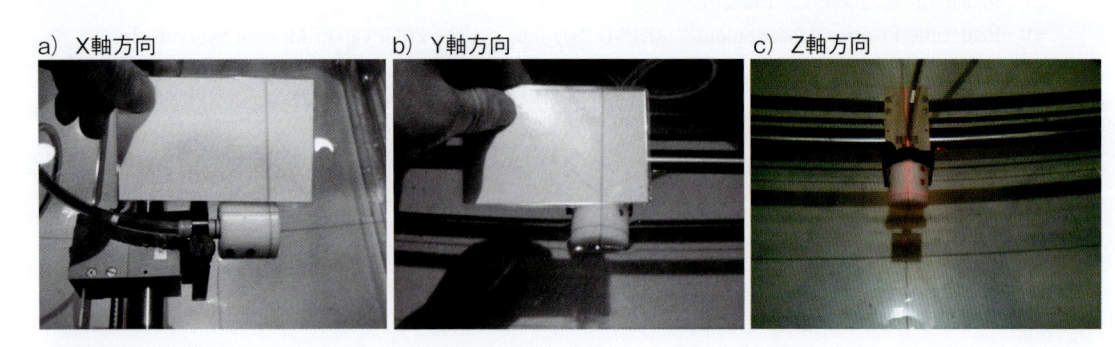

a) X軸方向　　b) Y軸方向　　c) Z軸方向

図82-1 十字線（クロスヘア）を利用したスキャンアームの直線性の確認

■参考文献
1) Das IJ, Chen CW, Watts RJ, et al. Accelerator beam data commissioning equipment and procedures: Report of the TG-106 of the Therapy Physics Committee of the AAPM. Med Phys. 2008; 35: 4186-215.

（橋本慎平）

Q83 3次元水ファントムの設置で注意すべきことを教えてください

A 3次元水ファントムの設置の際は，適切な水槽の向きの設定，ガントリ角度や水槽およびスキャンアームの水平度の確認，取得するデータの側方および深さ方向で十分に散乱が担保されるようなファントムの選択が重要となります．

解説 3次元水ファントムの設置は，(1) 放射線治療装置のガントリ，コリメータ角度を0°にする，(2) 水槽の設置，注水，(3) 水槽およびスキャンアームの傾きの調整，(4) SSDを設定，(5) 深さ方向の検出器の原点の設定の手順で行います．

(1) まず始めに，測定を行う放射線治療装置のガントリおよびコリメータ角度を0°に設定します．ガントリ角度に傾きがある場合，測定されるスキャンデータにも傾きが生じるため，正確に設定する必要があります．治療計画装置に登録するビームデータはコリメータ角度0°を基準としていることが多く，コリメータ角度も0°であることを確認する必要があります．

(2) 水槽の向きは，スキャンアームの動きが最小になるように，検出器のスキャン方向とスキャンアームが平行になるように水槽を設置します（図83-1）．多くの3次元水ファントムにおいてX軸方向の測定は検出器がスキャンアームに沿ってスキャンし，Y軸方向の測定はアーム全体を駆動させます．そのため，X軸方向の測定は駆動部分が少なく水面の揺れも少なくなり，より正確なデータ収集が可能となります．また，データ解析の際の混乱を避けるために3次元水ファントムの設置方向とスキャンソフトウェアの座標を一致させる必要があります．

線量分布の測定では，側方からの散乱線を確保するために，必要とするデータ範囲から少なくとも5cm以上の大きなファントムサイズが必要となります．大照射野のOARの測定時に両側方の散乱体積を確保するために，ファントムの原点はアイソセンタに一致させ，3次元水ファントムのXおよびY軸は放射線治療装置の十字線（クロスヘア）と一致させます．ただし，ファントムサイズを超える

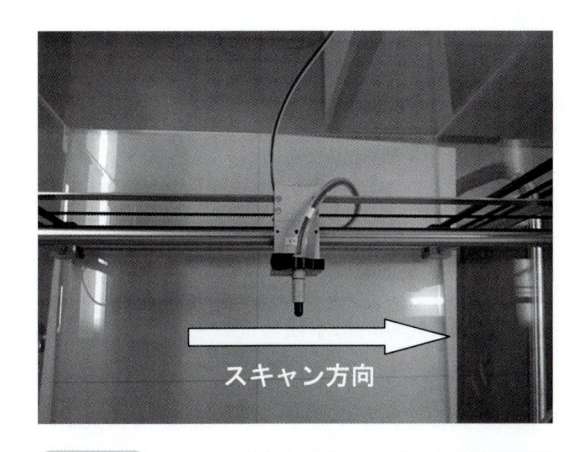

図83-1 スキャン方向とスキャンアームの位置関係

a）IBA社製　　　　　　　　　　　　b）PTW社製

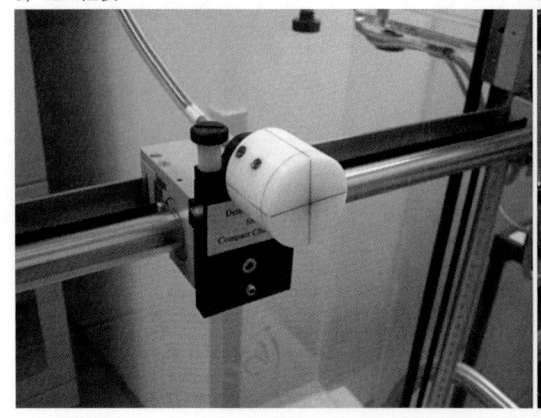

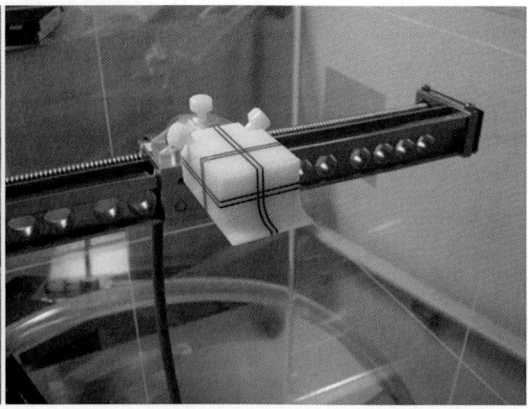

図 83-2 スキャンアームの水平確認用キャップ

ような照射野の測定や対角線方向のプロファイルが必要になる場合は，市販されている多くの3次元水ファントムでは十分な散乱条件を満たして測定することは難しいため，中心軸から3次元水ファントムを変位させ照射野の片側だけ測定しミラーリングを行うハーフスキャン法や，両側を別々に測定してそれぞれの照射野を重ね合わせる方法を行います．ハーフスキャン法を行う場合，事前にプロファイルの左右の対称性が保証されていることが必須です．また，変位させる際は散乱線を確保するために，原点をファントムの壁面から5 cm以上離れた場所に設置します．

また，PDDの測定では30 cm以上の深さまで測定を行うことが多いので，後方散乱を考慮して最大測定深より5 cm以上測定できる水位にします．

（3）水槽およびスキャンアームの水平の調整および原点の設定は，測定したプロファイルに大きな影響を及ぼすため重要な項目となります．水槽の傾きは水準器を用いて行います．スキャンアームの傾きの調整はフィールド線量計に専用のキャップを装着して行います（図83-2）．フィールド線量計を水槽の四隅に動かし，どの位置でも水面とキャップの水平レベルが一致していることを確認します（図83-3）．次にスキャン軸およびスキャンの原点を設定します．先ほどのキャップを装着したフィールド線量計をアイソセンタに移動させ，そこからX方向およびY方向に移動した際に，Q82の図82-1で示したように十字線とキャップのマークがどの点でも一致するように調整を行います．調整が終了したら，再度フィールド線量計をアイソセンタに移動させ，原点を登録します．原点登録後，Z軸方向にスキャンさせ十字線とマークが常に一致していることを確認します．もし，深部にて両者にずれが生じた場合には，スキャンアームもしくはガントリヘッドの傾きが考えられます．

（4）SSDの設定は，フロントポインタや位置決めレーザ，光学距離計など少なくとも2種類の方法で確認を行ったほうがよいでしょう（図83-4）．また，ビームデータ測定には長時間を要し，測定中の蒸発による水面の変化が起きます．そのため，図83-5のようにテープをファントム側面に張りSSDを設定した際の水面をマーキングして定期的に水面の位置を確認するとよいでしょう．

（5）SSDを設定したら，深さ（Z軸）方法の原点の設定を行います．線量分布測定に多く用いられる指頭形電離箱の場合，まずは水面と幾何学中心を一致させます．方法は，電離箱の深さを変えた際の電離箱と水面に反射した像の形状で判断します．図83-6のように，水面から出た電離箱と反射し

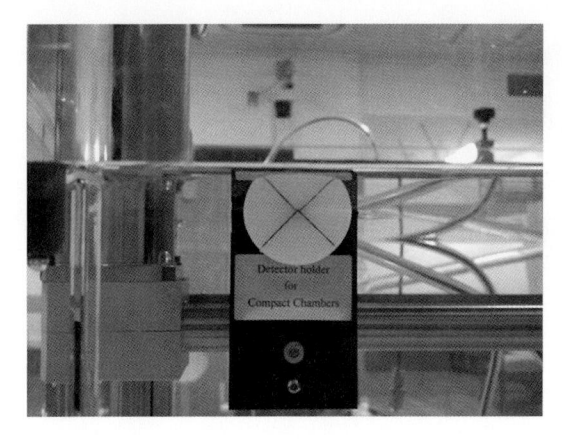

図83-3 水面との反射を利用した専用キャップによる水平の確認

どの点においても同じ見え方になるようにスキャンアームの水平を調整する．

a）フロントポインタ　　　　　　b）位置決めレーザ

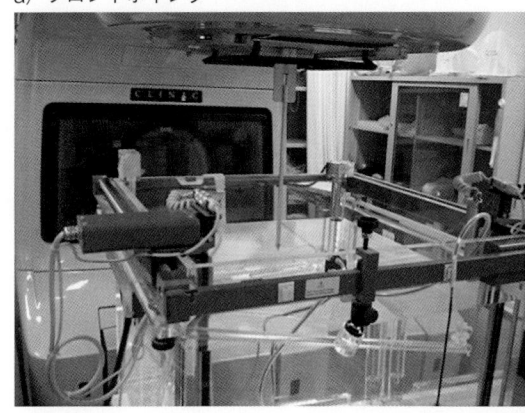

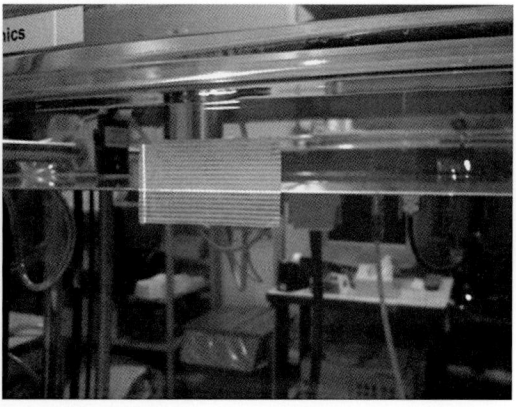

図83-4 フロントポインタおよび位置決めレーザによるSSDの設定

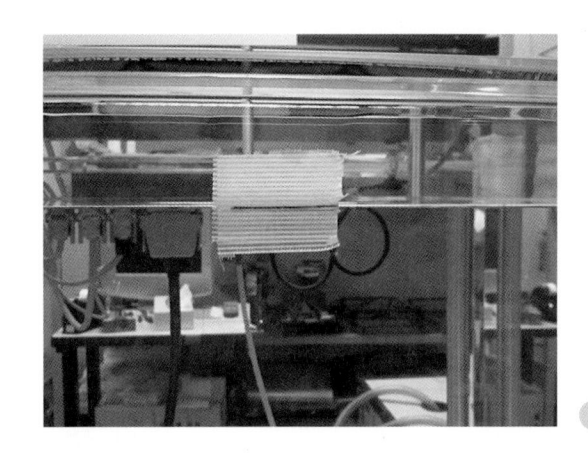

図83-5 水面確認用のマーキング

た像が作る像がきれいな円を描いていれば電離箱の幾何学中心と水面が一致していることを示します[1]．電離箱の幾何学中心と水面が一致したら，水面と実効中心が一致するように電離箱を深部に変位（変位量＝0.6×電離空洞半径）させます．水面と実効中心が一致したらその点を原点として登録します．

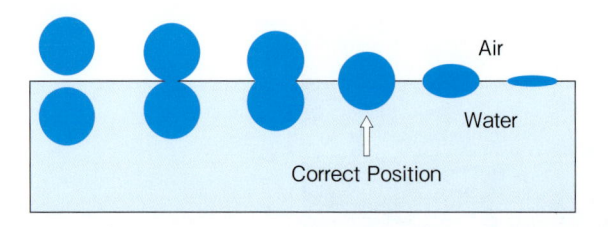

図 83-6 タンク側面から見た，電離箱と反射像の見え方
正しい深さでは重なった像がきれいな円に見える[1].

■参考文献
1) Das IJ, Chen CW, Watts RJ, et al. Accelerator beam data commissioning equipment and procedures: Report of the TG-106 of the Therapy Physics Committee of the AAPM. Med Phys. 2008; 35(9): 4186-215.

〈橋本慎平〉

Q84 ビームデータ測定に必要な検出器とケーブル（コネクタ）の種類を教えてください

A ビームデータ測定に必要な検出器は，ファーマ形，ミニ型およびマイクロ型の円筒形電離箱と平行平板形電離箱です．また，小型で空間分解能が高い半導体検出器も有用です．さらに，非物理ウェッジの線量プロファイル計測ではフィルムまたは2次元検出器が用いられます．

解説

表 84-1 は一般的なビームデータの測定項目と使用する検出器を示しています．線種と照射野サイズを考慮し，基本的には電離箱線量計から適切なタイプを選択します．円筒形電離箱は空洞サイズによって，ファーマ形（約 0.6 cm^3），ミニ型（約 0.1 cm^3），マイクロ型（約 0.01 cm^3）に分類され，ビームデータ測定ではすべてのサイズを準備することを推奨します．また，非物理ウェッジ（Elekta 社の UW，Siemens 社の VW，Varian 社の EDW など）の線量プロファイル（Off-axis ratio; *OAR* または Off-center ratio; *OCR*）ではフィルムや2次元検出器を用いるのが効率的です．各測定項目に関する詳細は Q88〜Q94 を参照してください．

電離箱線量計のケーブル（コネクタ）は同心円上に伝導体層が配置され，3軸（Triax）と2軸（Coax）が一般的です（図 84-1）．コネクタには BNC（かぎ爪式　Bayonet-Neill-Concelman）と TNC（ねじ山式 Threaded-Neill-Concelman）があります．BNC は爪をひねりながらストッパーに装着するタイプ，

表 84-1 ビームデータの測定項目と検出器

線種	分類	測定項目	照射野 A: 検出器
光子	スキャン	PDD, TPR, OAR	4×4≦A: ミニ型電離箱 A<4×4: マイクロ型電離箱，非シールド型半導体（Q85 参照）
		非物理ウェッジの OAR	フィルム，2次元検出器
	ノンスキャン	S_{cp}	4×4≦A: ファーマ形電離箱 1×1≦A: マイクロ型電離箱（極性効果を補正すること）
		S_c	4×4≦A: ファーマ形電離箱（＋ミニファントム） 1×1≦A: マイクロ型電離箱（＋真鍮製ミニファントム）
		WF, TF, コリメータ（MLC）透過係数	4×4≦A: ファーマ形電離箱（＋ミニファントム）
電子	スキャン	PDD	平行平板形電離箱，（電子線用）非シールド型半導体
		OAR	ミニ型電離箱，（電子線用）非シールド型半導体
	ノンスキャン	コーンファクタ，カットアウトファクタ	平行平板形電離箱

※*PDD*（Percentage depth dose; 深部量百分率），*TPR*（Tissue-phantom ratio; 組織ファントム線量比），*OAR*（Off-axis ratio; 軸外線量比，*OCR* や線量プロファイルはこの同義語），S_{cp}（Total scatter factor; 全散乱係数，*TSCF* や出力係数 *OPF* は広義でこの同義語），S_c（Collimator scatter factor/In-air Output ratio; コリメータ散乱係数，ヘッド散乱係数 S_h や *CSCF* はこの同義語），*WF*（Wedge factor; ウェッジ透過係数），*TF*（Tray factor; トレイ透過係数）

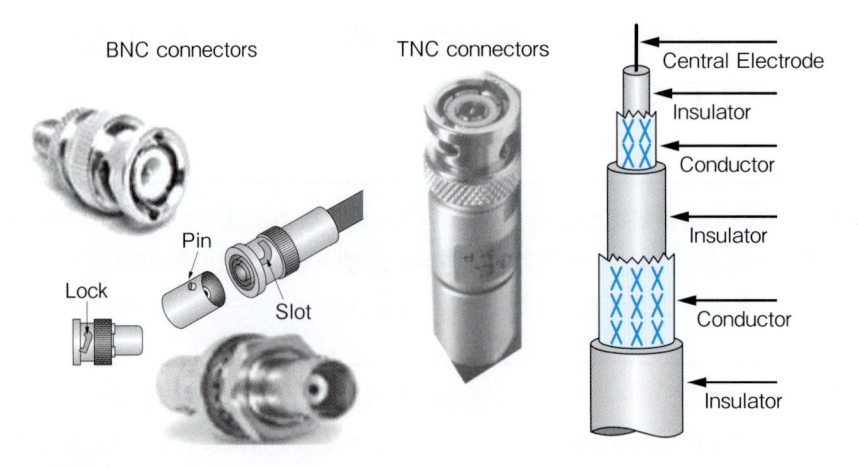

図84-1 BNC，TNC，3軸ケーブルの構成

TNCはねじ山式で，それぞれオス（male）とメス（female）の対で連結します．また，これらの異なるタイプのコネクタを接続するための変換用コネクタもしくは短いケーブルをアダプタとよびます．

〔河内　徹〕

Q85 ビームデータ測定の際の，電離箱線量計および半導体線量計のそれぞれの利点と欠点を教えてください

A ビームデータの測定は基本的には電離箱を用います．ただし，マイクロ型電離箱でも体積平均効果が測定値に影響する場合は半導体検出器が有効です．半導体は感度に影響する因子が多いため，必ず**表 85-1**で併記した電離箱と比較して差が許容できることを確認する必要があります．また，半導体は低エネルギー光子除去用フィルタの有無によりシールド型と非シールド型に分類され，照射条件に適したタイプを選択します．

表 85-1 ビームデータ測定で用いる電離箱と半導体検出器

測定項目	X線（小照射野） 電離箱	X線（小照射野） 半導体	電子線 電離箱	電子線 電子線用半導体
PDD（TMR/TPR）	◎ミニ型[*1]	○	◎平行平板形	○（効率的[*2]）
OAR	○ミニ型[*1]	○	○ミニ型[*1,3]	
S_{cp}（Cone factor）	◎ミニ型[*1]	○	◎平行平板形	△

[*1] ミニ型（0.1 cm^3）はともに円筒形電離箱を指します．
[*2] 平行平板形電離箱では感度変化の補正（PDI→PDD変換）が必要ですが，半導体では測定値の比から直接PDDが得られる場合があります（解説参照）．
[*3] 電子線のOARは電離体積の小さい平行平板形電離箱であっても正確な測定ができません．

解説

電離箱は温度，気圧，線量率，光子（電子）エネルギーの変化によって感度が変化します．しかし，半導体と比較して変化が小さく，さらに補正法（温度気圧補正係数，イオン再結合補正係数，線質変換係数）[1]が確立しています．よって，ビームデータ測定ではまず電離箱を用いた測定を計画します．電離箱の欠点として，有感物質である空気のW値が高いため感度が低く，半導体ほど小型化できないことがあげられます．このため，マイクロ型電離箱や小型の平行平板形電離箱ではノイズの影響を受けやすい特性があります．また，大量のデータに上記の補正（さらに極性効果補正係数も必要となります）を適用するのは多大な労力を必要とします．**表 85-2**に一般的な電離箱と半導体の特性を示します．

半導体の利点は，電離箱と比較して（1）高感度なため小型である，（2）放射線治療のエネルギー範囲（1～25 MeV）で水／シリコンの質量衝突阻止能比の変化が小さい（**図 85-1**），（3）電圧を印加せずに測定するため極性効果の補正が不要，などがあげられます．このため，X線の小照射野で電離箱の体積平均効果が問題となる場合は半導体を用いた測定を試みます．また，（2）（3）の利点を利用して，電子線PDDの測定ではPDI→PDD変換を行わず，直接PDDを測定できる場合があります[2,3]（平行平板形電離箱では，水中深さによる極性効果，イオン再結合，水／空気の平均制限質量衝突阻止能比の変化を補正する必要があります）．

一方で半導体の欠点として，(a) 各種依存性（温度[4]，線量率[5,6]，光子エネルギー[2,5]）が大きい，(b)

表 85-2 一般的な電離箱と半導体の特性と感度変化

	特性		感度		
	密度（g/cm³）	W値[*1]（eV）	温度上昇	線量率依存性	エネルギー依存性
電離箱	1.3×10^{-3}	33.97	−0.3%/℃	小	小
Si 半導体（p型）	2.3	3.6	+0.3%/℃[*2]	小〜大	大

[*1] W値は気体（ガス）中で1対の電子-陽イオンを生成するために必要な平均エネルギーです．半導体では固体中で1対の電子-正孔対を生成するために必要な平均エネルギーとして ε 値を用いますが，概念的に類似するため表中ではその区別を省略しています．

[*2] n型の半導体を含めると，+0.1%/℃〜+0.5%/℃ が報告されています[5]．

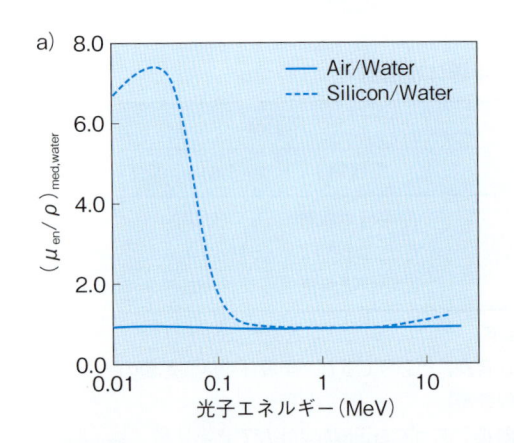

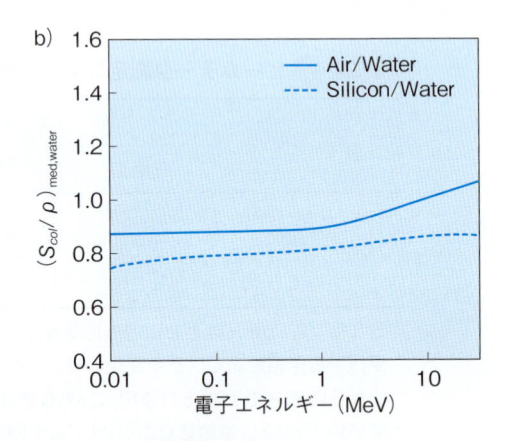

図 85-1 有感物質/水の（a）質量エネルギー吸収係数比，（b）質量衝突阻止能比
(a) 水と比較して，半導体（シリコン）の μ_{en}/ρ が低エネルギーで非常に大きいのに対し，空気は同程度である．
(b) シリコン/水の質量衝突阻止能比は空気/水と比較して変化が小さい．このため，電離箱と比較して，半導体は光子エネルギー依存性が顕著であるが，電子エネルギー依存性は小さい．

放射線損傷により線量率依存性が変化する[7]，(c) 不純物濃度に起因する個体差が大きい[7]，(d) 方向依存性が大きい[2]，などがあります．このように半導体は感度に影響する因子が多いため，使用前に代表的な照射野で電離箱と比較し，差が許容できることを確認する必要があります[8,9]．特に，線種とエネルギーの変化，照射野の内外，照射野サイズの変化，水中深さなどによって少なからず感度が変化するため注意が必要です．また，温度依存性は電離箱と同程度であるため，電離箱と同様に固体ファントムや水と温度が平衡となる条件で使用します．方向依存性は一般的に斜めに入射したときの感度が低下します（表 85-3）[2]．

さらに，半導体検出器はシールド型（X線用）と非シールド型（電子線および小照射野のX線用）に分類され，測定条件に適したタイプを選択する必要があります．半導体（シリコン；Si）は水や空気と比較して原子番号が高い材質です（水：7.4，空気：7.8，Si：14）．このため光電効果に対する断面積が大きく，低エネルギー光子に対して感度が高い特徴があります．X線用のシールド型半導体はこの低エネルギー光子に対する感度調整を目的として，有感部の周囲に非常に薄い金属フィルタなどを有しています．しかし，低エネルギー光子の割合は照射野内外や水中における深さによって変化し，すべてのX線で一様の感度を保つことは困難です．このため，X線用シールド型半導体は使用可能な照射

表 85-3 半導体検出器の方向依存性（非シールド型: PTW60012, シールド型: PTW60008）[2]

ビーム中心軸と検出器の軸との角度	6 MV PTW60012	6 MV PTW60008	18 MV PTW60012	18 MV PTW60008
0.0°	1.000	1.000	1.000	1.000
22.5°	0.997	0.993	0.997	0.998
45.0°	0.985	0.994	0.993	0.979
67.5°	0.959	0.903	0.977	0.932

※測定条件: SSD＝90 cm，照射野 10×10 cm^2，水中深さ 10 cm

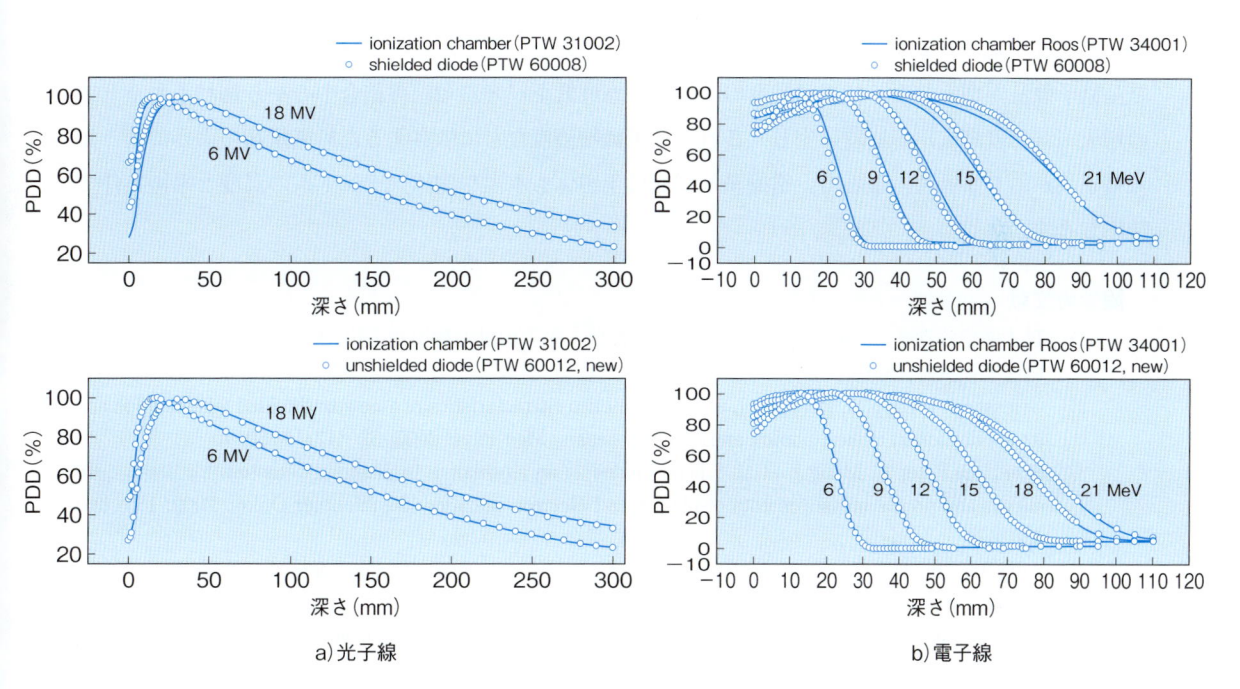

a) 光子線

b) 電子線

図 85-2 電離箱と半導体（シールド型と非シールド型）で測定した照射野 10×10 cm^2 の PDD[2]

野が 5×5 cm^2 以上などに制限される場合があります．一方で，電子線や小照射野の X 線では，低エネルギー光子の割合が少ないため非シールド型が有効とされています[2]．ただし，同じ非シールド型であっても IBA 社の SFD と PTW 社の PTW60012 では異なる特性を示す[10]ため，それぞれ使用前に電離箱と比較する必要があります．図 85-2 は電離箱と半導体で測定した PDD を比較しています．電子線 PDD の測定に半導体を用いる場合は 5×5 cm^2，10×10 cm^2，20×20 cm^2 などの代表的な照射野について平行平板形電離箱で測定した PDD との一致を確認することを推奨します．

【Q85 付録】

半導体の線量率依存性: 高線量率で感度が増大し，線量が過大評価される傾向があります[5,11]．ただし，ここでいう線量率とはパルスあたりに投与される瞬間的な線量率を指します．半導体は電荷のキャリア（電子，正孔）を一定の割合で生成および捕獲再結合するため，わずかな不純物（Pt や Au）

を含んでおり，過剰応答を抑制する仕組みをもちます〔再結合-生成中心; Recombination-Generation (R-G) センタ〕．しかし，線量率が増大し再結合の割合を一定に保てないほどのキャリアが生じた場合には測定電荷が過大となり線量率依存性が生じます．また，Si半導体は多数キャリアを正孔とするp型（不純物: ホウ素）と多数キャリアを電子とするn型（不純物: リン）に分類され，一般的に線量率依存性はn型でより顕著となります[5]．このため，スキャン測定用の半導体はほとんどがp型で，近年の線量率依存性を低減する工夫によって治療用のp型Si半導体検出器は線量率から独立しているとの報告もあります[6]．一方で，n型半導体を用いた2次元検出器（MapCHECK）であっても，線量率依存性（照射野およびSSD依存性）が電離箱と比較して1%以下で無視できる程度であったとの報告もあります[12]．

半導体の温度依存性: 半導体の温度依存性は電離箱と同程度ですが，その多くは素子温度の上昇に対して感度が上がります（電離箱とは逆の傾向）[4]．ただし，素子温度の上昇に対し，(1) キャリアの結晶格子散乱が増大しキャリア移動度の低減（≒感度低下）と，(2) 再結合中心から逃れるキャリアの増大（≒感度増大）が同時に生じ，これらは不純物濃度などに依存するため電離箱のように統一した補正式がありません．よって，電離箱と同様に半導体も水温や固体ファントムの温度と平衡条件で使用します．

■参考文献

1) 日本医学物理学会，編．外部放射線治療における吸収線量の標準測定法（標準測定法01）．東京: 通商産業研究社; 2002．
2) Griessbach I, Lapp M, Bohsung J, et al. Dosimetric characteristics of a new unshielded silicon diode and its application in clinical photon and electron beams. Med Phys. 2005; 32 (12): 3750-4.
3) Scherf C, Peter C, Moog J, et al. Silicon diodes as an alternative to diamond detectors for depth dose curves and profile measurements of photon and electron radiation. Strahlenther Onkol. 2009; 185 (8): 530-6.
4) Saini AS, Zhu TC. Temperature dependence of commercially available diode detectors. Med Phys. 2002; 29: 622-30.
5) Zhu TC, Saini AS. Diode dosimetry for megavoltage electron and photon beams. In: Rogers DWO, Cygler JE. editors. Clinical Dosimetry Measurements in Radiotherapy, Chapter 28. Medical Physics Monograph No. 34. 2009, 913-39.
6) Bucciolini M, Buonamici FB, Mazzocchi S, et al. Diamond detector versus silicon diode and ion chamber in photon beams of different energy and field size. Med Phys. 2003; 30(8): 2149-54.
7) Song H, Ahmad M, Deng J, et al. Limitations of silicon diodes for clinical electron dosimetry. Radiat Prot Dosimetry. 2006; 120(1-4): 56-9.
8) Eveling JN, Morgan AM, Pitchford WG. Commissioning a p-type silicon diode for use in clinical electron beams. Med Phys. 1999; 26(1): 100-7.
9) Gerbi BJ, Antolak JA, Deibel FC, et al. Recommendations for clinical electron beam dosimetry: supplement to the recommendations of Task Group 25. Med Phys. 2009; 36(7): 3239-79.
10) Dieterich S, Sherouse GW. Experimental comparison of seven commercial dosimetry diode for measurement of stereotactic radiosurgery cone factor. Med Phys. 2011; 38(7): 4166-73.
11) Saini AS, Zhu TC. Dose rate and SDD dependence of commercially available diode detectors. Med Phys. 2004; 31(4): 914-24.
12) Li JG, Yan G, Liu C. Comparison of two commercial detector arrays for IMRT QA. J Appl Clin Med Phys. 2009; 10(2): 62-74.

〈河内　徹，小島　徹〉

Q86 効率よくビームデータを測定するための事前準備について教えてください

A 事前準備を怠ると，効率の悪い測定になるだけでなく，必要な項目の測定を忘れる場合もあります．あらかじめ測定のスケジュール作成，測定機器のノウハウの習得やワークシートの作成などを行えば，円滑に進めることができるでしょう．また，複数の放射線治療計画装置（RTPS）に測定データを登録する場合は，重複や類似の測定項目を一度に測定すると効率よく進めることができます．そのためには，ベンダーとの情報交換が必要になります．

解説 効率よいビームデータ測定のために，①測定項目の列挙，②照射時間の概算，③スケジュールやワークシートの作成，の順で行うとよいでしょう．

まずは，測定項目の列挙です．ビームデータ測定の目的は大別すると，放射線治療計画装置（RTPS）へのデータ登録と定期的品質管理の基準となるデータの取得の2つと考えられます．複数のRTPSにデータをインストールする場合は，重複や類似した測定項目を一度に測定できるような事前準備が必要となります．治療計画装置によっては，測定項目の変更も可能なことがあります．あらかじめベンダーと十分な協議が必要です．品質管理の基準データは，その装置でどのような治療をするかによって異なります．単純な照射のみを行う装置で，IMRTのための基礎データの測定を行う必要はありません．

次に照射時間を概算します．TG-106にビームデータの測定に必要な時間の概算があげられています[1]．4種のウェッジフィルタとオープンのビームで，15の照射野を2種のX線エネルギーで測定すると仮定すると，おおよそのビームオン時間は下式で表されます．

$T ≈ [(PDD+5 プロファイル)/エネルギー]$

$× (オープン+4 ウェッジ) × (60 点/スキャン)$

$× [1 秒/点+1 秒 (移動と遅延に要する時間)]$

$× 15 照射野 × 2 エネルギー ≈ 9 × 10^5 秒 ≈ 30 時間$

およそ30時間です．これに測定器のセットアップなども加算すると1.5週間ほどかかると考えられます．放射線治療品質管理機構からの提言でも，2週間程度が必要とされています[2]．これ以外に電子線の測定を行う場合はさらに多くの時間がかかるでしょう．OARやPDDなどのスキャンデータの測定では，照射時間が非常に長くなります．文部科学省への許可使用書に記載されている，3カ月および週毎の使用時間を超えないよう注意しなければなりません．特に週毎の許可使用時間は超過しやすいため，1週間のうちにスキャンとノンスキャンのデータを半々くらいで測定するとよいでしょう．

次に照射時間を基にスケジュールを作成します．測定開始後にビームの対称性が悪いために調整したり，故障が生じたりすることがあります．ビームデータの測定期間は，十分に余裕をもつことが必要です．測定データを適切に管理するために，あらかじめデータのファイル名を決めておくとよいでしょう．

■参考文献
1) Das IJ, Cheng CW, Watts RJ, et al. Accelerator beam data commissioning equipment and procedures: report of the TG-106 of the Therapy Physics Committee of the AAPM. Med Phys. 2008; 35(9): 4186-215.
2) 放射線治療品質管理機構. 放射線治療装置導入に関するコミッショニング必要期間について. http://www.qcrt.org/comisshoning_proposal.pdf（参照 2011-12-12）.

〈小島　徹〉

Q87 スキャンデータの測定において，出力モニタリング用の線量計（リファレンス線量計）を取り扱う際の注意点を教えてください

A スキャンデータの測定では，できる限りリファレンス線量計（出力モニタリング用の線量計）を使用することを推奨します．ただし，小照射野の測定においてスキャン範囲内にリファレンス線量計が入りこむ場合は，リファレンス線量計を使用せず，スキャン時間を長くして信号量を増やしたほうがよいでしょう．

解説 水槽内を移動してビームデータを取得するためのフィールド線量計と，測定中の加速器の出力のばらつきを補正するための照射野内の端に設置するリファレンス線量計の2つの線量計がスキャンデータ測定に必要です（図87-1）．出力の瞬間的な変動やドリフトが除去できるため，すべてのスキャンデータ測定においてリファレンス線量計を使用することを推奨します．リファレンス線量計により出力の変動をモニタリングするためには，水槽への固定精度が重要となり，リファレンス線量計が動かないような専用の固定具を使用する必要があります．

また，リファレンス線量計がフィールド線量計のスキャン範囲内に入り込むと，散乱条件が変化して測定値に影響を及ぼします．そのため，図87-2のように照射野内の端にリファレンス線量計を設置して，リファレンス線量計がフィールド線量計のスキャン範囲内に入らないように設置する必要があります．ただし，小照射野の測定の場合，フィールド線量計のスキャン範囲上にリファレンス線量計が入り込む場合があります．このような場合，リファレンス線量計は使用せずに測定時間を長くすることにより信号量を増やす方法を選択します．この際，リファレンス線量計が使用できる照射野サイズでもフィールド線量計のみの測定を行い，そのデータの整合性を確認するべきでしょう．

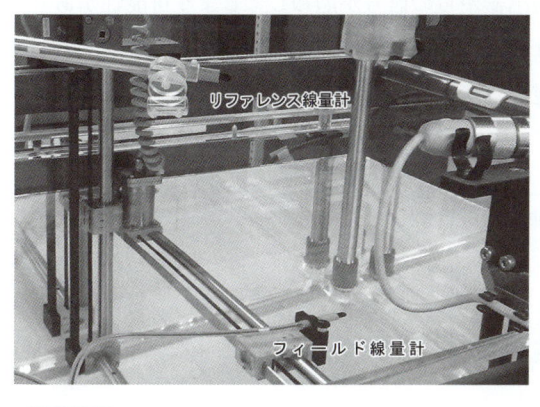

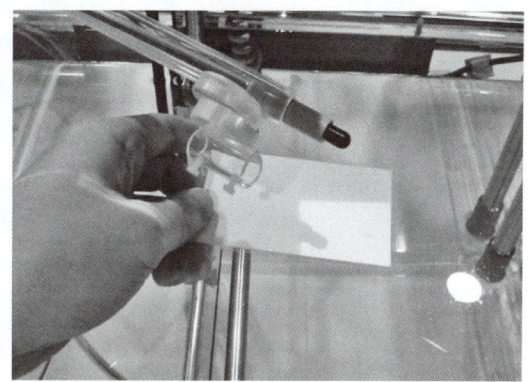

図87-1 リファレンス線量計とフィールド線量計の配置

図87-2 リファレンス線量計の設置位置の確認

■参考文献　1) Das IJ, Chen CW, Watts RJ, et al. Accelerator beam data commissioning equipment and procedures: Report of the TG-106 of the Therapy Physics Committee of the AAPM. Med Phys. 2008; 35 (9): 4186-215.

（橋本慎平）

Q88 スキャンデータ取得時の3次元水ファントムの測定パラメータについて教えてください

A スキャン方法として，連続スキャンとステップスキャンがあげられます．スキャンデータ取得時の測定パラメータには，ゲイン，サンプリング時間，スキャンスピード，測定間隔，線量率などがあります．これらのパラメータはS/N比，総測定時間などに影響を与えるため，各施設の状況に応じて適切な測定プロトコルを設定する必要があります．

解説 スキャンデータ取得時の測定パラメータの設定は，限られた時間の中でよりよいデータを得るために非常に重要になります．

スキャン方法には，連続スキャンとステップスキャンがあります．連続スキャンでは検出器を連続的に駆動させながらデータを取得し，ステップスキャンではユーザが規定する間隔ごとに検出器を停止させてデータを取得します．図88-1に，15 MV X線，照射野20×20 cm^2，深さ10 cm（SSD=100 cm）での連続スキャンとステップスキャンの測定データを示します．

以下に，スキャンデータを取得する際の代表的なパラメータについて示します．これらのパラメータを選択するため，事前にパラメータ変動に対する測定時間の変化・測定データの変化を見積らなければなりません．そのうえで，与えられた時間の中でデータの質を保ちつつ，すべての測定を終えられるように測定プロトコルを決める必要があるでしょう．そのためには，測定前の十分なドライランが重要になります．測定前の事前準備についてはQ86で解説します．

1．ゲイン

電位計のゲインは，十分なS/N比を確保したうえで，飽和しない程度に設定する必要があります．一般的には，ゲインはビーム中心軸，最大深で調整します．ただし，ウェッジ照射野のOAR測定時などでは，照射野内で大きく出力が変動するため，検出器からの信号が飽和してしまう可能性があります．そのような場合は，照射野内の線量が最大となる点付近で信号が飽和していないか確認する必要があります．ゲインは一般的なスキャンデータ測定ではあまり問題になりませんが，照射野サイズを

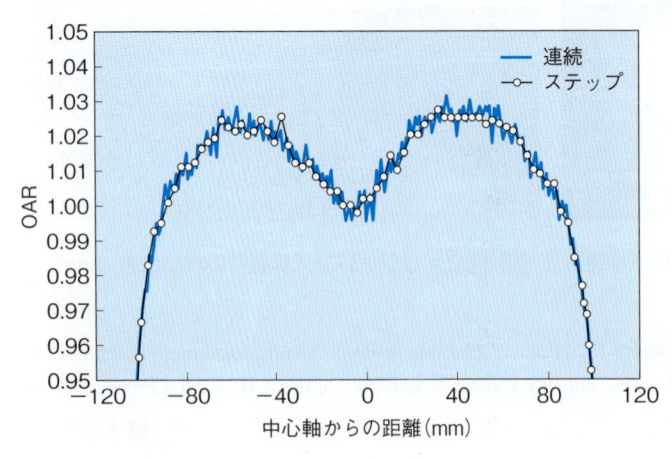

図88-1 連続スキャンとステップスキャンの違い
（15 MV，10 cm深，照射野20×20 cm^2）

図 88-2
ステップスキャン時のサンプリング時間によるOARの違い
基準に対してサンプリング時間を1/5にして測定（15 MV, 10 cm 深, 照射野 20×20 cm²）

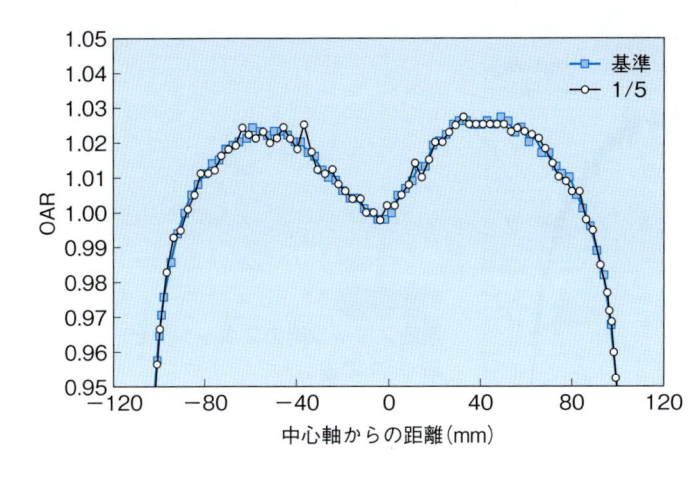

変更した場合やウェッジを使用する場合，検出器の種類を変更する場合などでは，検出器からの信号が大きく変動する可能性があるので，ゲインの再調整が必要です．

2．S/N 比

S/N 比は信号量（signal）と雑音量（noise）の比を表します．スキャンデータ測定中にはS/N 比100を保つことがひとつの目安となります[1]．具体的な確認方法としては，水槽に水を入れない状態で，20×20 cm²の照射野のOARを測定し，平坦部分の平均値/標準偏差を取得します．この値がS/N 比に近い値となります[1]．

3．サンプリング時間

サンプリング時間は，ステップスキャン時のパラメータで，1点の測定点におけるデータ収集時間を表します．サンプリング時間を長くすることでよりなめらかなデータを取得することができますが，総測定時間はその分長くなります．Q96 にあるように，データのスムージングなどを行うことも可能ですので，照射野サイズ，検出器の種類などの測定条件によって適切なサンプリング時間を選択する必要があります．図 88-2 に 15 MV X 線，照射野 20×20 cm²，深さ 10 cm（SSD=100 cm）でのサンプリング時間の違いによる測定データの変化を示します．

4．スキャンスピード

スキャンスピードは，連続スキャンにおいては検出器の測定中の移動速度，ステップスキャンにおいては測定点間を移動する速度を表します（ステップスキャンにおいては遅延時間などともよばれます）．スキャンスピードを速くすることで迅速なデータ取得が可能となりますが，ノイズの増加，水面の波打ちなどを生じるため，事前に適切なスキャンスピードを選択しなければなりません．図 88-3 に 15 MV X 線，照射野 20×20 cm²，深さ 10 cm（SSD=100 cm）での，スキャンスピードの違いによる測定データの変化を示します．特に低エネルギー電子線などでは，水面のゆらぎによる測定深の変化により，データが波打つことがあります[1]．

5．測定間隔

スキャンデータ測定における測定間隔もまた，総測定時間に大きな影響を与えます．ステップスキャンを行う時に特に重要となるパラメータです．多くの3次元水ファントムでは，一度のスキャン測定において，2種類以上の測定間隔を指定することができるため（半影領域やビルドアップ領域で

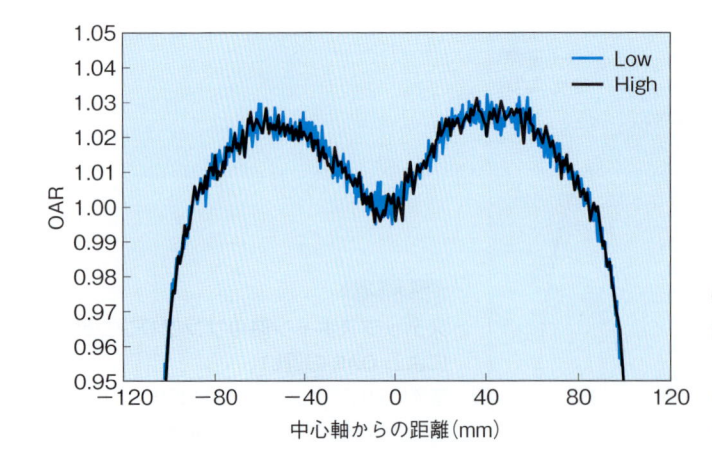

図88-3
連続スキャン時のスキャンスピードによるOARの違い
High: 1.3 cm/s, Low: 0.2 cm/s（15 MV, 10 cm深, 照射野 20×20 cm^2）

は小さな間隔，平坦領域や線量変化がなだらかな領域では大きな間隔など），半影領域の大きさや照射野サイズによって適切な測定間隔を選択する必要があります．一般にOARの半影領域やPDD/TPRのビルドアップ領域では1 mm以下に設定します．深部線量を取得する場合や軸外線量を取得する場合で条件が異なるため，Q89，Q90も参照してください．

6．線量率

スキャンデータ取得時の線量率を高くすることで，サンプリング時間を相対的に小さくすることができます．単純に考えて，線量率300 MU/minから600 MU/minにした場合，サンプリング時間を半分にしても同様のデータを得ることができます．ただし，出力に線量率依存性が存在する場合などもあるため，各施設で線量率依存性を確認したうえで，データ取得時の線量率を決定すべきでしょう（Q85参照）．

AAPM TG-106では，測定者間のばらつきを含めてすべてのデータを1%以内の精度で測定することが求められています[1]．また，TG-142では，測定値のばらつきの2 SDが試験項目の許容値以下であることが推奨されており[2]，年毎の精度管理項目であるX線の平坦度・対称性の変化では許容値が1%であることからも，少なくとも1%以下の精度でデータを取得すべきであると考えられます．

■参考文献

1) Das IJ, Cheng CW, Watts RJ, et al. Accelerator beam data commissioning equipment and procedures: Report of the TG-106 of the Therapy Physics Committee of the AAPM. Med Phys. 2008; 35: 4186-213.
2) Klein EE, Hanley J, Bayouth J, et al. Task Group 142 report: quality assurance of medical accelerators. Med Phys. 2009; 36: 4197-212.

〈脇田明尚〉

Q89 PDD，TMR/TPR の測定で注意すべきことはなんですか？

A **X線** 小照射野を除いて，一般的な PDD はミニ型電離箱（約 0.1 cm³）で測定します．注意点として，(1) 検出器の設置精度，(2) スキャン方向と測定間隔，(3) TMR 変換の正確さの検証，(4) 小照射野では TMR/TPR を直接測定すること，(5) 検出器依存性，(6) 測定値はグラフで観察すること，などがあげられます．

電子線 電子線の PDD は一般的に平行平板形電離箱を用いて測定します．また，水中の深さによって変化するパラメータ（極性効果補正係数，イオン再結合補正係数，水/空気の平均制限質量衝突阻止能比）を補正し，PDI から PDD に変換する必要があります．

解説

1．X線

(1) 一般的な深部量百分率 (PDD) はミニ型電離箱（約 0.1 cm³）で測定します．水槽と検出器のセットアップ後，スキャン範囲で検出器の実効中心とビーム中心軸が一致していることを確認し，ビーム中心軸と水面の交点に検出器の実効中心を配置して深さ 0 mm を登録します．3 次元水ファントムの測定パラメータにも注意が必要です（Q88 参照）．

(2) PDD，TMR および TPR は，水面の乱れや表面張力を低減するため深部から浅部へスキャンします．また，3 次元水ファントムを用いる場合の測定間隔は，線量の最大値を正確に検出するため最大深付近で 1 mm 間隔とし，最大深を十分に超えた深さ 4 cm 辺りからは 3～5 mm 間隔で測定します．測定データは後処理（リサンプリング）によって，各治療計画装置の測定マニュアルで指定された測定間隔に変更することができます．

(3) 測定した PDD を計算により TMR に変換する場合，点線量測定によって TMR 変換の正確さを検証しなければなりません．最大深は正確に決定し，それ以降は数 cm 間隔で行います．

(4) 小照射野（4×4 cm² 以下）では側方向の線量平坦性が著しく低下するため，検出器のわずかな位置誤差が PDD の形状に大きく影響します．この場合，検出器の位置を固定して測定する TMR/TPR が有効で，これらは PDD と比較して検出器の位置誤差の影響を受けにくい特徴があります．ただし，3 次元水ファントムを用いて既知の水量をポンプで汲み出す機能を使って TMR/TPR を測定する場合，水位（検出器の水中深さ）が不確かとなるため点線量測定によって検証する必要があります．また，水位（水の重量）が変化することで水槽や検出器の設置位置がわずかに変化する可能性があるため注意が必要です．

(5) 検出器依存性は特に小照射野で用いる小型検出器で注意が必要です．マイクロ型電離箱（約 0.01 cm³）は測定値が非常に微弱なため，ケーブル照射に起因する漏電ノイズが影響する場合があります．このため，不要なケーブル照射を避け，ケーブルに対する線量が大きく変化しないよう注意が必要です．また，半導体検出器には線量率依存性，温度依存性，光子エネルギー依存性，方向依存性があり，電離箱と比較して大きな影響を受けます[1]．半導体検出器に関する詳細は Q85 を参照してく

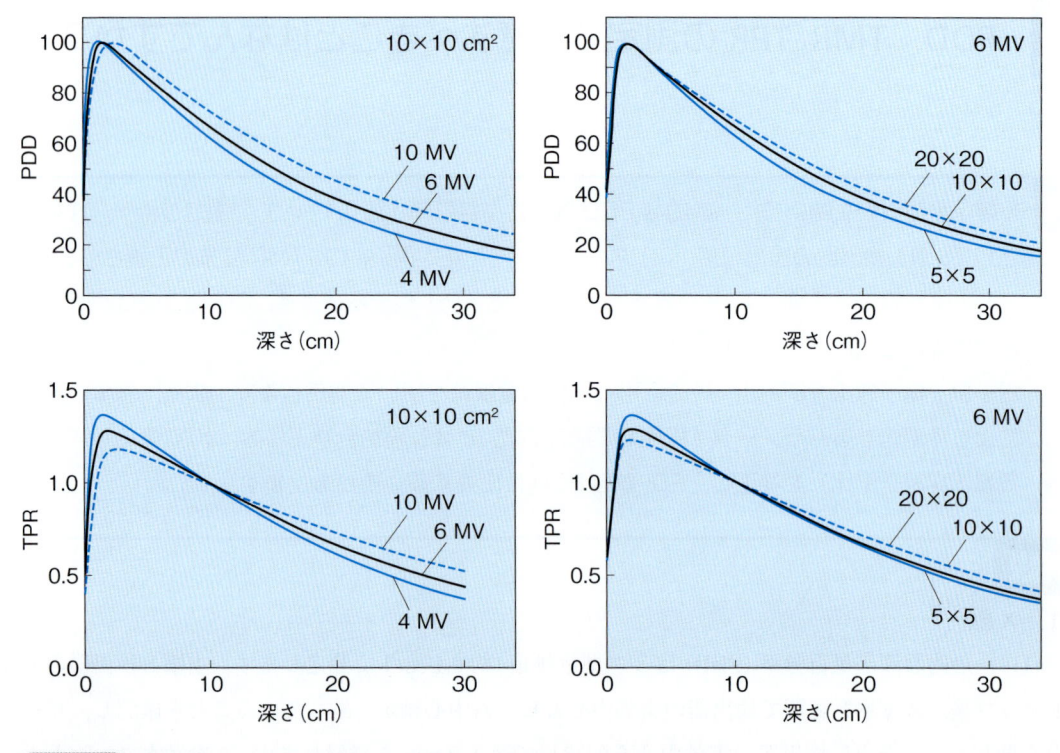

図 89-1 X線のPDDと10cmでノーマライズしたTPR

ださい．

(6) PDDやTMR/TPRは光子エネルギー，深さおよび照射野の変化に対して傾向をもつため，グラフで観察することで異常値を発見できる場合があります．図89-1は光子エネルギーと照射野によるPDDとTPRの変化を示しています．

この他に，PDD曲線の形状はSSDに依存し，SSDの変化によって混入電子や一次線，散乱線などの影響が変化するため簡単な距離補正で異なるSSDのPDDを予測することはできません[2]．さらに，測定したPDDやTMR/TPRのビルドアップ領域の線量は非常に不確かで，特に表面線量はスキャン測定用の検出器では正しい測定が困難です[2]．さらに，測定したPDDやTMR/TPRを治療計画装置に登録する際は適切な加工（スムージング，ノーマライズなど）が必要です．詳細はQ95を参照してください．

2．電子線

電子線は深さ方向で急峻な線量勾配を示すため，一般的に平行平板形電離箱を用いて測定します．また，標準測定法[3]などを参照して深さによって変化するパラメータ（主に，極性効果補正係数，イオン再結合補正係数，水/空気の平均制限質量衝突阻止能比）を補正し，深部電離量百分率（PDI）をPDDに変換する必要があります．この作業はかなりの労力を費やすため，近年では電子線用の半導体検出器を用いてより簡便にPDDを測定できる場合があります（Q85参照）．

■参考文献

1) Griessbach I, Lapp M, Bohsung J, et al. Dosimetric characteristics of a new unshielded silicon diode and its application in clinical photon and electron beams. Med Phys. 2005; 32(12): 3750-4.
2) Das IJ, Cheng CW, Watts RJ, et al. Accelerator beam data commissioning equipment and procedures, Report of the TG-106 of Therapy Physics Committee of the AAPM. Med Phys. 2008; 35: 4186-215.
3) 日本医学物理学会, 編. 外部放射線治療における吸収線量の標準測定法（標準測定法01）. 東京: 通商産業研究社; 2002.

〈河内　徹〉

Q90 OAR，OCD の測定で注意すべきことはなんですか？

A OAR，OCD の測定で注意すべき項目は，(1) 適切な検出器とその設置方向，(2) 指定がない場合は cross-plane（left-right 方向）で測定する，(3) 測定間隔は半影部で 1 mm 以下，その他で 2〜3 mm が望ましい，(4) 照射野外を十分に測定する，(5) スムージングなどを施していない未処理の測定データを残しておく，(6) 非物理ウェッジの OAR はフィルムまたは配列型検出器を用いる，(7) スターパタンは水槽（またはスキャン方向）を回転して測定する，(8) 電子線では深さ方向の分解能が高い検出器を用いる，などです．ここで，(1)〜(5) は X 線と電子線で共通する注意点です．また，測定する照射野や深さの範囲，測定間隔などは治療計画装置のビームデータ測定マニュアルを参照して下さい．

解説 (1) 一般的な OAR や OCD の測定にはミニ型電離箱（約 0.1 cm^3）が適しています．当然，空間分解能（有感部の大きさ）のみを考えるとマイクロ型電離箱（約 0.01 cm^3）も有効です．しかし，感度が低い（信号が微弱な）ため測定に費やす時間が延長される，ノイズが増える，照射野依存性があるなど，膨大な量の OAR や OCD を測定する際の欠点も多くあります．ただし，小照射野のビーム中心付近は線量の平坦性が悪いため，ミニ型電離箱では中心（ピーク）線量を過小評価する可能性があります．この場合はマイクロ型電離箱や半導体検出器など，スキャン方向でより空間分解能が高い検出器を用いなければなりません（Q93 参照）．指標として，有感部内で中心軸付近の OAR が 1% を超えて変化しないサイズの検出器を選択する[1]，などがあります．ただし，この評価にはフィルムなど高い空間分解能で計測した線量分布が必要です．仮に線量変化が 1% 以下であれば，ほとんどの場合で体積平均効果による誤差は 0.5% 以下となります．また，マイクロ型電離箱の信号は非常に微弱なため，ケーブル照射に誘発される漏電電荷が測定回路に混入することで OAR が変形することがあります．さらに，半導体検出器は低エネルギー光子に対する感度が高いため，照射野外の OAR を過大評価する傾向があります．

(2) 一部の放射線治療装置では加速電子を偏向調整する in-plane（gun-target 方向）で対称性が悪い可能性があるため，治療計画装置登録用の OAR は指定がない限り cross-plane（left-right 方向）で測定します．両方向で測定する場合は，スキャン方向に対する検出器の設置方向を同じ条件にして測定します．

OAR または OCD のスキャン範囲が 3 次元水ファントムのスキャン可能範囲を超える場合は，①水槽を移動して 2 つの OAR（OCD）を測定し，マージ（merge）機能で結合する，②中心軸から 1 方向のみ測定してミラーリング（対称化）する，などによって必要な範囲の OAR（OCD）を取得します．

(3) 測定間隔は半影部で 1 mm 以下，その他で 2〜3 mm に設定します．ただし，大照射野で高線量かつ線量が平坦な領域ではより大きい測定間隔を設定し効率化をはかることも可能です．治療計画装置のビームデータ測定マニュアルに測定間隔の指定がある場合，データの後処理（リサンプリング）によって加工する必要があります．

(4) ビームモデルを作成する際には照射野外の OAR も必要です．一般的には，各深さの OAR について 50％線量の位置から 4～5 cm 外側まで測定するなど，照射野外の OAR も十分に測定しておく必要があります．

(5) 測定した OAR や OCD は，後でデータに不備がないか検証するために，スムージングやノーマライズなどを施していない未処理のデータを残しておく必要があります．

(6) 非物理ウェッジ（Elekta 社の UW, Siemens 社の VW, Varian 社の EDW など）の OAR はフィルムや 2 次元検出器で効率的に測定できます．ただし，フィルムでは濃度–線量変換曲線を作成してフィルム濃度を水吸収線量へ変換する必要があります．また，2 次元検出器は十分なファントムサイズで測定し，マージ機能などを用いて側方向の測定点間隔が上記 (3) を満たすよう補完する必要があります．

(7) 平坦化フィルタの特性（形状情報）を決定する目的で，コリメータ回転軸と垂直な面の複数の角度（例: 10°間隔）で線量プロファイルが必要な線量計算アルゴリズムがあります．これはスターパタンとよばれる測定項目で，注意点としてコリメータ回転で角度を設定してはいけません．一般的にコリメータ回転では平坦化フィルタが一緒に回転しないため，平坦化フィルタの形状情報を得るには水槽（またはスキャン方向）を回転して角度を設定する必要があります．

(8) 電子線では水槽やスキャンアームの水平，ガントリ角度のわずかな傾きにより OAR が顕著に非対称となる場合があるため注意が必要です[1]．特に低エネルギーであるほどビルドアップが急峻になり，ビルドアップより深部の線量勾配が強くなるため，はじめに低エネルギー電子線でこの影響を確認することが有効です．また，例えば 6 MeV の電子線では R_{50} が 23 mm 程度であり，深さ方向の線量変化は非常に急峻です．これに対して直径 6 mm の円筒形電離箱を使用すると，有感部が厚すぎるため OAR の測定深は非常に不確かとなります．よって，電子線では深さ方向で有感部が薄い電子線用半導体検出器が有効です[1]．ただし，半導体検出器の諸特性には十分に注意する必要があります（Q85 参照）．

この他に，測定した OAR や OCD を治療計画装置に登録する際に適切な加工（ノーマライズ，センタリング，スムージングなど）が必要な場合があります．詳細は Q95 を参照してください．

■参考文献
1) Das IJ, Cheng CW, Watts RJ, et al. Accelerator beam data commissioning equipment and procedures, Report of the TG-106 of Therapy Physics Committee of the AAPM. Med Phys. 2008; 35: 4186-215.

（河内　徹）

Q91 出力係数，コリメータ散乱係数の測定で注意すべきことを教えてください

A 一般的な放射線治療装置について，出力係数は照射野 $4×4\,cm^2$ 以上，コリメータ散乱係数は $5×5\,cm^2$ 以上の照射野ではファーマ形電離箱を使用します．小照射野で用いる小型検出器にはマイクロ型電離箱，半導体検出器などがあり，それぞれ検出器の特性に注意が必要です．

解説

出力係数は治療計画装置の基準深で測定し，近年では水中深さ $10\,cm$ が一般的です．$4×4\,cm^2$ 以上の照射野ではファーマ形電離箱の実効中心をビーム中心軸上の基準深に設置して測定します．これより小さい照射野では測定面の線量平坦性を確認し，検出器の有感部内で線量が1％を超えて変化しないサイズの検出器を用いるなど，体積平均効果に注意する必要があります[1]．これはフィルムなど空間分解能が高い検出器で確認します．$1×1\,cm^2$ など非常に小さな照射野では検出器を正確にビーム中心に設置するため，中心部の±2mm程度のOARを測定して検出器をピークに設置するなどの工夫が必要です．また，平坦化フィルタを装備していない機器では $4×4\,cm^2$ 以上の照射野でも線量平坦性や検出器の設置精度を確認する必要があります[2]．

小照射野（$1×1\,cm^2$～）の出力係数の測定ではマイクロ型電離箱が有効ですが，規格化する照射野 $10×10\,cm^2$ でステムおよびケーブル漏電が測定値に影響する可能性があります．この漏電の影響は，ケーブル位置を固定した（不変とした）状態で測定し，極性効果を補正することで無視できるレベルに低減できる場合があります．また，小照射野では半導体検出器も有効ですが，エネルギー依存性から基準となるファーマ形電離箱と大照射野で一致しない場合があります．図91-1は様々な検出器で

a) 照射野 $1×1\,cm^2$～$40×40\,cm^2$

b) 照射野 $1×1\,cm^2$～$10×10\,cm^2$

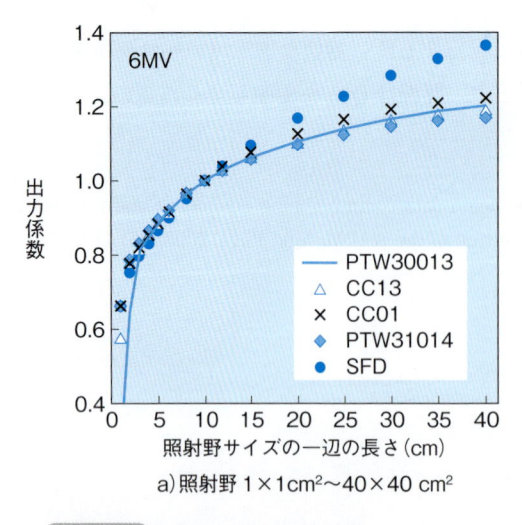

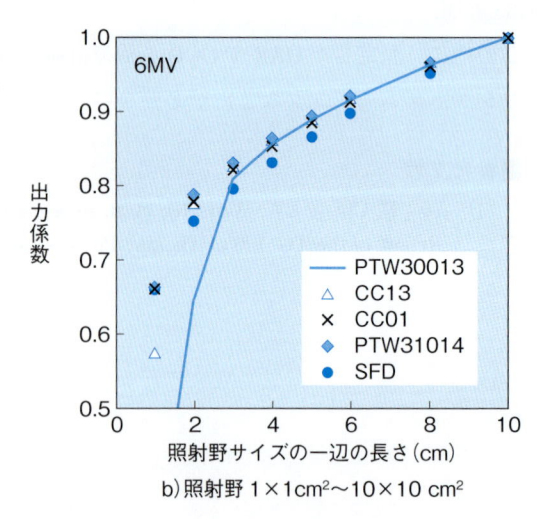

図91-1 6 MV X線の出力係数

b) は a) の小照射野部分を拡大した図です．PTW30013（$0.6\,cm^3$）はファーマ形，CC13（$0.13\,cm^3$）はミニ型，CC01（$0.01\,cm^3$）とPTW31014（$0.015\,cm^3$）はマイクロ型です．これらの電離箱はすべて極性効果を補正して出力係数を取得しています．SFD（有感部直径: 0.6 mm）は半導体検出器です．

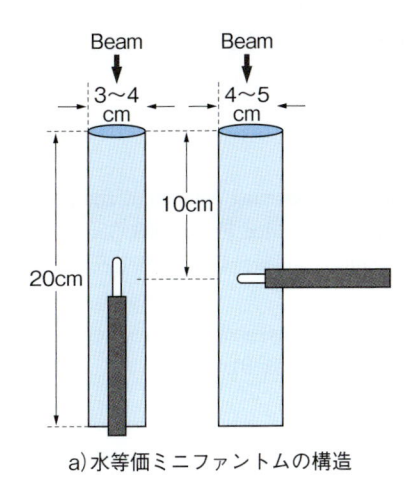

図 91-2 ミニファントムの構造と種類
b）は水等価距離で a）とほぼ一致した構造をもつ，様々な材質のミニファントムを示す．

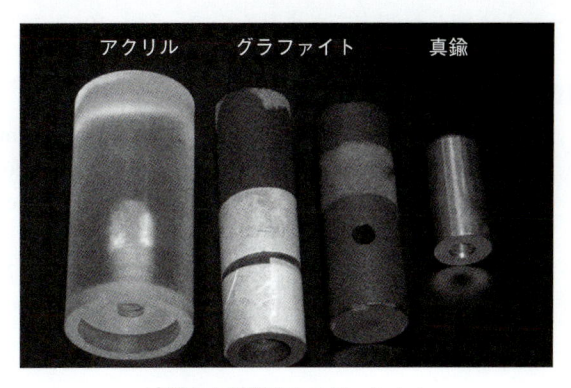

測定した出力係数を示します．極性効果を補正することで電離箱は比較的良好に一致しますが，半導体検出器（SFD）は大照射野で出力係数を過大評価します．SFDは照射野 10×10 cm^2 においても信号が過大となるため，相対的に照射野 5×5 cm^2 付近で出力係数を過小評価しています（図 91-1b）．

コリメータ散乱係数の測定で用いるミニファントムは，(1) 側方電子平衡が成立し，(2) 混入電子を除去でき，(3) ファントム全体が照射野内に入るサイズが必要です．混入電子とはガントリヘッドや空気中で生じてファントム（患者）に入射する電子を指します．AAPM TG-74[3]の報告では，照射野 5×5 cm^2 以上では円柱形（直径 3〜4 cm）の水等価プラスチック材質で，検出器中心までの深さが 10 g cm^{-2} のミニファントムを推奨しています（図 91-2a）．これは，一般的なビルドアップキャップでは混入電子の飛程が最大深を大きく超える場合があり，混入電子の除去ができないためです．さらに，小照射野では真鍮製（およそ 63% Cu，37% Zn で，密度 $\rho = 8.4$ g cm^{-3}）のミニファントム（深さ: 1.2 cm または 10 g cm^{-2} 以上，電離箱壁からの横厚: 1.2 mm 以上）を推奨しています（図 91-2b）．

コリメータ散乱係数はそれぞれのコリメータ開度でヘッドから評価点への散乱線量の変化を表しますが，小照射野ではさらに主に上段コリメータからの後方散乱線がモニタ電離箱に入射し，モニタ電離箱の信号が増えるため照射される線量自体が低減します．また，コリメータ反転効果といわれる同サイズの長方形照射であっても上段コリメータが閉じているほうで線量出力が低減する現象も，小照射野と同様に後方散乱線がモニタ電離箱に入射することに起因します．また，Long-SSD（SSD: 〜400 cm）による小照射野のコリメータ散乱係数の測定は，ターゲットから検出器に直接到達する光子フルエンスが変化するため推奨されません．これは検出器からターゲットを見上げた時に，SSD が変化するとわずかにターゲットの見える面積が変化するためです．このように，コリメータ散乱係数は測定法が複雑であるため，近年のモデルベースのアルゴリズムでは測定項目から除外される場合があります．

出力係数やコリメータ散乱係数を MU 設定値の手計算ソフトで使用する場合，組織ファントム線量比（TPR）が 1 となる基準深の係数を準備する必要があります．ただし，コリメータ散乱係数（S_c）と

ファントム散乱係数（S_p）を分けて補正する場合，上記の通り混入電子を除いた S_c が深さ 10 cm のミニファントムでしか測定できませんので，深さ 10 cm で TPR を 1 として使用します．

■参考文献
1) Das IJ, Cheng CW, Watts RJ, et al. Accelerator beam data commissioning equipment and procedures, Report of the TG-106 of Therapy Physics Committee of the AAPM. Med Phys. 2008; 35: 4186-215.
2) Kawachi T, Saitoh H, Inoue M, et al. Reference dosimetry condition and beam quality correction factor for CyberKnife beam. Med Phys. 2008; 35: 4591-98.
3) Zhu CT, Ahnesjo A, Lam KL, et al. In-air output ratio, S_c, for megavoltage photon beams, Report of AAPM Therapy Physics Committee Task Group 74. Med Phys. 2009; 36: 5261-91.

〈河内　徹〉

Q92 ウェッジ係数の測定の注意点を教えてください

A まずは，どのようなウェッジ係数を測定するのかを確認してください．JIS Z 4717 ではウェッジ係数を標準条件である「中心軸上，深さ 10 cm，SAD＝100 cm」で測定すると規定されています[1]．手計算に用いるウェッジ係数は，最大深でのウェッジ有・無での線量比の場合もあります．あらかじめ，照射野や深さなど，ウェッジ係数の測定条件を明確にする必要があります．治療計画装置に登録するデータの場合は，ベンダーが提供する測定マニュアルなどで確認するとよいでしょう．

ウェッジフィルタを挿入する向きによって，ウェッジ係数が変化することがあるため，挿入可能な全方向のウェッジ係数を測定して，平均値を採用します．線量計の長軸方向がウェッジの傾斜方向と同じ場合，ウェッジフィルタの位置による線量への影響が大きくなります．したがって，ウェッジ係数の測定では，線量勾配がない方向に線量計の長軸を合わせるとよいでしょう．

解説 ウェッジ係数にはいくつかの定義があるため，どのようなデータが必要かを，あらかじめ明確にして測定することを推奨します．ウェッジ係数の定義は上記の JIS Z 4717 のほかに，標準測定法 01 では，校正深における各照射野で，ウェッジフィルタを使用して得た指示値を，使用しないときの指示値で除した商であると記載されています[2]．つまり，1 以下の値となります．また，治療計画装置ごとに定義も異なり，1 以上の値を入力する場合もあります．

また，ウェッジフィルタを挿入すると線質の硬化と軟化および混入電子の割合などが変化し，ウェッジなしの深部線量曲線と形状が異なります．図 92-1 のように，通常ウェッジフィルタありの場合線質は硬化するため，測定深が深くなるにつれて，ウェッジフィルタありの PDD や TMR のほうが大きくなります．そのためウェッジ係数も測定深が深くなると大きくなります．

手計算ソフトで使用する場合は，組織ファントム線量比（Tissue Phantom Ratio, TPR）が 1 となる基準深で，ウェッジ係数を求める必要があります．たとえば，最大深の TPR が 1 の場合は最大深のウェッジ係数を，10 cm 深の TPR が 1 の場合は，10 cm 深のウェッジ係数が必要となります．最大深の TPR が 1 にもかかわらず，10 cm 深のウェッジ係数を採用すると，ビームハードニングの補正を 2 重に行うことになります．自施設の手計算ソフトのプログラムをよく理解して，どのような測定条件のウェッジ係数が必要かを把握する必要があります[3]．

次にウェッジフィルタを挿入する向きによって，ウェッジ係数が変化することがあります．ウェッジフィルタを差し込むスロットにわずかな遊びがあるためと考えられます．挿入可能なすべての方向のウェッジ係数を測定して，平均値を採用します．また，線量計の長軸方向とウェッジフィルタの傾斜方向が一致していると，このような影響が大きくなります．線量計の長軸はウェッジフィルタの傾斜がない，つまり線量勾配がない方向と一致させるとよいでしょう[4]．

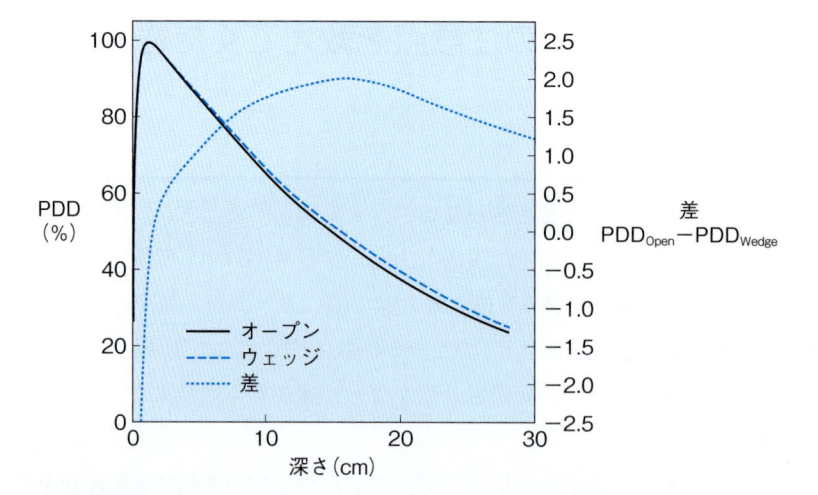

図 92-1 ウェッジフィルタの有無による PDD 曲線の違い

ウェッジフィルタありの PDD がオープンの PDD よりも深部で高くなるため，測定深が深部になるほどウェッジ係数は大きくなります．

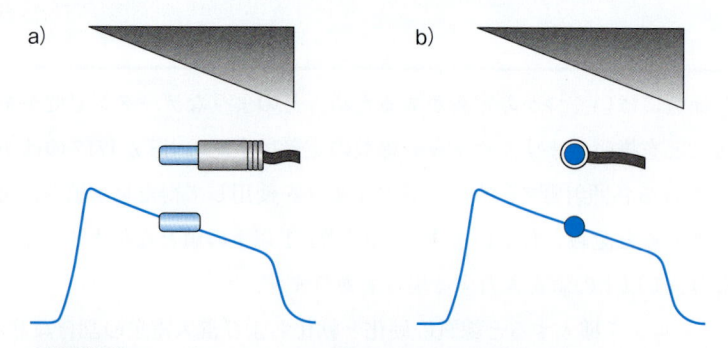

図 92-2 ウェッジフィルタの傾斜方向と線量計の長軸方向が一致している（a）と短軸方向が一致している（b）

a）は，ウェッジフィルタの挿入方向で読み値の変化が大きくなるため，b）を推奨します[4]．

■参考文献
1) 日本規格協会．JIS ハンドブック 73-1 医療機器Ⅰ．2010．
2) 日本医学物理学会．外部放射線治療における吸収線量の標準測定法（標準測定法 01）．東京：通商産業研究社；2002．
3) Das IJ, Cheng CW, Watts RJ, et al. Accelerator beam data commissioning equipment and procedures: report of the TG-106 of the Therapy Physics Committee of the AAPM. Med Phys. 2008; 35: 4186-215.
4) Andreo P, Burns DT, Hofheld K, et al. Absorbed Dose Determination in External Beam Radiotherapy. (IAEA TRS-398). Vienna: International Atomic Energy Agency; 2000.

〈小島　徹〉

Q93 小照射野のビームデータ測定における注意点を教えてください

A 小照射野では，(1) 位置の正確さ，(2) 適切なサイズの検出器を選択すること，に細心の注意が必要です．また，エネルギースペクトルの変化に伴う検出器の感度変化が生じる場合があります．

解説 小照射野のビームデータ測定では，わずかな位置誤差が測定値に強く影響します．このため，放射線治療装置のガントリ角度やコリメータ（MLC）開度を正確に設定する必要があります．特に照射野はデジタル値や光照射野のみで設定するのではなく，実際の放射線照射野のサイズも高い空間分解能をもつフィルムやEPIDなどで検証する必要があります．

検出器では適切なサイズを選択することと，設置位置の精度が重要です．照射野の中心付近のスキャンデータ測定によって，検出器の有感部内で1%を超える線量変化がある場合はより小さい検出器に変更する必要があります[1]．このような場合にはフィルムなど空間分解能が高い検出器で確認します．マイクロ型電離箱は小照射野の測定に有効ですが，信号が微弱なためS/N比に注意する必要があります．また，マイクロ型電離箱より小さいダイヤモンド検出器，半導体検出器やフィルムなども有効です．設置位置の精度を確認する方法としてx, y両方向でスキャンして最大値を示すことを確認する方法があります．また，近年ではMLCを用いたより精度の高い方法がLiら[2]によって提案されています．

数mm〜3cmの極端に小さな照射野では照射野内に線量が平坦な領域が存在しない場合があります．このような条件で深部線量分布を測定する場合，検出器を移動して測定するPDDより検出器を固定して測定するTMR/TPRのほうが位置誤差の影響を低減できます．また，OARの測定では体積平均効果による半影部の変形と照射野サイズの過大評価に注意が必要です．前者は半影内の特にビームフリンジとよばれる肩の部分で線量を過小評価する影響を示し，さらに後者はビーム中心の最大値が過小評価された場合に線量の半値（half-maximum）が低線量レベルにシフトし，照射野サイズを過大評価する影響を指します（図93-1参照）．

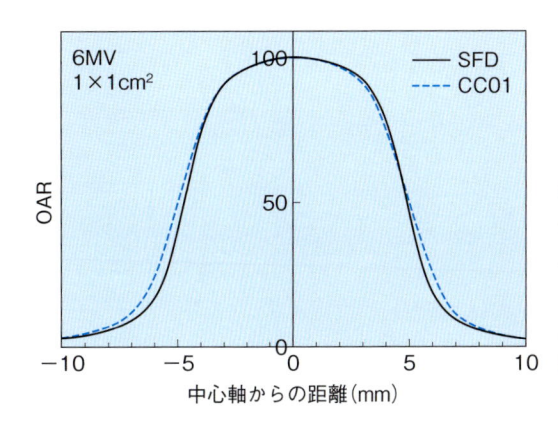

図93-1 照射野 $1 \times 1\,cm^2$ の軸外線量比

SFD（有感部直径 0.6 mm）に対しCC01（有感部：直径2 mm，長さ3.6 mm）では照射野サイズを過大評価しています．原因は，CC01ではスキャン方向の空間分解能（2 mm）に加えて非スキャン方向の空間分解能（3.6 mm）も影響し，最大値が過小評価されたため照射野が過大評価されたと考えられます．

小照射野の出力係数測定では，電離箱より小型な半導体，MOSFET，ダイヤモンド検出器などが有効ですが，様々な検出器特性に注意が必要です．これらの検出器の照射野依存性についてSauerら[3]は照射野サイズに対する線形の補正係数を提案しています．ほとんどの検出器は低エネルギーおよび小照射野であるほどより大きな補正が必要です．

　このように，小照射野の線量測定は多くの知識が必要です．よって，自施設の測定データを他施設のデータや論文値と比較して確認することも重要です．例えば，最小で直径5mmの照射野をもつCyberKnifeでは，近年の報告[4-6]や他施設のデータと比較して大きな乖離がないことを確認するなど，測定データを裏付ける作業は非常に効果的です．

■参考文献

1) Das IJ, Cheng CW, Watts RJ, et al. Accelerator beam data commissioning equipment and procedures: report of the TG-106 of Therapy Physics Committee of the AAPM. Med Phys. 2008; 35: 4186-215.
2) Li S, Rashid A, He S, et al. A new approach in dose measurement and error analysis for narrow photon beams（beamlets）shaped by different multileaf collimators using a small detector. Med Phys. 2004; 31: 2020-32.
3) Sauer OA, Wilbert J. Measurement of output factors for small photon beams. Med Phys. 2007; 34: 1983-8.
4) Araki F. Monte Carlo study of a CyberKnife stereotactic radiosurgery system. Med Phys. 2006; 33: 2955-63.
5) Francescon P, Cora S, Cavedon C. Total scatter factors of small beams: A multidetector and Monte Carlo study. Med Phys. 2008; 35: 504-12.
6) Dieterich S, Sherouse GW. Experimental comparison of seven commercial dosimetry diodes for measurement of stereotactic radiosurgery cone factors. Med Phys. 2011; 38: 4166-73.

〈河内　徹〉

Q94 電子線のビームデータ取得の注意点を教えてください

A 電子線のスキャン測定は，0 mm 深の設定が重要です．長時間にわたる測定を水ファントムで行うと，蒸発によって深さが変化することがあります．水槽やスキャンアームの水平，ガントリ角度の設定などに，X線以上の注意が必要となります．また，線量勾配が急峻であるため，スキャンスピードやサンプリング時間に影響されやすいことも問題です．

出力係数などのノンスキャンデータ測定は，電離箱線量計で行うことを推奨します．電離箱線量計には常に極性効果やイオン再結合効果の補正が必要です．また，線量勾配の急峻な位置で測定を行う場合は，検出器の設置に十分注意する必要があります．

解説

3次元水ファントムを用いた電子線のスキャン測定は，最大深や校正深などの重要なデータが水中で数 cm と浅いところにあるため，0 mm 深の設定が重要です．電子線の測定データは，エネルギーが多いため，数日間にわたることもあります．測定期間中に水の蒸発によって，深さが変化することがあるため，少なくとも1日に1回は SSD が変化していないことを確認する必要があります[1]．電子線の PDD 曲線は線量勾配が急峻であり，水面のゆらぎによる PDD への影響は，X線よりも大きいため，スキャン速度をX線の測定時より遅くしたほうがよいかもしれません．また，水槽やスキャンアームの水平設置，ガントリの角度に大きく影響を受けるため，設置には十分に注意する必要があります．

6 MeV の深部電離量曲線（PDI）の最大深は，装置によらず 1.1±0.2 mm となります．データ測定に取りかかる前に，6 MeV の PDI を取得し，最大深が 1.1±0.2 mm を示すことを，水槽と電離箱の設置の確認に用いるとよいでしょう[1,2]．

Roos 型（PTW 社製）など一部の電離箱は，後方散乱係数の影響を減少させるために背面が凹状になっています．水面より上昇させたのち再度水中に沈降させると，背面の凹状の空間に空気が残ってしまう可能性があるので注意が必要です[3]．

出力係数などのノンスキャンデータ測定は，電離箱線量計で行うことを推奨します．電離箱線量計による測定は，常に極性効果やイオン再結合効果の補正が必要です．また，線量勾配の急峻な位置の測定は，検出器の設置に十分注意する必要があります．電子線の出力係数は，求めたい照射野 A と基準となる照射野 A_0 における，測定から得られた最大深 d_{max} の線量の比になります．まずは，求めたい照射野の線量を校正深で測定します．次に校正深の測定値を各アプリケータやカットアウトの PDD を用いて最大深 d_{max} の線量に変換します．算出した最大深での吸収線量 $D_{d_{max}}(A)$ を，基準照射野（たいていは 10 cm×10 cm）の最大深での吸収線量 $D_{d_{max}}(A_0=10\ cm×10\ cm)$ で規格化します[4]．出力係数が単純に校正深の線量比ではないことに注意してください．電子線の出力係数 OPF の算出式（1）を示します．

$$OPF_{d_{max}}(A) = \frac{D_{d_{max}}(A)}{D_{d_{max}}(A_0=10\ cm×10\ cm)} \quad\quad\quad (1)$$

電子線治療では，アプリケータと患者が接触するため SSD が 100 cm 以上となることがあります．X 線では，距離の逆二乗則による MU 値の補正を行うことで，SSD が延長することによる線量減少を補えます．しかし電子線はターゲットがないため，単純に 100 cm からの距離のずれを用いて逆二乗則を適用することができません．

ここでは，実効 SSD 法による MU 値の補正法を説明します[5]．この方法は，距離の逆二乗則が適応できるような線源位置を，測定結果から算出して補正します．まず，図 94-1 のように電子コーン-水面間のギャップ g を変えて，d_{max} で読み値を測定します．それぞれの SSD での電離量を 100 cm の場合は I_0，任意の距離での結果を I として，I_0/I の二乗根とギャップの関係をプロットすると，図 94-2 のような直線が得られます．そこから実効 SSD; f を算出できます．この実効 SSD を用いて距離の逆二乗補正を行います．実効 SSD は装置，照射野およびエネルギーに依存しますので，それぞれの条件で

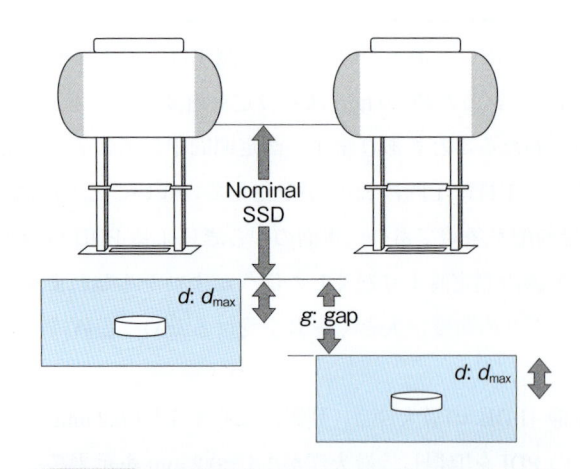

図 94-1 実効 SSD 決定のための測定配置の模式図

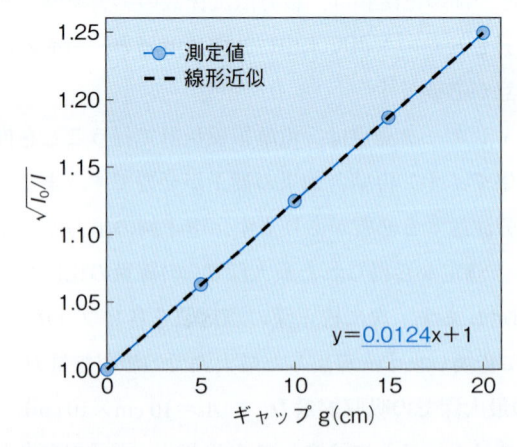

$$\frac{I_0}{I_g} = \left(\frac{f+d_m+g}{f+d_m}\right)^2 \quad \sqrt{\frac{I_0}{I_g}} = \frac{g}{f+d_m}+1 \quad 傾き = \frac{1}{f+d_m} \quad f = \frac{1}{傾き}-d_m$$

図 94-2 実効 SSD 決定のための測定結果
ギャップ g と電離量の比の二乗根

測定する必要があります[6,7]．また，照射筒やカットアウトからの散乱線や空気の吸収などにより，線量の減少が距離の逆二乗則に従わないこともありますので，よく確認してから補正を行って下さい．

■参考文献

1) Das IJ, Cheng CW, Watts RJ, et al. Accelerator beam data commissioning equipment and procedures: report of the TG-106 of the Therapy Physics Committee of the AAPM. Med Phys. 2008; 35: 4186-215.
2) Followill DS, Davis DS, Ibbott GS. Comparison of electron beam characteristics from multiple accelerators. Int J Radiat Oncol Biol Phys. 2004; 59: 905-10.
3) Gerbi BJ, Antolak JA, Deibel FC, et al. Recommendations for clinical electron beam dosimetry: supplement to the recommendations of Task Group 25. Med Phys. 2009; 36: 3239-79.
4) 日本医学物理学会．外部放射線治療における吸収線量の標準測定法（標準測定法01）．東京: 通商産業研究社; 2002.
5) Khan FM, Doppke KP, Hogstrom KR, et al. Clinical electron-beam dosimetry: report of AAPM Radiation Therapy Committee Task Group No. 25. Med Phys. 1991; 18: 73-109.
6) Khan FM, Sewchand W, Levitt SH. Effect of air space and depth dose in electron beam therapy. Radiology. 1978; 126: 249-51.
7) Roback DM, Khan FM, Gibbons JP, et al. Effective SSD for electron beams as a function of energy and beam collimation. Med Phys. 1995; 22: 2093-5.

〈小島　徹〉

Q95 得られたビームデータの整合性チェックはどのように行いますか？

A 長期間にわたりビームデータ測定を行う場合には，毎日基準となる照射条件下でPDD，OARを取得し，得られた結果を相互比較することにより測定系に不備が生じていないことを確認します．また，小照射野のビームデータのような検出器の設置精度が重要になる項目では，測定を複数回実施しデータの再現性を評価し，また別の検出器に交換して測定を行うなどデータの整合性についても評価する必要があります．測定データには測定した日付，使用した検出器の種類などを記録しておくことも重要です．

解説 ビームデータは，測定項目が膨大なことから，条件の異なるデータを数日間にわたって測定を行うことも珍しくなく，データの整合性（ずれがないこと，または矛盾が存在しないこと）がとれていることを確認する必要があります．ビームデータ測定前に基準となる照射条件下でPDD，OARを測定し，前日のデータと比較して一致性を確認します．

測定したビームデータの確認方法として，例えばPDDでは，横軸を照射野サイズ，縦軸をPDDとして，深さごとにプロットする手法があげられます（図95-1参照）．各照射野サイズで正しくPDDが測定されていれば，このグラフは滑らかになりますが，照射野設定を誤った測定データはグラフから逸脱します．また，PDDとOARを比較してOARの中心の値とPDDの値が一致しているかどうかを確認し，照射野設定や測定深が誤っていないかを確認する方法もあります（図95-2a, b参照）．ノンスキャンデータにおいても同様で，測定した出力係数，S_cのグラフを作成し，曲線が滑らかになっているかどうか，また逸脱した値がないかどうかを確認します．

IMRTなどの高精度放射線治療を行う際，治療計画装置には通常治療で使用される照射野のデータのほかに小照射野のビームデータが必要になります．小照射野の測定においては検出器の選択や設置位置精度が重要になるため測定を複数回行いデータの再現性を評価し，また，検出器を交換して測定を行うなどデータの整合について評価する必要があります．詳細はQ93を参照してください．

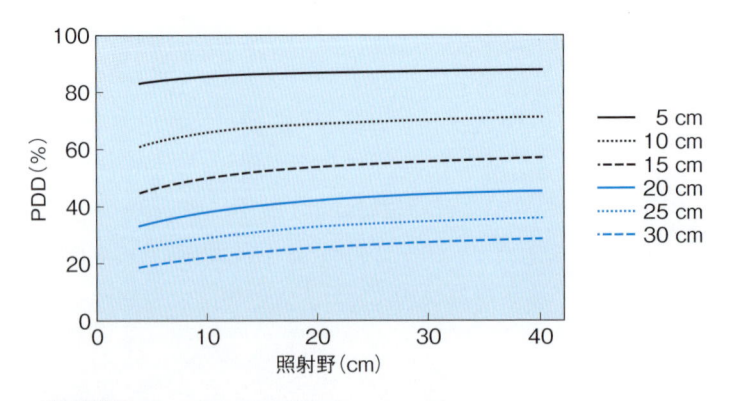

図95-1 深さごとの照射野とPDDの関係

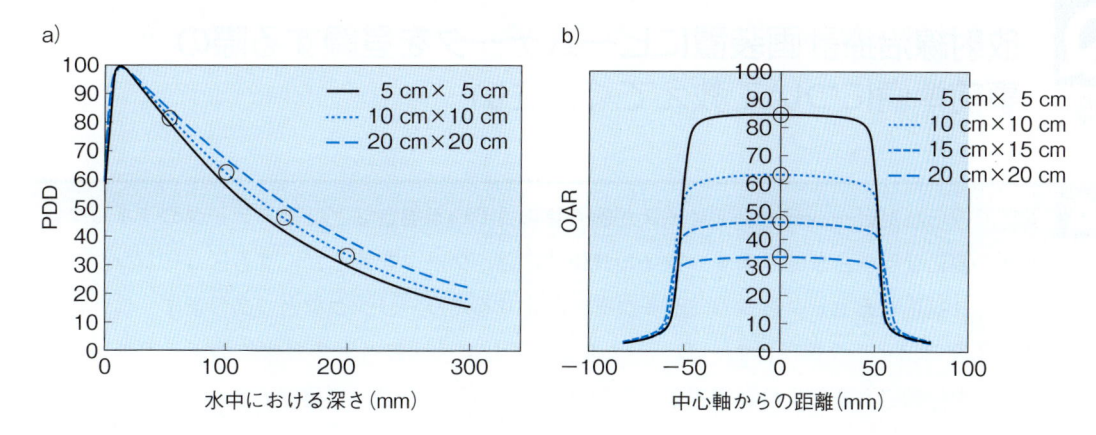

図 95-2 a) 4 MV X 線の各照射野における PDD. b) 10 cm×10 cm の OAR/OAR の測定深が正しいことを確認するため，各深さの PDD の値と OAR の中心の値を比較（図中では○）

　これらのグラフの結果は，早急にビームデータを確認したいときや放射線治療装置の精度管理を行うとき参考になるため，印刷をして常に閲覧できるところに置いておく必要があります．

〈宮下久之〉

Q96 放射線治療計画装置にビームデータを登録する際の事前準備について教えてください

A 測定で得られたビームデータにノイズが多く含まれている場合などには，データのフィルタ処理が必要になる場合があります．フィルタ処理には，データを滑らかにするスムージング，中心位置を補正するセンタリング，データを対称化するミラーリングなどがあります．しかしながら過度のフィルタ処理はもとのデータを歪めてしまう可能性がありますので，できるだけフィルタ処理の必要の少ない測定条件下でデータを取得することが重要です．

解説 測定により得られたデータは放射線治療装置の精度管理や治療計画装置のモデリングなど様々なことに利用されます．しかしながら測定データには使用したシステムに依存したノイズが含まれており，データがばらついていたり不連続であったりする場合があります．このようなデータはデータベースとしての信頼性に欠け，また治療計画装置のモデリングを行う際の精度に悪影響を及ぼすことが考えられます．このような場合には，得られたデータにフィルタ処理を施す必要があります．フィルタ処理には，データを滑らかにするスムージング，中心位置を補正するセンタリング，データを対称化するミラーリングなどがあります．

スムージングには最小二乗法，幾何平均法など多数の手法があります[1-3]．例として図96-1 に測定データと，それに対して Median フィルタ処理を行ったデータを示します．不連続な測定データが滑らかな連続データになっていることがわかります．しかしすべての方法が満足できる結果を与えるというわけではなく，どの方法がデータの本質を失わずにノイズを低減できるかを判断する必要があります．また，強いスムージング処理は急峻な線量変化（ビルドアップ領域や半影領域，ウェッジ照射野のプロファイルなど）に大きな影響を与えるため注意が必要です（図96-2 参照）．ミラーリングは，3次元水ファントムのサイズの制限から照射野辺縁付近において散乱線が十分に確保できず，大照射野の OAR を一度に測定できない場合に採用される方法です．これは3次元水ファントムを中心に合わせず，片側半部の OAR を取得できるように設置し，未取得の片側のデータを取得した側のデータ

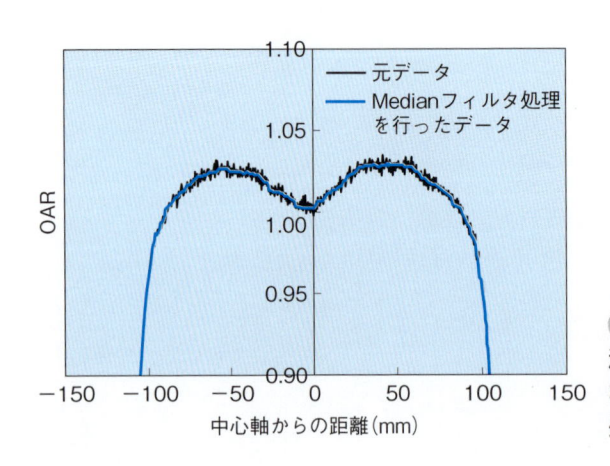

図 96-1 深さ 10 cm，20 cm×20 cm 照射野における元データと Median フィルタ処理を行った OAR

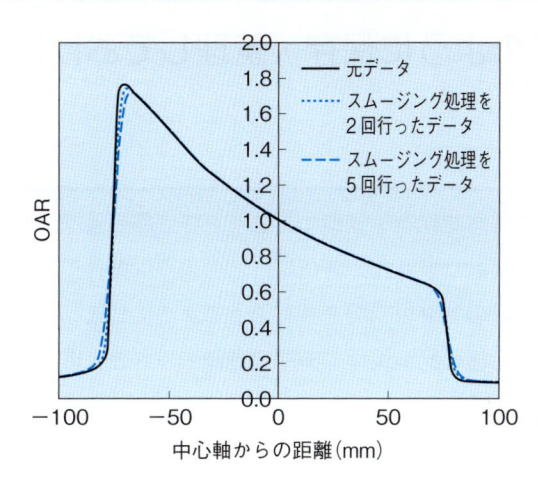

図 96-2 深さ 15 cm，15 cm×40 cm 照射野における 60°ウェッジの元データとスムージング処理を行った OAR

で代用します．事前に，大照射野の対称性が担保されていること，3次元水ファントムの設置位置を変えた時の検出器の設置精度を確認しておく必要があります．比較的大きい3次元水ファントムの場合，平坦化領域内であれば通常の設置で得られた OAR で対称性を評価することができます（Q90 参照）．

通常，スキャンシステムには，スムージング，ミラーリングなどに関する詳細な説明書が用意されており，システムの情報はメーカの説明書を参照して得ることができます．

スムージング処理が何回まで許容されるかについて勧告はありません．基本的にはスムージングの必要の少ない測定条件下でデータを取得することが重要になります．1～2回のスムージングは許容されるでしょうが，データの精度を向上させるためにはデータの再取得を行うことも重要です．また，後に評価を行うためにオリジナルのデータを無加工の状態で保存するとよいでしょう[4]．

■参考文献
1) Bevington PR, Robinson DK. Data Reduction and Error Analysis for the Physical Sciences. New York: McGraw-Hill; 1969.
2) Press WH, Teukolsky SA, Vetterling WT, et al. Numerical Recipes in C: The Art of Scientific Computing. New York: Cambridge University Press; 1992.
3) MATLAB documentation version 7.2.0.232: The Mathworks Natick MA 2006.
4) Das IJ, Cheng CW, Watts RJ, et al. Accelerator beam data commissioning equipment and procedures: report of the TG-106 of the Therapy Physics Committee of the AAPM. Med Phys. 2008; 35: 4186-215.

〈宮下久之〉

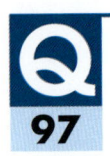

Q97 取得したビームデータはどのように保存・管理しておけばよいでしょうか？

A 取得したビームデータは紙媒体と電子媒体の両方で保存・管理しておく必要があります．また電子媒体は必ずバックアップしておかなければなりません．さらに，どのような条件で測定したかを簡潔にまとめたレポートを作成し，施設のスタッフ間で共有できるようにしましょう．また，測定に要した時間も記録しておくと，今後の品質管理の時間の見積もりなどに非常に有効です．

解説

放射線治療装置導入時に取得するビームデータは，膨大なものになります．測定項目も多岐にわたるため，取得したデータを適切に保存しておくことが重要です．

TG-106においては，紙媒体および電子媒体で保存し，すべての電子媒体をバックアップしておくことが推奨されています[1]．さらに，すべての測定データに対し測定条件（照射野サイズ，線量率，SSD，測定深，使用した検出器，測定間隔，サンプリング時間など）を簡潔にまとめたレポートを作成しておくこととあります．これらに加え，測定に要した時間，ベンダーとのやり取りなどを記録・保管しておくことも重要です．以下に，TG-106に示されるレポートの項目例をあげます．

1. 測定計画の範囲，測定項目，方法，使用した装置，結果，および適切な注意が施された正規化手順について
2. オープン照射野のX線PDDとTMRの表
3. ウェッジ照射野のX線PDDとTMRの表
4. X線の出力係数（S_{cp}, S_c, S_p）の表
5. 照射野と深さに依存するウェッジ係数の表
6. 非物理ウェッジ係数の表
7. ブロックおよびトレイの透過係数表
8. 任意の深さにおける，最大照射野でのオープン照射野の軸外線量の表
9. 任意の深さにおける，最大照射野でのウェッジ照射野の軸外線量の表
10. 任意の深さにおける，最大照射野での非物理ウェッジ照射野の軸外線量の表
11. 電子線照射筒の出力線量比と実効SSD
12. 電子線のPDD表
13. 電子線とX線のPDDとプロファイル（OAR）から算出した，基準照射野での等線量曲線．
14. すべてのスキャンデータの印刷物
15. 施設内や異なる施設での類似装置のデータとの比較．むやみにデータを使用してはならないが，ベンダーが提供したゴールドデータと比較することは問題ない．
16. ベンダーが提供したデータとの比較結果．ただし提供されたデータは，参照用としてのみ使用し，コミッショニングデータの代用とはならない．

17. 全電子データ，解析されたデータとスプレッドシートのバックアップを取る．
18. ビームデータの取得方法とその条件を，詳細に説明した報告書を残す．

　放射線治療装置導入時のビームデータは，その後の治療装置の精度管理における基準データとなるため，導入時の測定者以外のスタッフも，同じ測定を行い，基準データとの比較ができるようにしておく必要があります．また，これらのデータは管理者を決めたうえで，スタッフ全員が自由に閲覧できるように，Q11 に示される手法などで情報共有をはからなければなりません．

■参考文献
1) Das IJ, Cheng CW, Watts RJ, et al. Accelerator beam data commissioning equipment and procedures: Report of the TG-106 of the Therapy Physics Committee of the AAPM. Med Phys. 2008; 35: 4186-213.

〈脇田明尚〉

❖ AAPM Task group 142　精度管理項目一覧表

ここで掲載している AAPM Task Group 142 report, "Quality assurance of medical accelerators" の表は，和訳本「医療用加速器の品質保証」（訳者　黒岡将彦，熊崎　祐，角谷倫之，伊丹班 23-A-13「安全で高精度な放射線治療を実現する放射線治療体制に関する研究」）から転載しています．

表 1　毎日の QA（Daily）

項目	治療機タイプ別の許容値（Machine-type tolerance）			Q 番号
	Non-IMRT	IMRT	SRS/SBRT	
線量管理（Dosimetry）				
X 線出力不変性（全エネルギー） X-ray output constancy（all energy）		3%		Q26, 27
電子線出力不変性 （毎週，ただし特別な仕様でモニタリングしている装置は毎日） Electron output constancy（weekly, except for machines with unique e-monitoring requiring daily）		3%		Q27
幾何学的管理（Mechanical）				
レーザ位置 Laser localization	2 mm	1.5 mm	1 mm	
アイソセンタ位置での距離計表示 Distance indicator（ODI）@ iso	2 mm	2 mm	2 mm	Q28
コリメータサイズ表示 Collimator size indicator	2 mm	2 mm	1 mm	
安全管理（Safety）				
ドアインターロック （ビームが遮断されるか） Door interlock（beam off）		動作する		
ドアが安全に閉まるか Door closing safety		動作する		
視聴覚モニタ Audiovisual monitor（s）		動作する		Q57
定位照射インターロック（照射制限） Stereotactic interlock（lockout）	NA	NA	動作する	
エリアモニタ（使用していれば） Radiation area monitor（if used）		動作する		
照射灯 Beam on indicator		動作する		

表2　毎月のQA（Monthly）

項目	治療機タイプ別の許容値（Machine-type tolerance）			Q番号
	Non-IMRT	IMRT	SRS/SBRT	
線量管理（Dosimetry）				
X線出力不変性 X-ray output constancy				Q29
電子線出力不変性 Electron output constancy	2%			
バックアップモニタ線量計不変性 Backup monitor chamber constancy				Q30
代表的な線量率aにおける出力線量不変性 Typical dose rate output constancy	NA	2%（IMRTで使用する線量率において）	2%（SRS/SBRTで使用する線量率, MUにおいて）	Q47
X線プロファイル不変性 Photon beam profile constancy		1%		Q31, 32
電子線プロファイル不変性 Electron beam profile constancy		1%		
電子線エネルギー不変性 Electron energy constancy		2%/2 mm		Q33
幾何学的管理（Mechanical）				
光/放射線照射野の一致b Light/radiation field coincidence		一辺につき 2 mm or 1%		Q34, 35
光/放射線照射野の一致（非対称照射野）b Light/radiation field coincidence（asymmetric）		一辺につき 2 mm or 1%		Q36
レーザ指示精度確認用機器の指示位置とフロントポインタ指示位置の距離差 Distance check device for lasers compared with front pointer		1 mm		Q37, 38
ガントリ/コリメータ角度の表示値と実際の位置の差（主要な角度）（デジタル表示値のみ） Gantry/collimator angle indicators（@ cardinal angles）（digital only）		1.0°		Q24, 52
アクセサリトレイ（例えばポートフィルムのための十字線付きトレイなど） Accessory trays（i. e., port film graticule tray）		2 mm		Q39
Jaw位置の表示値と実際の位置の差（対称照射野）c Jaw position indicators（symmetric）		2 mm		Q35

（次頁に続く）

表2　毎月のQA（Monthly）（続き）

項目	治療機タイプ別の許容値（Machine-type tolerance）			Q番号
	Non-IMRT	IMRT	SRS/SBRT	
Jaw位置の表示値と実際の位置の差 （非対称照射野）[d] Jaw position indicators（asymmetric）		1 mm		Q36
クロスヘア中心位置（walkout）[訳者注1] Cross-hair centering（walkout）		1 mm		Q34, 37, 38, 52
治療寝台位置の指示値と実際の位置の差[e] Treatment couch position indicators	2 mm/1°	2 mm/1°	2 mm/0.5°	Q40, Q55
ウェッジ設置位置精度 Wedge placement accuracy		2 mm		Q41, 92
補償体設置位置精度[f] Compensator placement accuracy		1 mm		Q41
ウェッジ，ブロックの認識[g] Latching of wedges, block tray		動作する		―
レーザ位置 Localizing lasers	±2 mm	±1 mm	<±1 mm	Q38, 51, 52
安全管理（Safety）				
レーザガードインターロック Laser guard-interlock test		動作する		Q57
呼吸同期（Respiratory gating）				
ビーム出力不変性 Beam output constancy		2%		Q16, 68, 69, 70
位相，振幅ビーム制御 Phase, amplitude beam control		動作する		
室内呼吸監視システム In-room respiratory monitoring system		動作する		
同期インターロック Gating interlock		動作する		

[a] 線量率に応じた線量モニタリング
[b] 光照射野を臨床の患者セットアップに使用している場合のみ，光/放射線照射野の一致を毎月確認する必要がある．
[c] 許容値は両端（長さ方向，幅方向どちらも）の合計．
[d] 非対称jawは0.0 cmと10.0 cmの位置について確認するべきである．
[e] 左右方向，長軸方向，回転方向．
[f] 補償体IMRTのトレイの設置位置精度は，補償体トレイマウント中心およびクロスヘア中心のそれぞれで偏差1 mm以下にする必要がある．
[g] 照射方向が床面を向くコリメータ/ガントリ角度の組み合わせで確認する．

表3　毎年のQA（Annual）

項目	治療機タイプ別の許容値（Machine-type tolerance）			Q番号
	Non-IMRT	IMRT	SRS/SBRT	
線量管理（Dosimetry）				
X線平坦度の基準値からの変化 X-ray flatness change from baseline		1%		Q42
X線対称性の基準値からの変化 X-ray symmetry change from baseline		±1%		
電子線平坦度の基準値からの変化 Electron flatness change from baseline		1%		
電子線対称性の基準値からの変化 Electron symmetry change from baseline		±1%		
SRS回転モード （0.5-10 MU/degの範囲） SRS arc rotation mode（range: 0.5-10 MU/deg）	NA	NA	MU設定値 vs. 照射値: 1.0 MU か2%（どちらか大きい方） ガントリ回転設定値 vs. 照射値: 1.0°か2%（どちらか大きい方）	Q43
X線/電子線出力校正（TG-51） X-ray/electron output calibration（TG-51）		±1%（絶対線量）		Q29, 44
X線出力係数の照射野依存性 （2つ以上の照射野について抜き取り試験） Spot check of field size dependent output factors for x-ray（two or more FSs）		2%（照射野サイズ<4×4 cm^2） 1%（照射野サイズ≧4×4 cm^2）		Q45, 91
電子線アプリケータの出力係数 （1つのアプリケータ/エネルギーの抜き取り試験） Output factors for electron applicators（spot check of one applicator/energy）		±2% （基準値からの変化）		Q45, 91, 94
X線線質（PDD$_{10}$もしくはTMR$_{20,10}$） X-ray beam quality（PDD$_{10}$ or TMR$_{20,10}$）		±1% （基準値からの変化）		Q46
電子線線質（R_{50}） Electron beam quality（R_{50}）		±1 mm		Q46
物理ウェッジ係数の不変性 Physical wedge transmission factor constancy		±2%		Q45, 91, 92
X線MU直線性（出力不変性） X-ray monitor unit linearity（output constancy）	±2% ≧5 MU	±5%（2-4 MU） ±2% ≧5 MU	±5%（2-4 MU） ±2% ≧5 MU	Q47
電子線MU直線性（出力不変性） Electron monitor unit linearity（output constancy）		±2% ≧5 MU		Q47

（次頁に続く）

表3　毎年のQA（Annual）（続き）

項目	治療機タイプ別の許容値（Machine-type tolerance）			Q番号
	Non-IMRT	IMRT	SRS/SBRT	
X線出力の線量率依存性 X-ray output constancy vs. dose rate	±2%（基準値からの変化）			Q47
X線出力のガントリ角度依存性 X-ray output constancy vs. gantry angle	±1%（基準値からの変化）			Q48
電子線出力のガントリ角度依存性 Electron output constancy vs. gantry angle	±1%（基準値からの変化）			Q48
電子線，X線軸外線量比のガントリ角度依存性 Electron and x-ray off-axis factor constancy vs. gantry angle	±1%（基準値からの変化）			Q48
回転照射（規定MU，角度） Arc mode（expected MU, degrees）	±1%（基準値からの変化）			Q43
TBI/TSETモード TBI/TSET mode	動作する			Q50
PDD，TMR，OAF不変性 PDD or TMR and OAF constancy	TBI: 1%，TSET: 1 mm（基準値からの変化）			Q49, 89, 90
TBI/TSET出力校正 TBI/TSET output constancy	2%（基準値からの変化）			Q50
TBI/TSET用のビーム修飾用器具を入れたビームの出力不変性 TBI/TSET accessories	2%（基準値からの変化）			Q50
幾何学的管理（Mechanical）				
コリメータ回転アイソセンタ Collimator rotation isocenter	±1 mm（基準値からの変化）			
ガントリ回転アイソセンタ Gantry rotation isocenter	±1 mm（基準値からの変化）			Q24, 40, 52, 53, 54
寝台回転アイソセンタ Couch rotation isocenter	±1 mm（基準値からの変化）			
電子線アプリケータインターロック Electron applicator interlocks	動作する			—
放射線アイソセンタと機械的アイソセンタの一致 Coincidence of radiation and mechanical isocenter	±2 mm（基準値からの変化）	±2 mm（基準値からの変化）	±1 mm（基準値からの変化）	Q52, 53

（次頁に続く）

表3　毎年のQA（Annual）（続き）

項目	治療機タイプ別の許容値（Machine-type tolerance）			Q番号
	Non-IMRT	IMRT	SRS/SBRT	
治療天板のたわみ Table top sag	2mm（基準値からの変化）			Q55
治療天板の角度 Table angle	1°			
全方向に対する治療天板の最大可動域 Table travel maximum range movement in all directions	±2 mm			
定位照射アクセサリ，ロック等 Stereotactic accessories, lockouts, etc.	NA	NA	動作する	—
安全管理（Safety）				
ベンダー試験項目 Follow manufacturer's test procedures	動作する			Q57
呼吸同期（Respiratory gating）				
ビームエネルギー不変性 Beam energy constancy	2%			Q16, 68, 69, 70
位相/振幅同期時間正確性 Temporal accuracy of phase/amplitude gate on	予測値からの変位が 100 ms			
呼吸位相/振幅サロゲートの校正 Calibration of surrogate for respiratory phase/amplitude	予測値からの変位が 100 ms			
インターロック試験 Interlock testing	動作する			

表4　ダイナミック/ユニバーサル/バーチャルウェッジ（Dynamic/universal/virtual wedge）

項目	許容値（Tolerance） ダイナミック	ユニバーサル	バーチャル	Q番号
毎日（Daily）				
始業点検時に1つの角度の照射実施 Morning check-out run for one angle		動作する		Q56
毎月（Monthly）				
全エネルギーのウェッジ係数 Wedge factor for all energies	45, 60°のビーム中心軸のウェッジ係数（2%以内）[a]	45, 60°のビーム中心軸のウェッジ係数（2%以内）[a]	ウェッジ係数1.0からの変位が5%もしくは2%	Q56
毎年（Annual）				
照射野全開でウェッジ角度60°と，中間の角度および照射野サイズを抜き取り試験 Check of wedge angle for 60°, full field and spot check for intermediate angle, field size	10 cm深，照射野サイズの80%で規定される範囲内の軸外線量比の変化が2%以内			Q56

[a] 60°以外の角度を使用する場合は，45°を推奨する．

表5 マルチリーフコリメータ（IMRTの実施有無で区別した）
Multileaf collimation（with differentiation of IMRT vs non-IMRTmachines）

項目	許容値（Tolerance）	Q番号
毎週（Weekly）		
定性的試験 （ピケットフェンスのようなマッチングセグメント）	リーフ間透過線量の増加などを視覚的に判定	Q13, 14, 15, 58, 60
毎月（Monthly）		
設定照射野と放射線照射野の一致 （2つの照射野） Setting vs. radiation field for two patterns （non-IMRT）	2 mm	Q13, Q14
バックアップ絞り設定（Elektaのみ） Backup diagraph setting（Elekta only）	2 mm	Q13
リーフ駆動速度（IMRT） Travel speed（IMRT）	リーフ速度損失＜0.5 cm/s	Q13, 15, 59
リーフ位置精度（IMRT） Leaf position accuracy（IMRT）	4つのガントリ角度のIMRT照射野で1 mmのリーフ位置精度〔ピケットフェンス試験を実施する場合が多い．試験方法（条件）は臨床で使用されるセグメントサイズに依存する〕	Q13, 15, 58, 59, 60
毎年（Annual）		
MLC透過線量 （リーフおよびリーフ間透過線量の平均）， 全エネルギー MLC transmission（average of leaf and interleaf transmission), all energy	±0.5% （基準値からの変化）	Q13, 63
リーフ位置再現性 Leaf position repeatability	±1.0 mm	Q13, 58, 60, 61
MLCスポークショット MLC spoke shot	≦半径1.0 mm	Q13, 52
光照射野と放射線照射野の一致 （全エネルギー） Coincidence of light field and x-ray field（all energies）	±2.0 mm	Q13, 34, 35
SMLC-IMRTテスト Segmental IMRT（step and shoot）test	誤差のRMS最大値＜0.35 cm 0.35 cm未満の誤差が全誤差カウントの95%以上	Q13, 15, 59
DMLC-IMRTテスト （4つの主要なガントリ角度） Moving window IMRT（four cardinal gantry angles）	誤差のRMS最大値＜0.35 cm 0.35 cm未満の誤差が全誤差カウントの95%以上	Q13, 15, 59

表6　放射線画像（Imaging）

項目	治療機タイプ別の許容値（Application-type Tolerance） Non-SRS/SBRT	治療機タイプ別の許容値（Application-type Tolerance） SRS/SBRT	Q番号
毎日（Daily）[a] **平面 kV，MV（EPID）画像**			
衝突防止インターロック Collision interlocks	動作する	動作する	―
包括的な位置決め精度[訳者注] Positioning/repositioning	≦2 mm	≦1 mm	Q71, 72, 73, 74, 75
照合系・照射系座標の一致 （1つのガントリ角度） Imaging and treatment coordinate coincidence	≦2 mm	≦1 mm	
コーンビーム CT（kV, MV）			
衝突防止インターロック Collision interlocks	動作する	動作する	―
照合系・照射系座標の一致 Imaging and treatment coordinate coincidence	≦2 mm	≦1 mm	Q71, 72, 73, 74, 75
包括的な位置決め精度 Positioning/repositioning	≦1 mm	≦1 mm	
毎月（Monthly） **平面 MV 画像（EPID）**			
照合系・照射系座標の一致 （4つのガントリ角度） Imaging and treatment coordinate coincidence (four cardinal angles)	≦2 mm	≦1 mm	Q71, 72, 73, 74, 75
スケーリング[b] Scaling	≦2 mm	≦2 mm	Q71
空間分解能 Spatial resolution	基準値[c]	基準値	
コントラスト Contrast	基準値	基準値	Q76
均一性とノイズ Uniformity and noise	基準値	基準値	
平面 kV 画像[d]			
照合系・照射系座標の一致 （4つのガントリ角度） Imaging and treatment coordinate coincidence (four cardinal angles)	≦2 mm	≦1 mm	Q71, 72, 73, 74, 75
スケーリング Scaling	≦2 mm	≦1 mm	Q71

（次頁に続く）

表6　放射線画像（Imaging）（続き）

項目	治療機タイプ別の許容値（Application-type Tolerance） Non-SRS/SBRT	治療機タイプ別の許容値（Application-type Tolerance） SRS/SBRT	Q番号
空間分解能 Spatial resolution	基準値	基準値	
コントラスト Contrast	基準値	基準値	Q76
均一性とノイズ Uniformity and noise	基準値	基準値	
コーンビームCT（kV, MV）			
幾何学的歪み Geometric distortion	≦2 mm	≦1 mm	
空間分解能 Spatial resolution	基準値	基準値	
コントラスト Contrast	基準値	基準値	Q76
HU不変性 HU constancy	基準値	基準値	
均一性とノイズ Uniformity and noise	基準値	基準値	
毎年（Annual）			
平面MV画像（EPID）			
SSD設定値と実際の値（可動全範囲） Full range of travel SSD	±5 mm	±5 mm	Q71
被ばく線量[e] Imaging dose	基準値	基準値	Q77
平面kV画像			
線質/エネルギー Beam quality/energy	基準値	基準値	―
被ばく線量 Imaging dose	基準値	基準値	Q77
コーンビームCT（kV, MV）			
被ばく線量 Imaging dose	基準値	基準値	Q77

訳者注　画像取得システムで位置変位量を計測し，その変位量を修正した位置で再度位置照合画像を取得して，位置修正精度を確認する試験を指す．

[a] もしくは，少なくとも，画像装置が治療に使用されるごと．
[b] 画像取得に通常使用されるSDDでスケーリングを実施する（ソフトウェアの機能で計測される距離精度を確認する）．
[c] 基準値（baseline）とは，受入れ試験時のデータと同等もしくはそれより優れた測定データを示す．
[d] kV画像は2次元の透視画像と放射線画像の双方を意味する．
[e] TG75で"実効線量（effective dose）"として報告される測定線量．

❖ 精度管理用機器一覧表

本項では市販されている精度管理用機器を精度管理目的別に整理しています．本表と本文を参考にして，精度管理プログラムの策定の際に参考資料として活用してください．なお表に示されている製品は 2012 年 7 月時点でわかっているものが示されています．表には製品の正式名称と製造業者を示しており，販売業者に関しては 263 ページを参考にしてください．

■共通: 角度，距離，温度，気圧の計測など

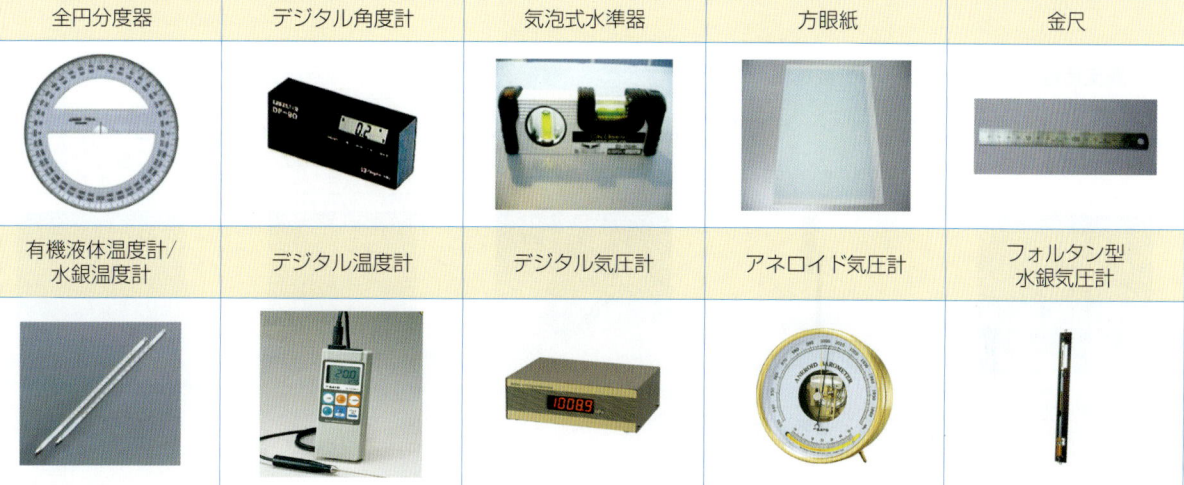

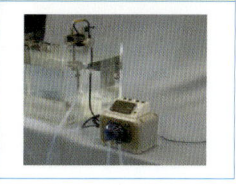

全円分度器	デジタル角度計	気泡式水準器	方眼紙	金尺
有機液体温度計/水銀温度計	デジタル温度計	デジタル気圧計	アネロイド気圧計	フォルタン型水銀気圧計
QWP-43 水ファントム用水位調整器（クオリタ社）				

■ビーム出力校正用水ファントム

WP1D Water Phantom（IBA dosimetry 社）	MP1 1D system（PTW 社）	QWP シリーズ（クオリタ社）	1D SCANNER（SUN NUCLEAR 社）
Dose View 1D（Standard Imaging 社）	RT W01（アールテック社）	電子線昇降ユニット（アールテック社）	QWP-02-CS 相互校正用チャンバーホルダーステー（クオリタ社）

■ 3次元水ファントム

BluePhantom² （IBA dosimetry 社） 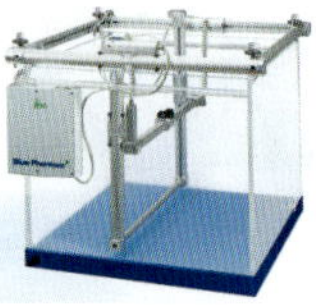	MP3-M Water Phantom （PTW 社） 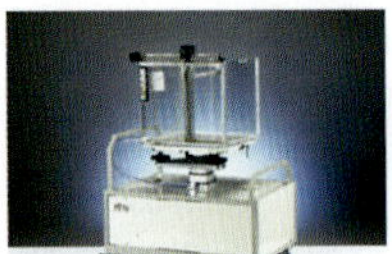	3D SCANNER （SUN NUCLEAR 社） 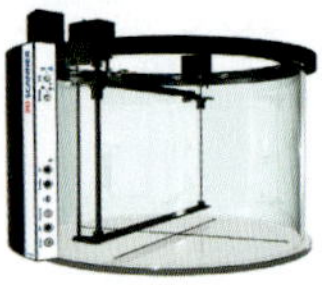	9860XL （Multidata Systems 社） 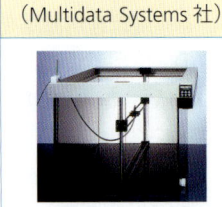	Dose View 3D （Standard Imaging 社） 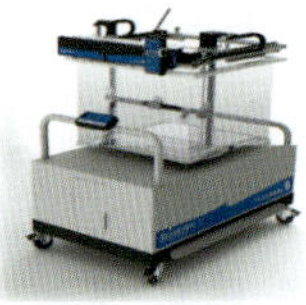

■ 検出器支持台・持具 1: コリメータ散乱係数の測定

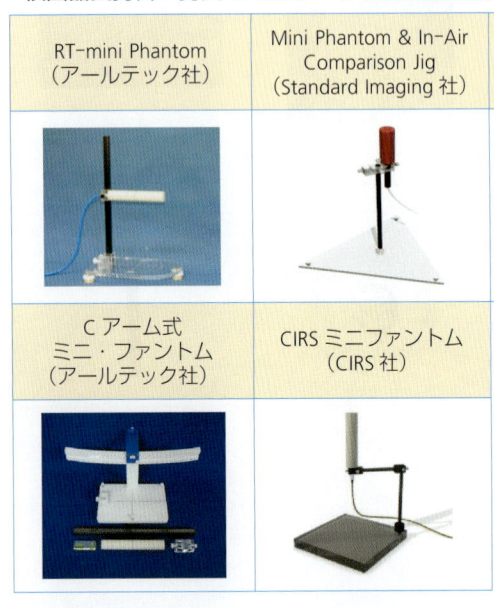

RT-mini Phantom （アールテック社）	Mini Phantom & In-Air Comparison Jig （Standard Imaging 社）	ESTRO Mini-Phantom （PTW 社） 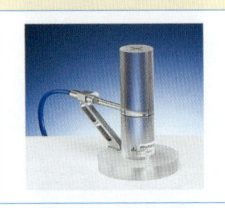	QMP-01＋QMP-11 （クオリタ社） 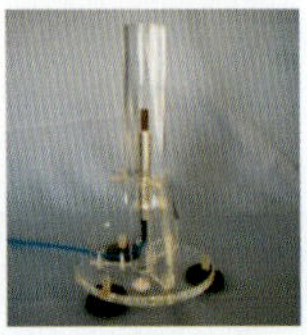	アクリルミニファントム （ニチゲン社） 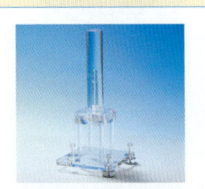
C アーム式ミニ・ファントム （アールテック社）	CIRS ミニファントム （CIRS 社）			

■ 検出器支持台・持具 2: 出力のガントリ角度依存性・日常点検の出力チェック

MONICHECK Monitor Test Device（PTW 社） 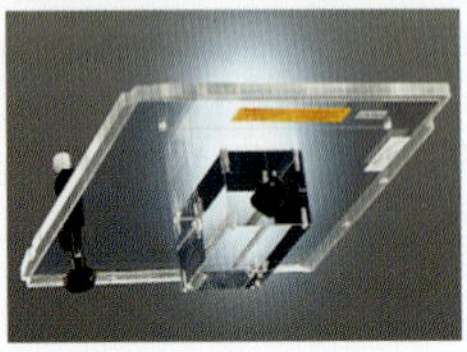	WEDGECHECK® Wedge Angle Test Device（PTW 社） 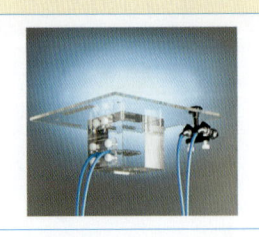	電離箱ヘッドマウンド治具 TN-100HM 型 （タイセイメディカル社） 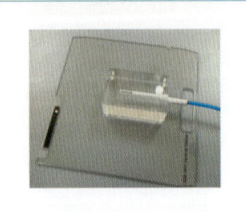	Daily check device QDD-01-V （クオリタ社） 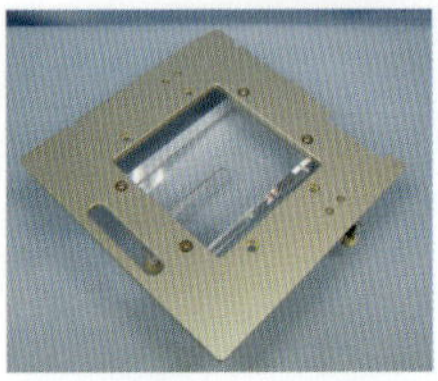

■ 検出器支持台・持具 3: 軸外空中線量比測定・2次元検出器用マウント・フィルム

軸外用ミニファントム スタンド（ニチゲン社） 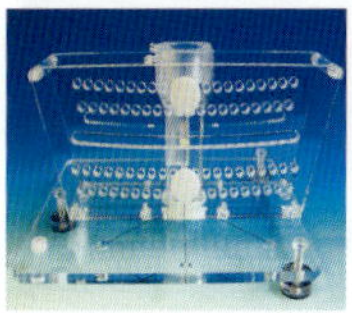	軸外用ミニファントム スタンド（クオリタ社） 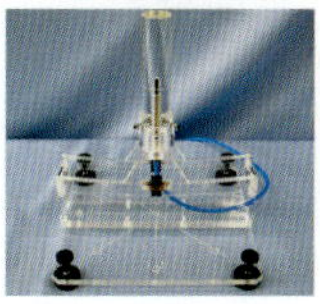	IMF （SUN NUCLEAR 社）	STAR CHECK Gantry Mount（PTW 社） 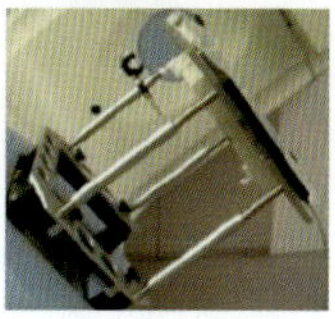	Film Holding Device for MLC Tests（PTW 社）

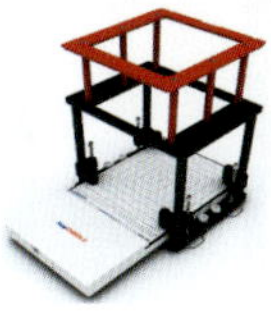

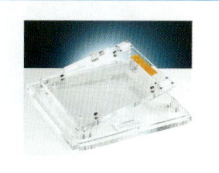

GMF （SUN NUCLEAR 社）

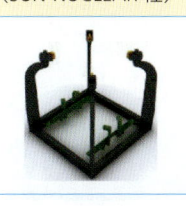

■ スラブ型線量測定用ファントム

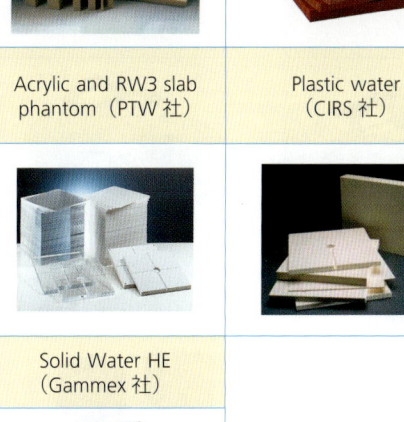

タフウォータ （京都科学社） 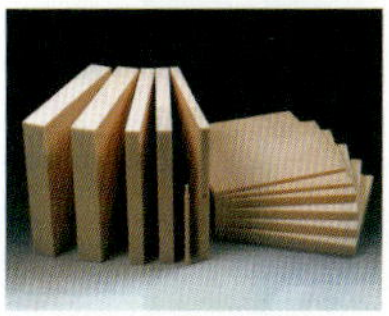	Solid Water （Gammex 社）	Virtual Water （Standard Imaging 社）	Blue Water （Standard Imaging 社） 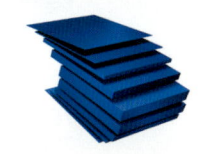	TM 水等価ファントム （タイセイメディカル 社） 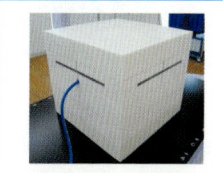

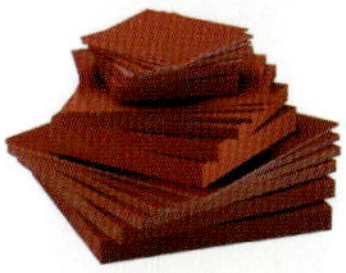

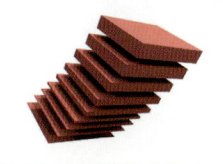

Acrylic and RW3 slab phantom（PTW 社） 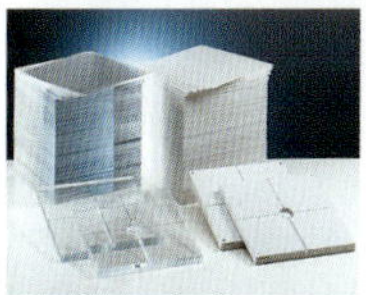	Plastic water （CIRS 社）	Plastic water Tissue Equivalent Materials （CIRS 社） 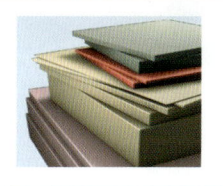	Tissue Equivalent Materials（Gammex 社）	不均質ファントム タフラング（京都科学） 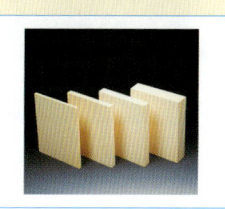

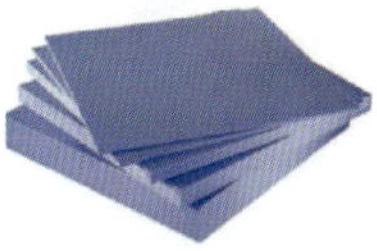

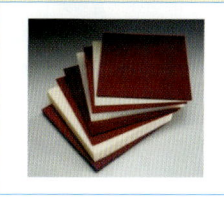

Solid Water HE （Gammex 社）

■ 多目的線量測定用ファントム

QUASAR Verification Phantom（MODUS Medical Device 社）	RT-2000-Q（アールテック社）	サジコロファントム（アールテック社）	RT Lung（アールテック社）
RT-3000-New-Water（アールテック社）	RT-3000-EC（アールテック社）	RT-2300-Cylinder（アールテック社）	RT-RTOG（アールテック社）
Lucy 3D QA ファントム（Standard Imaging 社）	SDV ファントム（Standard Imaging 社）	Arc QA ファントム（Standard Imaging 社）	IMRT ファントム（Standard Imaging 社）
定位放射線治療用 QC ファントム　QKO-01（クオリタ社）	IMRT 頭頸＆胴体部フリーポイントファントム（CIRS 社）	IMRT 胸部ファントム（CIRS 社）	IMRT 骨盤部 3D ファントム（CIRS 社）
Cube20 ファントム（CIRS 社）	Easy Cube Phantom（SUN NUCLEAR 社）	BS40 I'mRT Phantom（IBA dosimetry 社）	ACE IMRT PHANTOM（Standard Imaging 社）
多目的線量検証用水ファントム　TN-300W 型（タイセイメディカル社）	IMRT 線量分布測定用ファントム　JC 型（タイセイメディカル社）	全門照射用円柱ファントム（タイセイメディカル社）	CT 用線量測定ファントム QCP シリーズ（クオリタ社）

■ 多目的線量測定用ファントム（続き）

StereoPHAN （SUN NUCLEAR 社）	RT-Coronal （アールテック社）	RT-S （アールテック社）	RT-Slit-Box （アールテック社）
IMRT 頭頸部ファントム （CIRS 社）	定位測定用 steev ファントム （CIRS 社）	肺定位緻密ファントム （CIRS 社）	

■ マイクロ型電離箱線量計（有感体積　約 0.01 cm^3）

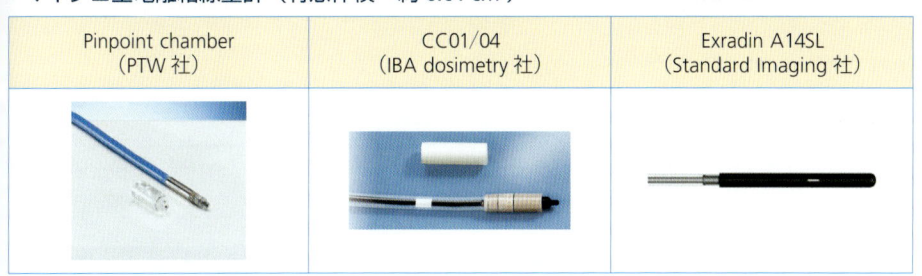

Pinpoint chamber （PTW 社）	CC01/04 （IBA dosimetry 社）	Exradin A14SL （Standard Imaging 社）

■ ミニ型電離箱線量計（有感体積　約 0.1 cm^3）

Semiflex chamber （PTW 社）	CC13 （IBA dosimetry 社）	Exradin A28 （Standard Imaging 社）

■ ファーマ形電離箱線量計（有感体積　約 0.6 cm³）

30010/30011/30012/30013 （PTW 社）	C-110 （応用技研）	FC65 （IBA dosimetry 社）	Exradin A19 （Standard Imaging 社）

■ 平行平板形電離箱線量計

NACP （IBA dosimetry 社）	PPC40（Roos タイプ） （IBA dosimetry 社）	23343/34045（Markus タイプ） （PTW 社）	34001（Roos タイプ） （PTW 社）
C-134A （応用技研）	Exradin A10/P11 （Standard Imaging 社）		

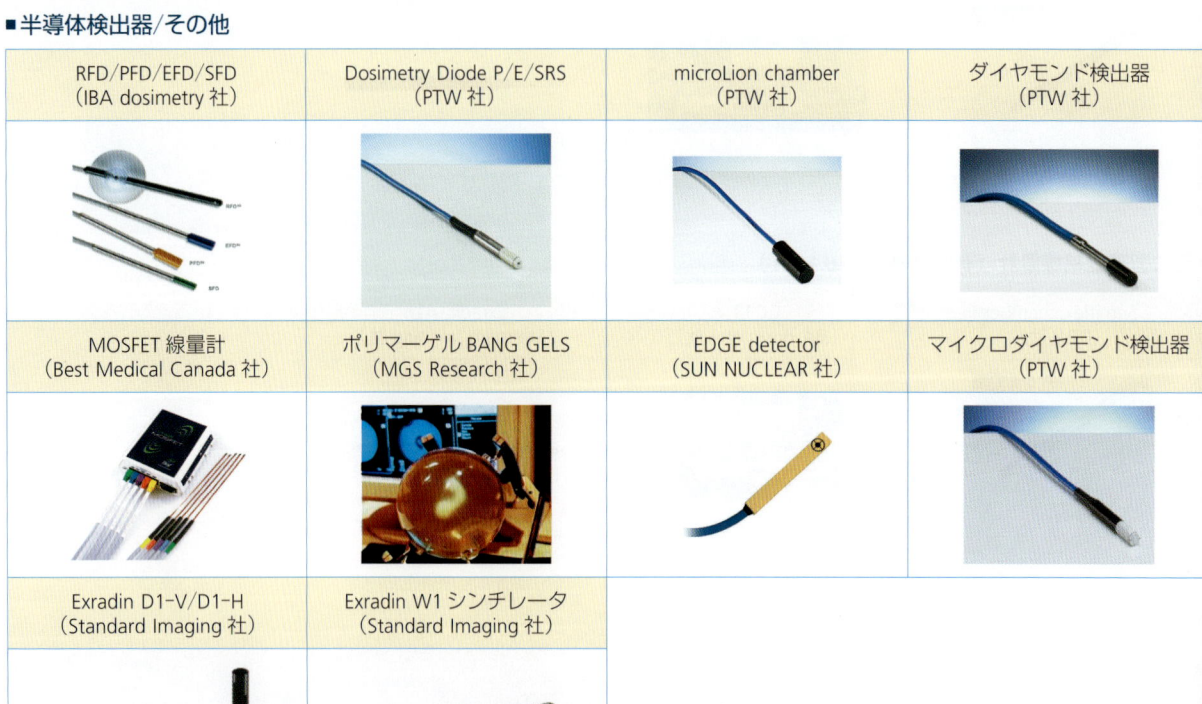

■ 半導体検出器/その他

RFD/PFD/EFD/SFD （IBA dosimetry 社）	Dosimetry Diode P/E/SRS （PTW 社）	microLion chamber （PTW 社）	ダイヤモンド検出器 （PTW 社）
MOSFET 線量計 （Best Medical Canada 社）	ポリマーゲル BANG GELS （MGS Research 社）	EDGE detector （SUN NUCLEAR 社）	マイクロダイヤモンド検出器 （PTW 社）
Exradin D1-V/D1-H （Standard Imaging 社）	Exradin W1 シンチレータ （Standard Imaging 社）		

■ 電位計

RAMTEC シリーズ （東洋メディック社）	UNIDOS シリーズ （PTW 社）	35040 Advanced Therapy Dosimeter（Fluke Biomedical 社）	AE-132a （応用技研）
SuperMAX （Standard Imaging 社）	2620 Dose-Doserate meter （QADOS 社）	Dose1 （IBA dosimetry 社）	PC Electrometer （SUN NUCLEAR 社）
DOSEMETER2570 （Thermo Scientific 社）	MAX4000 （Standard Imaging 社）	CAPINTEC192 （CAPINTEC 社）	

■ 幾何学的精度管理項目・レーザ，光照射野，放射線照射野，スターショットなどの検証

Iso-Align （CIVCO 社）	Isocentric Beam Checker II （Mick 社）	RT-IP Holder （アールテック社）	FS-QA （SUN NUCLEAR 社）
ISOCHECK Isocenter Test Device （PTW 社）	ISIS QA-1 （TGM^{2}社）	ESSEN QC Cube Geometric Test Device （PTW 社）	PIPSpro FC-2 ファントム （Standard Imaging 社）

■ 幾何学的精度管理項目・レーザ，光照射野，放射線照射野，スターショットなどの検証（続き）

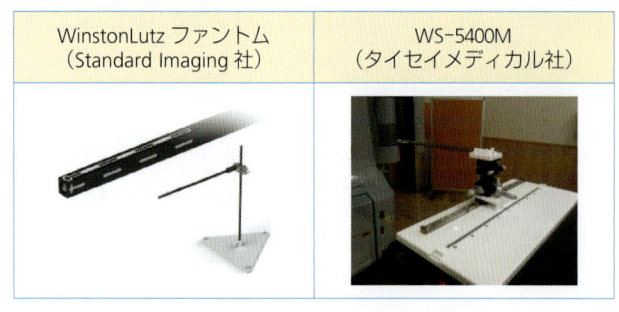

WinstonLutz ファントム （Standard Imaging 社）	WS-5400M （タイセイメディカル社）

■ フィルム: 放射線照射野・光照射野の確認

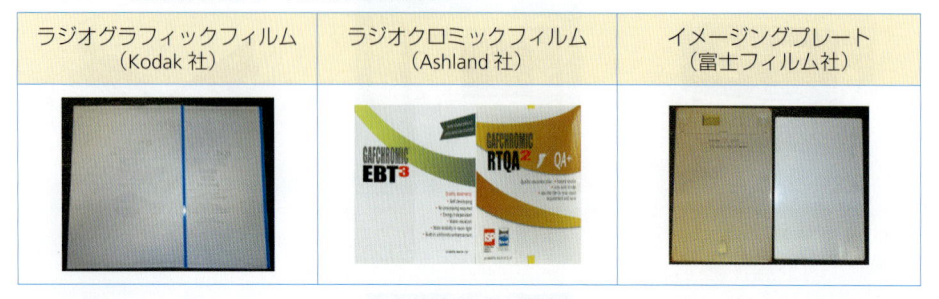

ラジオグラフィックフィルム （Kodak 社） 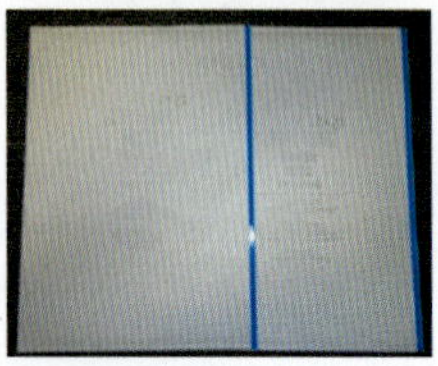	ラジオクロミックフィルム （Ashland 社）	イメージングプレート （富士フィルム社）

■ 簡易型出力確認用検出器: 日常点検の出力チェック（一部プロファイルの不変性も評価可）

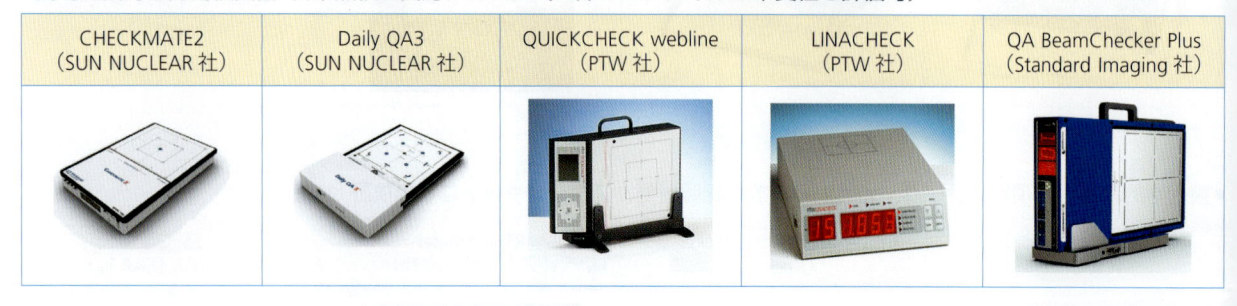

CHECKMATE2 （SUN NUCLEAR 社）	Daily QA3 （SUN NUCLEAR 社）	QUICKCHECK webline （PTW 社）	LINACHECK （PTW 社）	QA BeamChecker Plus （Standard Imaging 社）

■ 配列型検出器用ファントム: 全門線量検証のための2次元検出器用ファントム

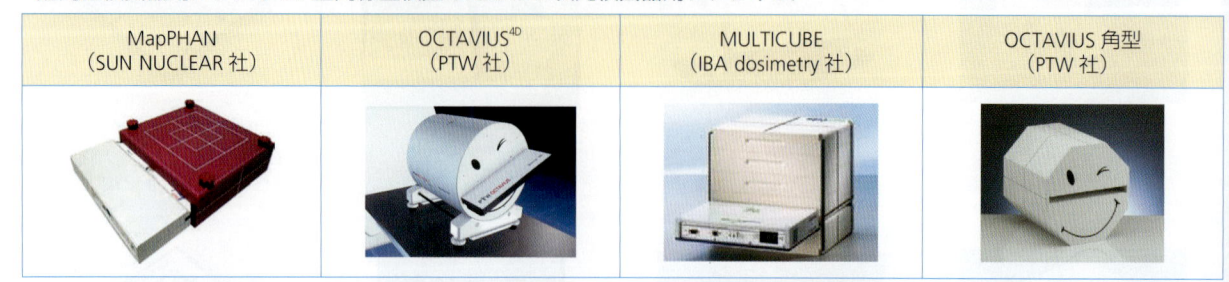

MapPHAN （SUN NUCLEAR 社）	OCTAVIUS^{4D} （PTW 社）	MULTICUBE （IBA dosimetry 社）	OCTAVIUS 角型 （PTW 社）

■配列型検出器: 線量プロファイルの不変性，線量検証など

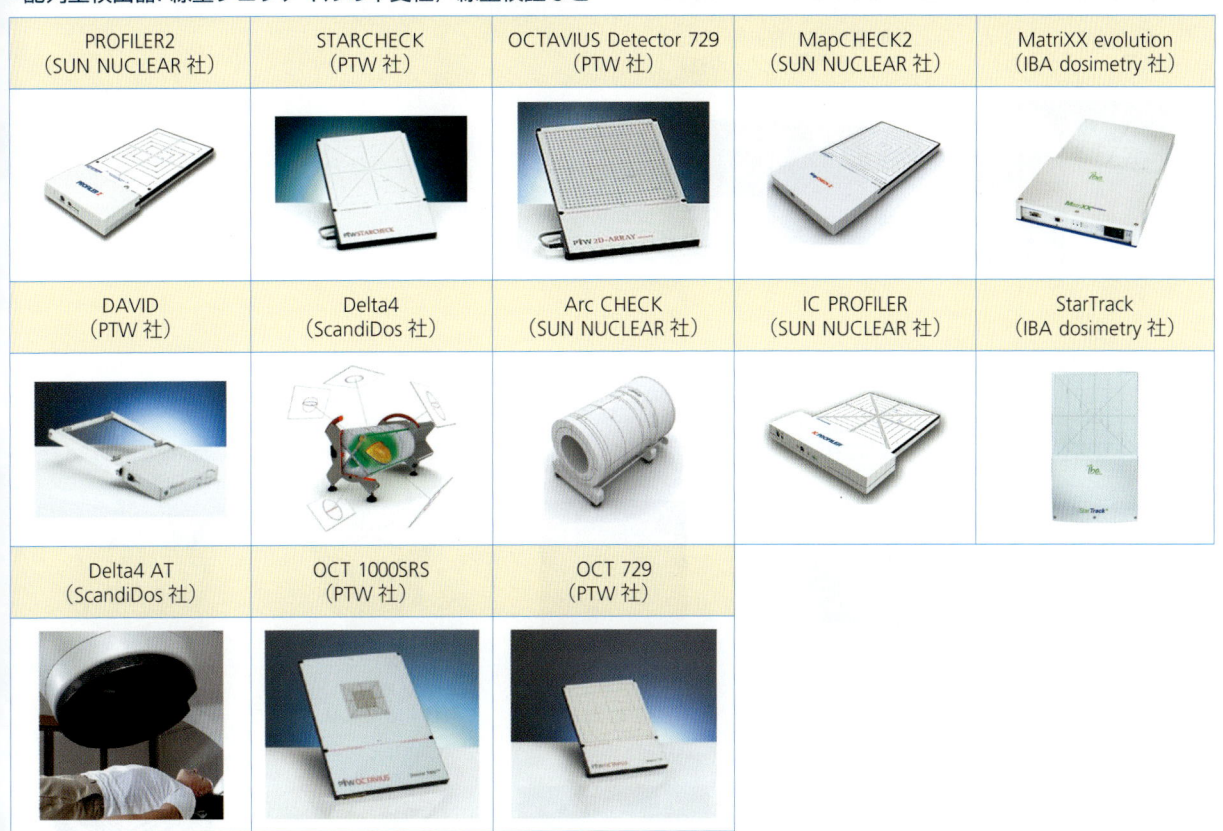

PROFILER2 （SUN NUCLEAR 社）	STARCHECK （PTW 社）	OCTAVIUS Detector 729 （PTW 社）	MapCHECK2 （SUN NUCLEAR 社）	MatriXX evolution （IBA dosimetry 社）
DAVID （PTW 社）	Delta4 （ScandiDos 社）	Arc CHECK （SUN NUCLEAR 社）	IC PROFILER （SUN NUCLEAR 社）	StarTrack （IBA dosimetry 社）
Delta4 AT （ScandiDos 社）	OCT 1000SRS （PTW 社）	OCT 729 （PTW 社）		

■呼吸同期・動態追尾システム・精度管理用機器

MotionSim XY/4D （SUN NUCLEAR 社）	Dynamic Platform （CIRS 社）	胸部動体ファントム （CIRS 社）	QUASAR Respiratory Motion QA Platform （MODUS Medical Device 社）
QUASAR Respiratory Motion QA Phantom （MODUS Medical Device 社）	呼吸同期プラットフォーム （Standard Imaging 社）	呼吸同期ファントム QRP （クオリタ社）	呼吸同期ファントム （京都科学社）

■ 呼吸同期・動態追尾システム・精度管理用機器（続き）

動態追尾ファントム（アールテック社）	3軸駆動式動態追尾ファントム（千代田テクノル社）

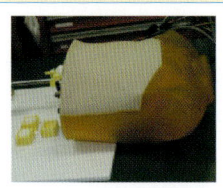

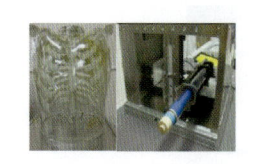

■ 画像誘導放射線治療関連機器：照合系座標中心と照射系座標中心の確認，画質，線質評価など

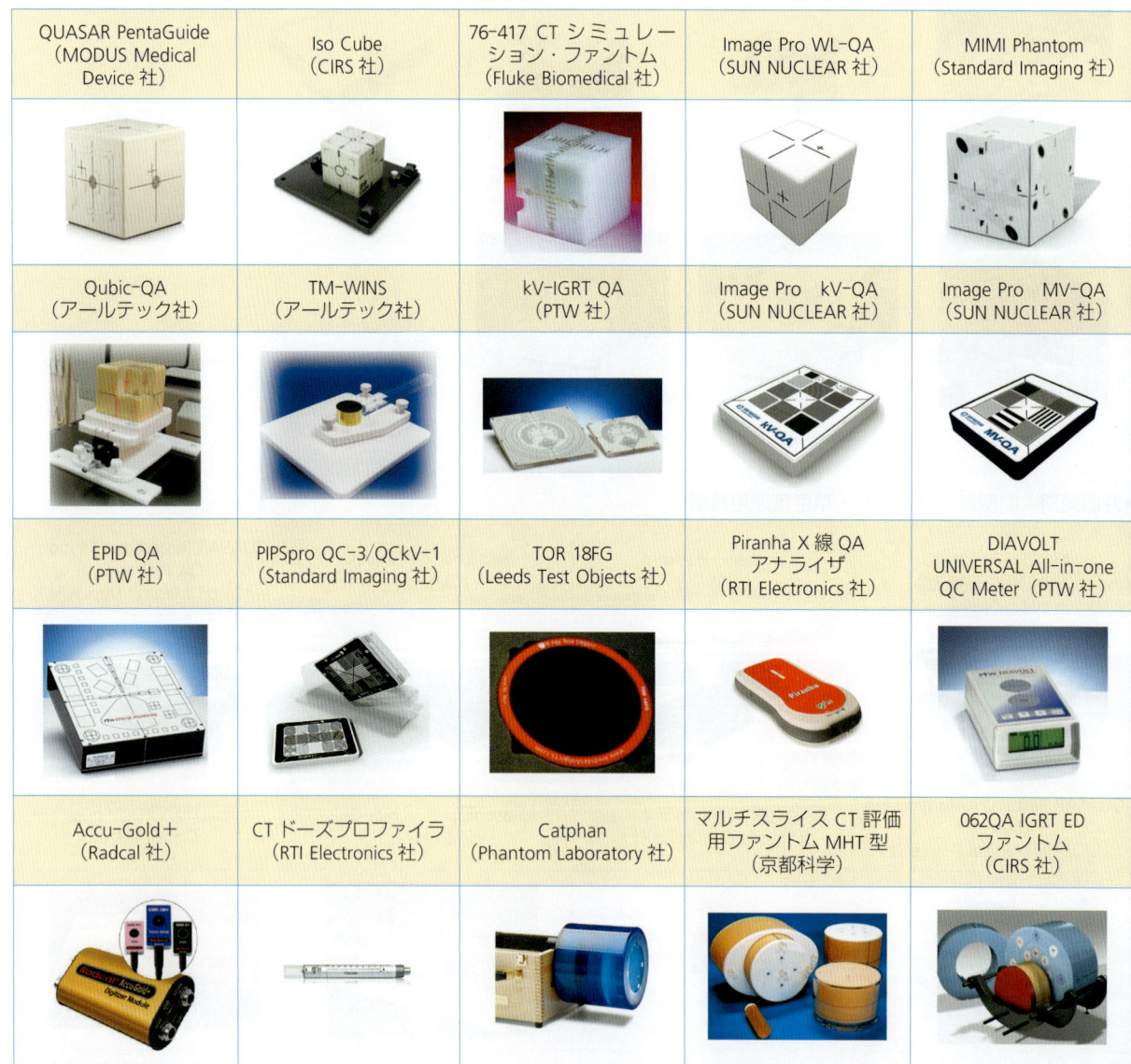

QUASAR PentaGuide（MODUS Medical Device社）	Iso Cube（CIRS社）	76-417 CT シミュレーション・ファントム（Fluke Biomedical社）	Image Pro WL-QA（SUN NUCLEAR社）	MIMI Phantom（Standard Imaging社）
Qubic-QA（アールテック社）	TM-WINS（アールテック社）	kV-IGRT QA（PTW社）	Image Pro kV-QA（SUN NUCLEAR社）	Image Pro MV-QA（SUN NUCLEAR社）
EPID QA（PTW社）	PIPSpro QC-3/QCkV-1（Standard Imaging社）	TOR 18FG（Leeds Test Objects社）	Piranha X線QAアナライザ（RTI Electronics社）	DIAVOLT UNIVERSAL All-in-one QC Meter（PTW社）
Accu-Gold＋（Radcal社）	CT ドーズプロファイラ（RTI Electronics社）	Catphan（Phantom Laboratory社）	マルチスライスCT評価用ファントム MHT型（京都科学）	062QA IGRT ED ファントム（CIRS社）

■画像誘導放射線治療関連機器: 照合系座標中心と照射系座標中心の確認，画質，線質評価など（続き）

RMI467 CT Density Phantom（Gammex社）	Electron Density Phantom（CIRS社）	Multi-Modality Pelvic Phantom（CIRS社）	超音波多目的ファントム（京都科学社）	IGRT QA Tool Phantom MTNW425200（CIVCO社）
MT-TG66 CT Simulator Laser QA Device（CIVCO社）	ARTファントム（RSD社）	治療用人体ファントム（京都科学社）	NOMEX線量計（PTW社）	組織等価CTファントム（CIRS社）
CT to EDファントム（フジデノロ社）				

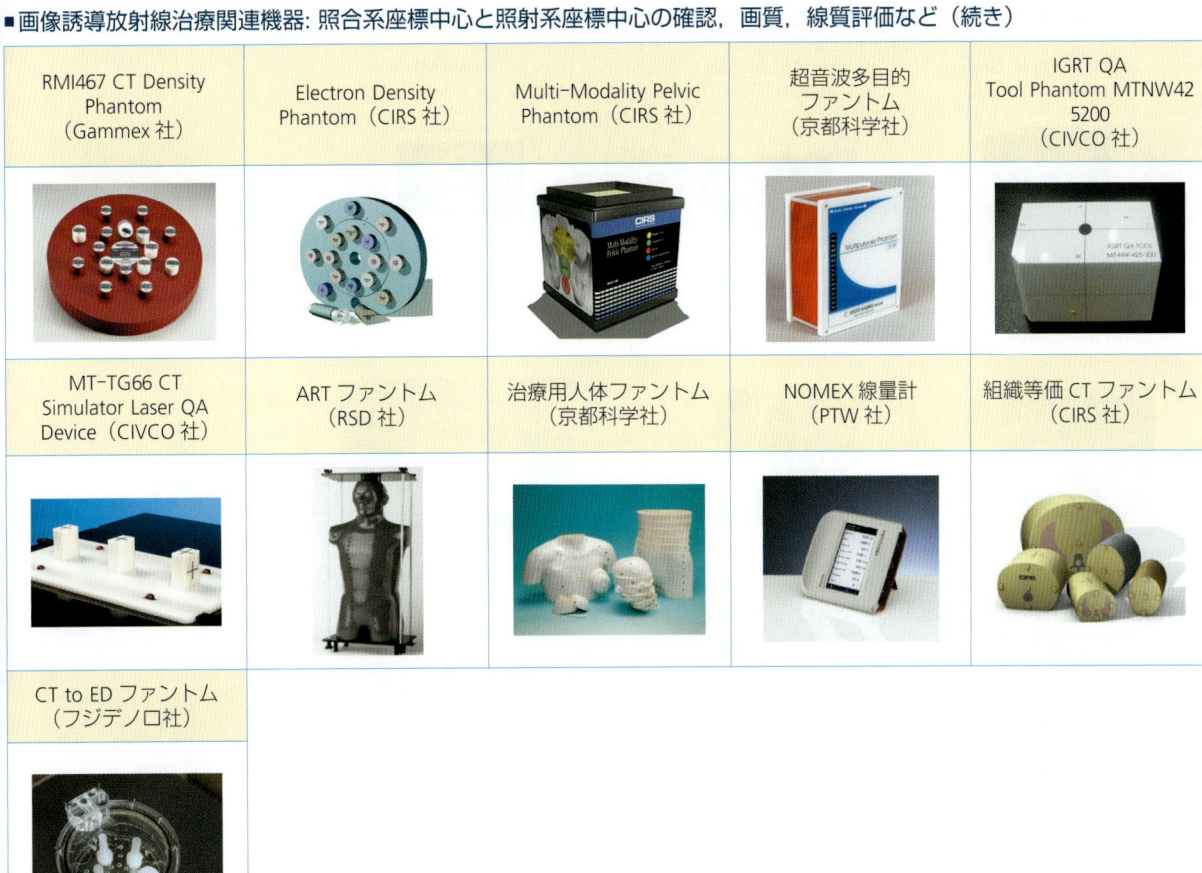

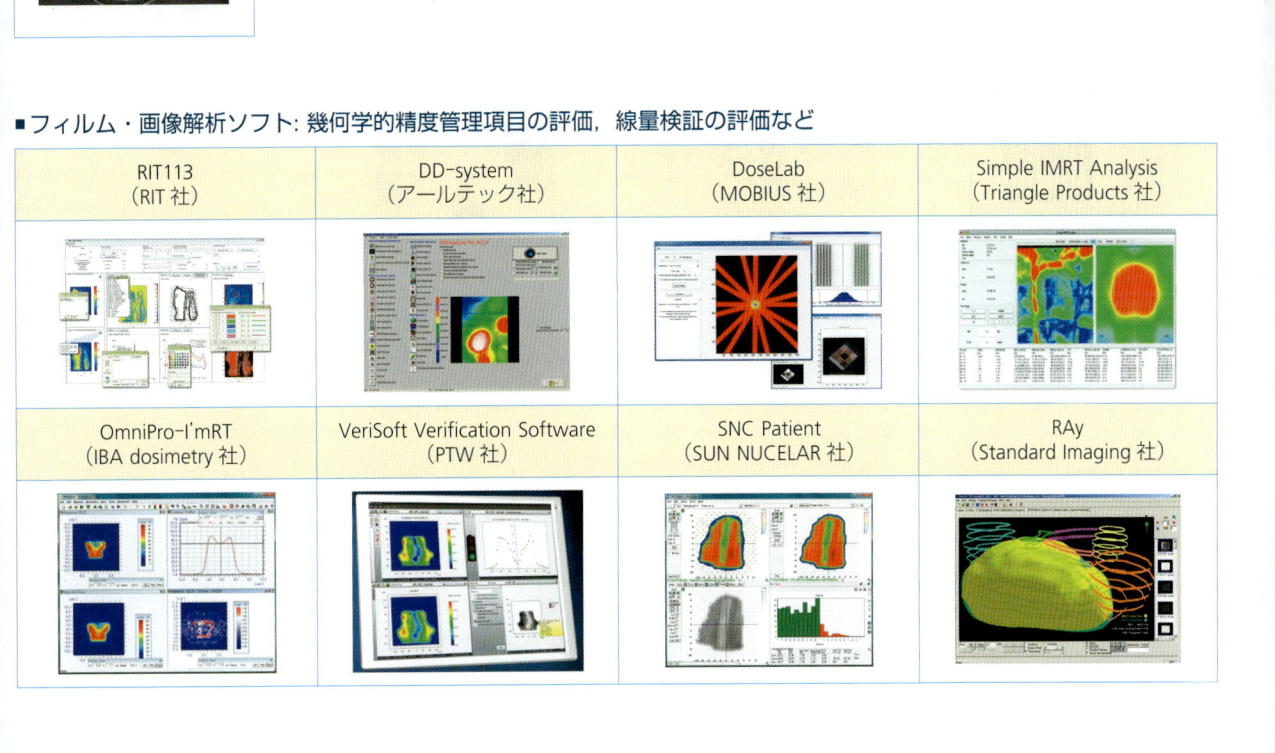

■フィルム・画像解析ソフト: 幾何学的精度管理項目の評価，線量検証の評価など

RIT113（RIT社）	DD-system（アールテック社）	DoseLab（MOBIUS社）	Simple IMRT Analysis（Triangle Products社）
OmniPro-I'mRT（IBA dosimetry社）	VeriSoft Verification Software（PTW社）	SNC Patient（SUN NUCELAR社）	RAy（Standard Imaging社）

■ フィルム・画像解析ソフト: 幾何学的精度管理項目の評価，線量検証の評価など（続き）

Triangle simple QA （Triangle Products 社）	ARTISCAN （AQUILAB 社）	Triangle Simple MU analysis （Triangle Products 社）
Dosimetry Check （Math Resolutions 社）	COMPASS （IBA dosimetry 社）	eQA （MODUS Medical Device 社）

■ その他のソフト: 精度管理運用のためのソフト，MLC の精度管理など

ATLAS QA （SUN NUCLEAR 社）	Radia （RIT 社）	IsoCheck epid （PTW 社）
MLC Soft EPID （PTW 社）	PIPSPro （Standard Imaging 社）	Quality Reports （SUN NUCLEAR 社）

精度管理用機器一覧表

■ 精度管理用機器（バリアンメディカルシステムズ株式会社）

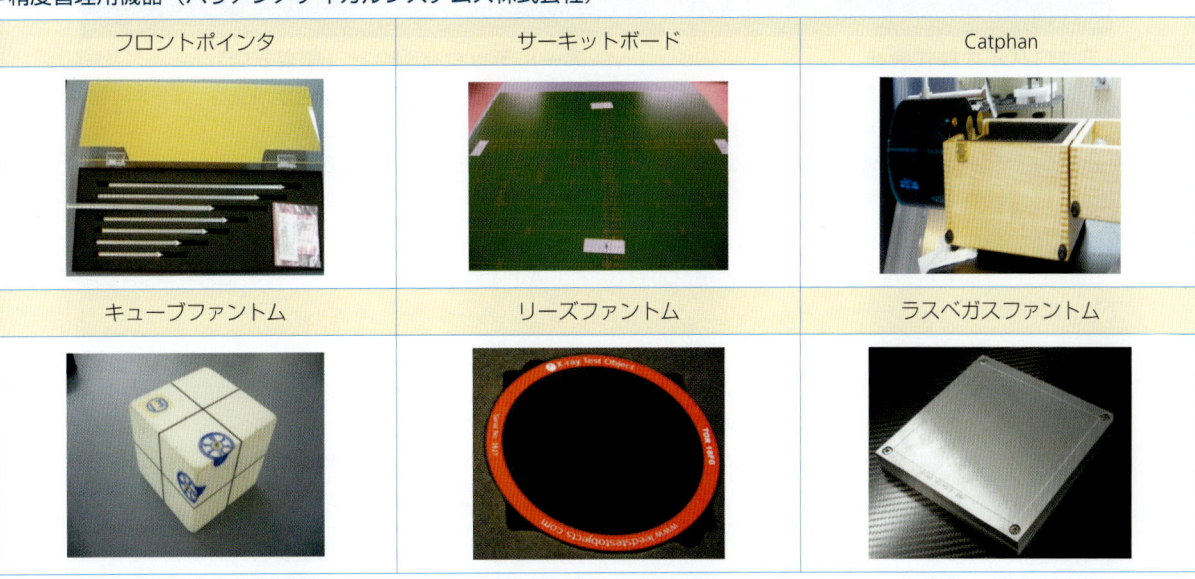

フロントポインタ	サーキットボード	Catphan
キューブファントム	リーズファントム	ラスベガスファントム

■ 精度管理用機器（エレクタ株式会社）

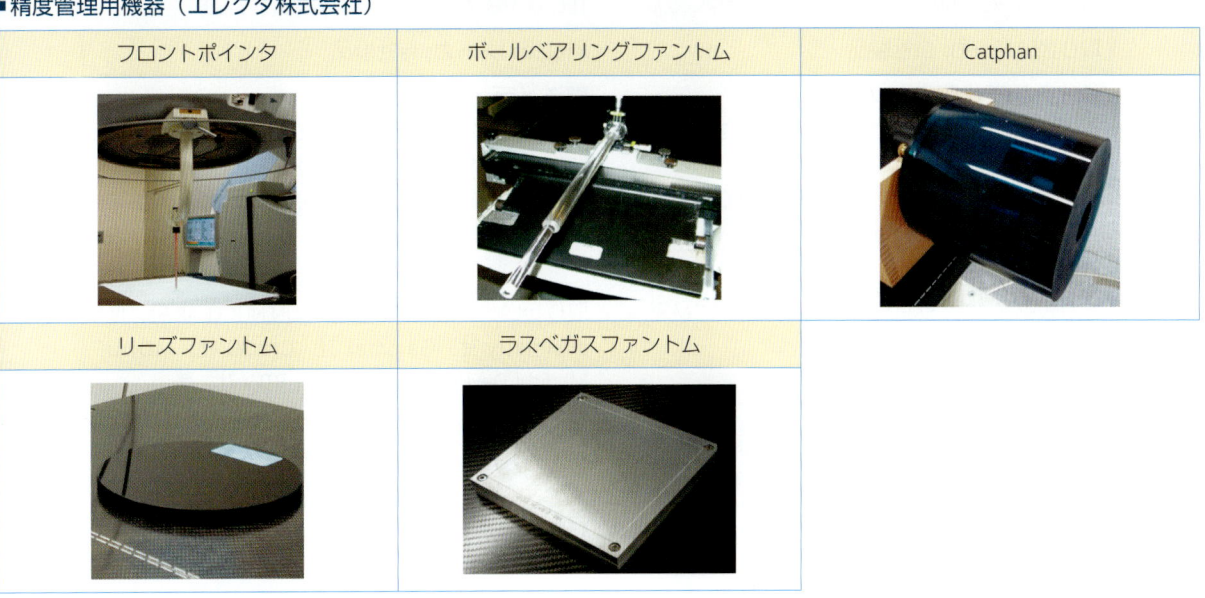

フロントポインタ	ボールベアリングファントム	Catphan
リーズファントム	ラスベガスファントム	

■ 精度管理用機器（シーメンス株式会社）

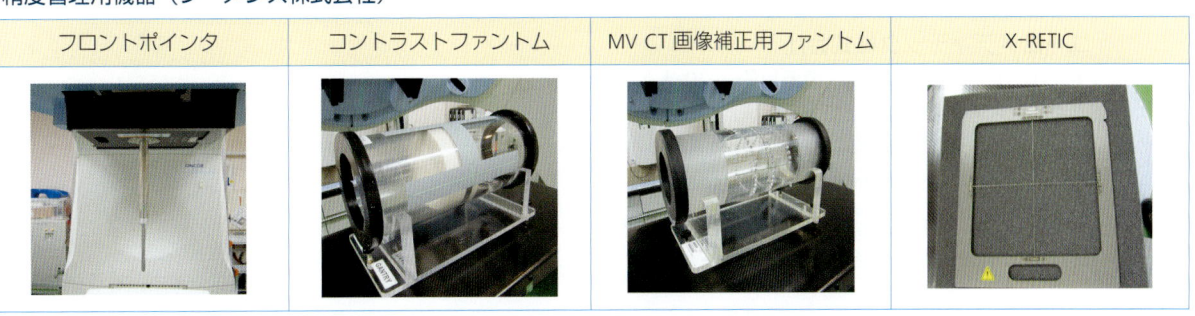

フロントポインタ	コントラストファントム	MV CT 画像補正用ファントム	X-RETIC

精度管理用機器一覧表

国内の精度管理用機器販売メーカ（五十音順）

アクロバイオ株式会社 〒162-0053　東京都新宿区原町 3-61 TEL. 03-5272-0621　FAX. 03-5272-0623 ホームページ: http://www.acrobio.co.jp/	**アールテック有限会社（東京支店）** 〒175-0092　東京都板橋区赤塚 1-2-9 　　　　　　あおきビル 2 階 TEL. 03-5967-7464　FAX. 03-5967-7465 ホームページ: http://www.r-tech-japan.com/
取り扱いメーカ: Best Medical Canada 社，RTI Electronics 社，Fluke Biomedical 社，Leeds Test Objects 社，RSD 社	取り扱いメーカ: 自社製品，タイセイメディカル社，Ashland 社，等
株式会社応用技研 〒204-0011　東京都清瀬市下清戸 2-599 TEL. 042-492-2734　FAX. 042-492-7006 ホームページ: http://www.o-yo-giken.co.jp/	**株式会社京都科学** 〒612-8388　京都市伏見区北寝小屋町 15 番地 TEL. 075-605-2510 ホームページ: http://www.kyotokagaku.com/jp/
取り扱いメーカ: 自社製品	取り扱いメーカ: 自社製品
有限会社クオリタ 〒362-0032　埼玉県上尾市日の出 2-2-1 TEL. 048-779-7765　FAX. 048-779-7766 ホームページ: http://www.qualita-works.co.jp	**有限会社タイセイメディカル** 〒530-0054　大阪市北区南森町 1-3-9 　　　　　　柏尾ビル 207 号 TEL. 06-6314-5255　FAX. 06-6314-5733
取り扱いメーカ: 自社製品	取り扱いメーカ: 自社製品
株式会社千代田テクノル 〒113-8681　東京都文京区湯島 1-7-12 　　　　　　千代田御茶の水ビル TEL. 03-3816-5242　FAX. 03-5803-1990 ホームページ: http://www.c-technol.co.jp/index.html	**東洋メディック株式会社** 〒162-0813　東京都新宿区東五軒町 2-13 TEL. 03-3268-0021　FAX. 03-3268-0264 ホームページ: http://www.toyo-medic.co.jp/index.html
取り扱いメーカ: Standard Imaging 社，TGM^{2}社	取り扱いメーカ: 自社製品，SUN NUCLEAR 社，IBA dosimetry 社，Gammex 社，CIVCO 社，MODUS Medical Device 社，Radcal 社，PTW 社，等
日本バイナリー株式会社 〒105-0014　東京都港区芝 2-3-3 　　　　　　芝二丁目大門ビル 2F TEL. 03-5427-7111 ホームページ: http://www.nihonbinary.co.jp	**フジデノロ株式会社　ヘルスケア事業部** 〒141-0031　東京都品川区西五反田 8-7-11 　　　　　　アクシス五反田ビル 4F TEL. 03-5719-3009　FAX. 03-5719-3389 ホームページ: http://www.fujidenolo.co.jp/
取り扱いメーカ: RIT（Radiological Imaging Technology 社），MGS Research 社，Multidata Systems 社，等	取り扱いメーカ: 自社商品，輸入製品
ユーロメディテック株式会社 〒141-0022　東京都品川区東五反田 2-20-4 　　　　　　NOF 高輪ビル 8F TEL. 03-5449-7585　FAX. 03-5449-0234 ホームページ: http://www.euro-meditec.co.jp/	
取り扱いメーカ: PTW 社，ScandiDos 社，CIRS 社，Mick 社，Triangle Products 社，等	

索引

あ行

アーチファクト	185
アイソセンタ	52, 126, 129, 178
アネロイド型	62
圧迫	200
安全管理	141
安全文化	2
イメージングプレート	87, 126
インターロック	76, 141
位相	37
位置決めレーザ	51, 124
位置精度検証	101
医学物理士	45
ウェッジ	51, 136, 229
ウェッジ係数	111, 136, 229
ウォームアップ	202
受け入れ試験	7, 11, 43
エネルギー	83
エネルギー不変性	113
エラー	50, 51, 53, 55
温度計	51, 62

か行

カットアウトファクタ	233
ガントリ回転精度	124
ガントリ角度	65
ガントリ角度依存性	115, 118, 152
荷重試験	133
画質評価	190
画像中心	186
画像誘導装置	187
画像誘導放射線治療	55
回転照射	106
回転中心精度	95
外部委員	6
外部呼吸信号	35
キャリブレーション	202
気圧計	51, 62
気泡式水準器	65
幾何学的キャリブレーション	182
幾何学的の精度	72
幾何学的変形	190
機械的設置精度	29
許容値	9, 16, 43
強度変調放射線治療	53
業務改善	6
極性効果	231
均一性	190
金属球	185
駆動安定性	145
駆動精度	204
ケーブル	209
計測視野	202
経時的変動	70
検出器	209
コーンビーム CT	176, 181, 190
コーンファクタ	233
コネクタ	209
コミッショニング	7, 11, 43
コリメータ角	65
コリメータ散乱係数	58, 226
コントラスト	185
呼吸同期照射	172, 174
呼吸同期照射システム	35, 171
呼吸同期ファントム	172
光源	84
光照射野ランプ	84, 87
校正	109
高コントラスト	190
高コントラスト分解能	190
購入費用	47
混入電子	227

さ行

サンプリング時間	218
座標一致	178
座標表示	99
再現性	70, 115
3 次元水ファントム	57, 205
システム動作管理	29
シューハート管理図	12, 70
シンメトリーツール	238
ジョウ	90
始業点検	68, 73, 141
指示値	51
閾値	185
軸外線量比	118
実効 SSD 法	234
実効線量	194
十字線	97
十字板	97
重力負荷	152
出力	109, 118
出力係数	57, 111, 226
出力線量	68
出力変動	51
書式化	240
小照射野	57, 217, 226, 231
照合系座標	55, 181
照射系座標	55, 181
照射野	73, 87
情報共有	5, 20, 50
振幅	37
真空圧	67
寝台	51, 133
寝台移動精度	196
寝台角	66
人員	7, 45
スキャンスピード	218
スキャンデータ	40
スプリットフィールド法	131
スポークショット	95, 126
スムージング	238
スリット試験	142
水位の精度	204
精度管理	2, 8, 10, 18, 41, 133
精度管理運用ソフト	20
精度管理項目	171, 198
精度管理プログラム	9, 18
静的位置精度	29
整合性 PDD	236
赤外線カメラ	198
絶縁ガス	67
線質変化	174
線質変換係数	113
線量管理	68
線量計算アルゴリズム	41
線量測定	121

索引 267

線量率	218
線量率依存性	115
全身照射	121
測定間隔	218
測定時間	40, 215
測定精度の違い	23
測定ミス	70
外付け MLC	160

た行

たわみ	133, 178
大気補正係数	63
対称性	51, 79, 82, 104, 164, 169
体制	45
大照射野	121
治療計画装置	229
治療寝台	99
治療中止	17
中央値	12
超音波位置照合装置	55, 200
超音波装置	198
直線性	115, 190
月毎点検	83, 101
データ共有	240
デジタル角度計	65
低コントラスト	190
低コントラスト分解能	190
定位放射線治療	106
定期試験	16
定期点検	141
点検	16
電子線	40, 74, 76, 83, 104, 109, 211, 233
電離箱線量計	58, 211
トレーニング	200
等価線量	194
同室 CT	196
動作確認	204
独立線量検証	229

な行

2 次元検出器	82, 87
日常点検	10, 67, 68, 72, 141
年毎点検	120
ノンスキャンデータ	40

は行

バージョンアップ	158
バックアップ	240
破損・故障	51, 57
媒体	240
半導体線量計	211
ヒストグラム	12
ビームアライメント	131
ビームデータ	45, 57, 211, 215, 221, 224, 233, 238
ビームデータ測定	209, 231, 236
ビームハードニング	229
ビームプロファイル	82
ピケットフェンス試験	162
皮膚表面線量	194
非対称照射野	90
被ばく	56
被ばく線量	194
費用対効果	47
評価法	131
標準偏差	12
品質管理	8
品質管理体制	2, 4
頻度	47, 109
頻度別精度管理	10
フィルム	87, 126, 132
フェンス試験	32, 54, 142, 148, 169
フォルタン型	62
フレックスマップ	181
フロントポインタ	51, 92, 95, 124
プロトコル作成精度管理	200
プロファイル	136
不確かさ	11
不変性	68, 73
不変性試験	83
部品交換	158
副モニタ線量計	76
物理ウェッジ	101
分度器	65
平均値	12
平坦度	51, 79, 82, 104, 121, 164, 169
ボールベアリングファントム	181
ポテンショメータ	51
補償体	101
方眼紙	87
放射線治療計画装置	41, 43
放射線治療装置	51
放射線治療品質管理委員会	6
放射線治療品質管理士	45

ま行

マーカ設置位置	202
マーキング	101
マイクロ型電離箱	231
マニュアル	4, 50, 51, 55
マルチリーフコリメータ→MLC	
ミニファントム	58, 227
ミラーツール	238
見える化	6
メカニカルアイソセンタ	92
メンテナンス	51, 158
モデリング	41
モニタ校正	75
モニタ線量計	51, 74

や行

役割分担	4

ら行

リーフエンド形状	25
リーフギャップ	31
リーフ駆動速度	145
リーフ速度試験	34
リスク	2, 50, 51, 53, 55
リニアック	51
リファレンス線量計	217
レーザ	72, 95, 97
レポート	18
レンタル	47
冷却水	67
ログファイル	145
ログファイル解析	148, 162
6 軸	133

わ行

ワークシート	18, 215

A

annual QA　　　　　　　106, 113, 118

C

CatPhan ファントム　　　　177, 190
CBCT　　　　　　　　　　　　55
CT ガントリ移動精度　　　　　196
CT 画像中心　　　　　　　　　196

D

DMLC（dynamic multileaf
　collimator）　　　　　　　　31
DMLC 出力比試験　　　　148, 150
dosimetry　　　　　　　106, 113, 118

E

end to end 試験　　　　　　56, 187
enhanced dynamic wedge　　　136
EPID　　　　　　　　　　56, 176

G

gap　　　　　　　　　　　　150

I

IGRT　　　　　　　　　　　　55
IGRT ガイドライン　　　　　　38
IMRT　　　　　　　　　　　　53

J

in vivo　　　　　　　　　　　121
inter-leaf transmission　　　　153
intra-leaf transmission　　　　153
IP　　　　　　　　　　　　　87

J

jaw　　　　　　　　　　　　51

K

kV-image　　　　　　　　　　56

M

MLC　　　　　25, 53, 152, 158, 160
MLC 静止位置精度　　　　　　142
MLC 透過率　　　　　　25, 53, 154
MV-image　　　　　　　　　　55

O

OAR　　　　　　　57, 58, 120, 224
OCD　　　　　　　　　　　　224
OCR　　　　　　　　　　　　236
OPF　　　　　　　　　　　　236

P

PDD　　　　　　　　59, 120, 221
PDD 変換　　　　　　　　　　221
PDI　　　　　　　　　　　　221
position/reposition 試験　　　　188

S

S/N 比　　　　　　　　　　　218
S_c　　　　　　　　　　　　236
skew　　　　　　　　　　　　150
SMLC（segmental multileaf
　collimator）　　　　　　　　31

T

TMR　　　　　　　　　　59, 221
TMR 変換　　　　　　　　　　221
tongue and groove 効果　　28, 153
TPR　　　　　　　　　　　　221

U

Universal Wedge　　　　　　　138

V

Virtual Wedge　　　　　　　　139
VMAT　　　　　　　　　162, 168

W

Winston-Lutz 試験　　96, 129, 160

X

X 線　　　　　40, 74, 76, 104, 109, 211

詳説　放射線治療の精度管理と測定技術
―高精度放射線治療に対応した実践Q&A― Ⓒ

発　行	2012年11月20日　1版1刷
	2014年 7 月25日　1版2刷

監修者　岡本裕之

発行者　株式会社　中外医学社
　　　　代表取締役　青木　滋

　　　〒162-0805　東京都新宿区矢来町62
　　　　　　電　話　03-3268-2701(代)
　　　　　　振替口座　00190-1-98814番

印刷/製本/三報社印刷(株)　　　　　　　＜TO・YI＞
ISBN 978-4-498-06526-0　　　　　　　Printed in Japan

JCOPY　＜(社)出版者著作権管理機構 委託出版物＞
本書の無断複写は著作権法上での例外を除き禁じられています．
複写される場合は，そのつど事前に，(社)出版者著作権管理機構
(電話 03-3513-6969, FAX 03-3513-6979, e-mail: info@jcopy.or.jp)
の許諾を得てください．

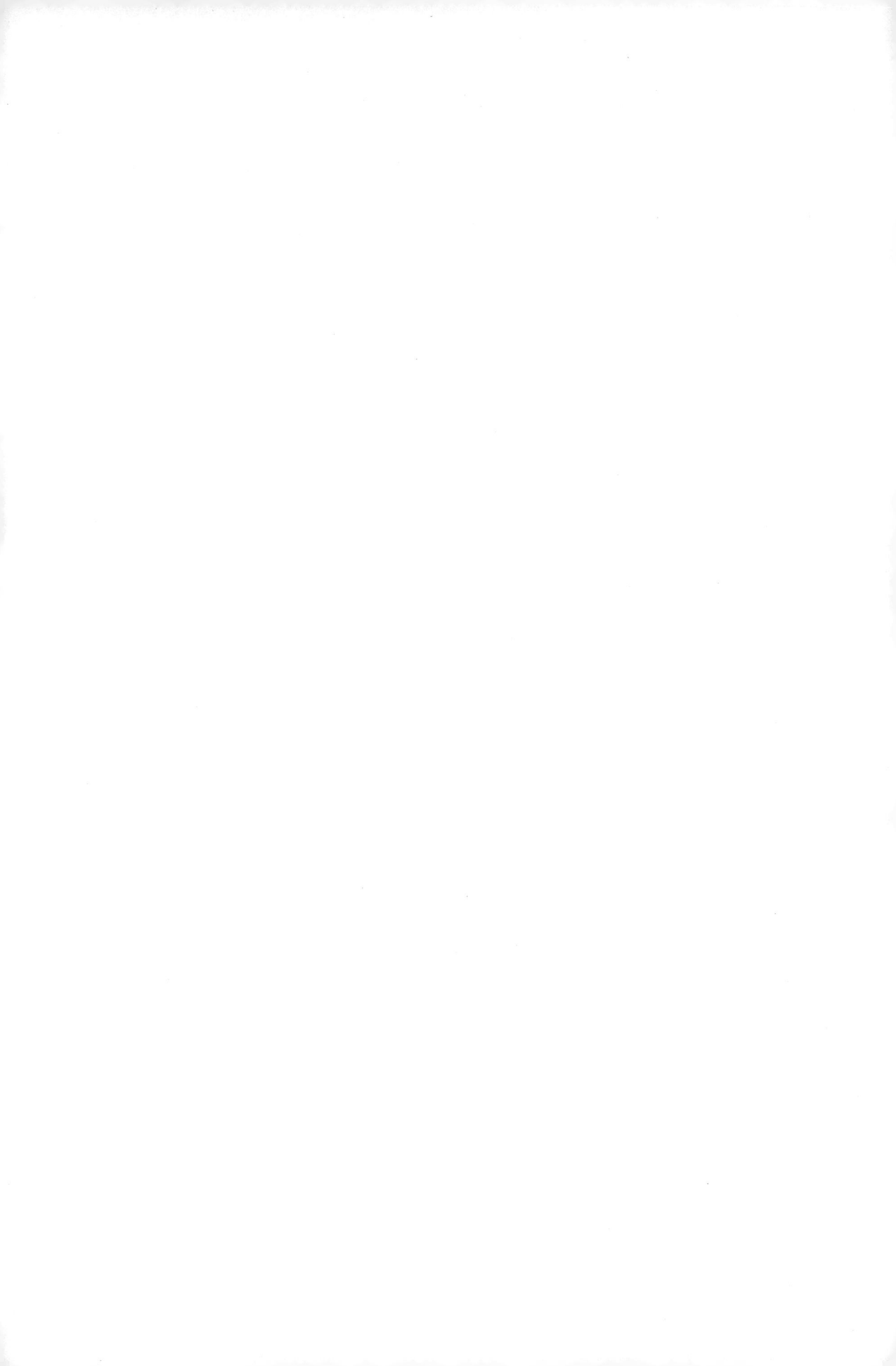